Psychopathologie und Neuropsychologie
bei Kleinhirnerkrankungen

Europäische Hochschulschriften
Publications Universitaires Européennes
European University Studies

**Reihe VI
Psychologie**

Série VI   Series VI
Psychologie
Psychology

Bd./Vol. 651

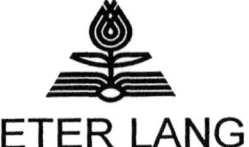

PETER LANG
Frankfurt am Main · Berlin · Bern · Bruxelles · New York · Oxford · Wien

Michael Platz

Psychopathologie und Neuropsychologie bei Kleinhirnerkrankungen

Mit einem Beitrag zur Anatomie und Neurophysiologie intracerebellärer- und cerebello-cerebraler Verbindungen

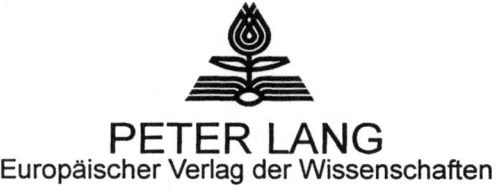

PETER LANG
Europäischer Verlag der Wissenschaften

Die Deutsche Bibliothek - CIP-Einheitsaufnahme

Platz, Michael:

Psychopathologie und Neuropsychologie bei
Kleinhirnerkrankungen : mit einem Beitrag zur Anatomie und
Neurophysiologie intracerebellärer- und cerebello-cerebraler
Verbindungen / Michael Platz. - Frankfurt am Main ; Berlin ;
Bern ; Bruxelles ; New York ; Oxford ; Wien : Lang, 2002
   (Europäische Hochschulschriften : Reihe 6, Psychologie ;
Bd. 651)
Zugl.: Heidelberg, Univ., Diss., 1996
ISBN 3-631-31159-1

Gedruckt auf alterungsbeständigem,
säurefreiem Papier.

D 16
ISSN 0531-7347
ISBN 3-631-31159-1
© Peter Lang GmbH
Europäischer Verlag der Wissenschaften
Frankfurt am Main 2002
Alle Rechte vorbehalten.

Das Werk einschließlich aller seiner Teile ist urheberrechtlich
geschützt. Jede Verwertung außerhalb der engen Grenzen des
Urheberrechtsgesetzes ist ohne Zustimmung des Verlages
unzulässig und strafbar. Das gilt insbesondere für
Vervielfältigungen, Übersetzungen, Mikroverfilmungen und die
Einspeicherung und Verarbeitung in elektronischen Systemen.

Printed in Germany 1 2   4 5 6 7

www.peterlang.de

Danksagung

Ich danke:

Herrn Prof. Dr. med. Dr. phil. Drs. h.c. H. Häfner für die Anregung zu dieser Dissertation, ihre Betreuung und vielfache Unterstützung bei Planung und Durchführung der Untersuchung,

Herrn Prof. Dr. rer. soc. E.-R. Rey für methodische Beratung und kritische Durchsicht der Arbeit,

den Patienten, die trotz ihrer Beschwerden und ohne für sie sofort verwertbare Ergebnisse bereitwillig an den langen Untersuchungen teilnahmen,

der Deutschen Forschungsgemeinschaft, die diese Studie unter Re529/3-2 unterstützte,

der Arbeitsgruppe von Prof. Dr. med. Dichgans (Neurologische Universitätsklinik Tübingen) für die Organisation der Untersuchung von Kleinhirnpatienten,

der Arbeitsgruppe von Prof. Dr. med. W. Gattaz, vor allem Frau Dipl.-Psych. P. Steigleider, für die Bereitstellung verschiedener neuropsychologischer Instrumente,

den Oberärzten Herrn Dr. med. Hoffmeister (Gefäßchirurgie, Theresienkrankenhaus Mannheim), Herrn Dr. med. Omran (Gefäßchirurgie, Klinikum Ludwigshafen) und Herrn Dr. med. Scheller (Orthopädie, Klinikum Mannheim) für die Ermöglichung der Untersuchung von Kontrollstichproben,

Herrn Dr. rer. nat. B. Krumm für Hinweise zur statistischen Auswertung,

Herrn Dr. med. D. Krieger (Neurologische Universitätsklinik Heidelberg) für die gute kollegiale Zusammenarbeit und die Organisation der Untersuchung von Kleinhirnpatienten,

Herrn Dr. sc. hum. K. Maurer für Hinweise zur Untersuchung der psychopathologischen Veränderungen und für die Auswertung der CATEGO-IV Diagnosen,

Herrn Dr. rer. nat. F. Platz und Frau Dr. med. G. Adelmann für die kritische Durchsicht des Manuskriptes und für Hinweise zur anatomischen Nomenklatur.

Inhaltsverzeichnis

Danksagung		5
1	Einführung	11
1.1	Fragestellung und Ziele der Untersuchung	
1.2	Neuroanatomischer Aufbau des Kleinhirns mit einem Beitrag zur Nomenklatur	14
1.3	Funktionstheorien	21
1.3.1	Marr's Theorie der Kleinhirnfunktionen	22
1.3.2	Albus' Theorie der cerebellären Funktionen	24
1.3.3	Gilbert's Theorie der Speicherung von Bewegungen	29
1.3.4	Das Kleinhirn als Zeitgeber und Zeitmesser	33
1.3.5	Das Kleinhirn als neurales Substrat der Konditionierungsfunktionen	36
1.4	Wechselwirkungen zwischen Kleinhirn und extracerebellären Arealen	44
1.4.1	Neurophysiologische Grundlagen	45
1.4.2	Projektionen vom Nucleus dentatus über den Thalamus zu den Assoziationsarealen	49
1.4.3	Projektionen vom Kleinhirn zum Zwischenhirn und Limbischen System	52
1.4.3.1	Beeinflussung von Strukturen des Papez-Kreises	52
1.4.3.2	Bahnen zum Hypothalamus	54
1.4.3.3	Wirkungen auf das Septum	56
1.4.3.4	Beeinflussung der Hippocampus-Region	57
1.5	Kleinhirnerkrankungen und Symptomatik	58
1.5.1	Kleinhirninfarkte, Kleinhirnblutungen	59
1.5.2	Degenerative Kleinhirnerkrankungen	62
2	Methoden	67
2.1	Patientengut und Stichprobe	67
2.2	Untersuchungsinstrumente	72
2.2.1	Fragebogen zur Diagnostik von Kleinhirnerkrankungen	72
2.2.2	Soziodemographische Parameter	73

2.2.3	Psychopathologischer Status	73
2.2.4	Emotionales Befinden	77
2.2.4.1	Eigenschaftswörterliste (EWL-K)	77
2.2.4.2	Semantische Differentiale	79
2.2.5	Persönlichkeit	81
2.2.5.1	Minnesota Multiphasic Personality Inventory	81
2.2.6	Kognitive Funktionen	82
2.2.6.1	Frontalhirn-Funktionen	82
2.2.6.1.1	Matching Familiar Figures (MFF)	82
2.2.6.1.2	Farb-Wort-Interferenztest (FWIT)	83
2.2.6.1.3	Wisconsin Card Sorting Test (WCST)	86
2.2.6.2	Gedächtnis	87
2.2.6.2.1	Recurring Words/Figures Test (RCW/RCF)	87
2.2.6.2.2	Digit-Span (DS)	88
2.2.6.2.3	Corsi Block-Tapping Span (CBT)	88
2.2.6.3	Konzentration	88
2.2.6.3.1	Aufmerksamkeitsbelastungstest (d2)	88
2.2.6.4	Intelligenz	89
2.2.6.4.1	Mehrfachwahl-Wortschatztest (MWT)	89
2.2.6.4.2	Reduzierter Wechsler Intelligenztest für Erwachsene (WIP)	91
2.2.7	Statistik	92
3	Ergebnisse	93
3.1	Psychopathologie	93
3.2	Emotionales Befinden	97
3.2.1	Eigenschaftswörterliste	97
3.2.2	Semantische Differentiale	100
3.3.	Persönlichkeit	107
3.4	Kognitive Funktionen	110
3.4.1	Frontalhirn-Funktionen	111
3.4.1.1	Matching Familiar Figures	111
3.4.1.2	Farb-Wort-Interferenz Test	114
3.4.1.3	Wisconsin Card Sorting Test	115
3.4.2	Gedächtnis	115
3.4.3	Konzentration und Intelligenz	120
4	Diskussion	121
4.1	Allgemeine Bemerkungen zum Problem der Einordnung der Untersuchungsergebnisse	121

4.2	Psychopathologie	123
4.2.1	Literaturhinweise zu psychopathologischen Veränderungen bei Kleinhirnläsionen	124
4.2.1.1	Befunde bei cerebellärer Stimulation	124
4.2.1.2	Begleitende Psychosen bei Kleinhirnerkrankungen	133
4.2.1.3	Kleinhirnbefunde bei seelischen Krankheiten	145
4.2.1.3.1	Schizophrenie	145
4.2.1.3.2	Bipolare Psychosen	151
4.2.1.3.3	Spezifität der Kleinhirnbefunde bei Psychosen	152
4.2.1.3.4	Angststörungen	153
4.2.1.3.5	Autismus	154
4.2.1.3.6	Legasthenie	168
4.2.2	Wertung und Einordnung der Ergebnisse	169
4.3	Emotionalität	172
4.3.1	Literaturhinweise zu Veränderungen der Emotionalität bei Kleinhirnerkrankungen	173
4.3.2	Wertung und Einordnung der eigenen Ergebnisse	174
4.4	Persönlichkeit	176
4.5	Kognitive Funktionen	178
4.5.1	Literaturbefunde zu neuropsychologischen Veränderungen bei Kleinhirnerkrankungen	178
4.5.2	Verfahren zur Überpüfung von Frontalhirnfunktionen	183
4.5.2.1	Matching Familiar Figures (MFF)	183
4.5.2.2	Farb-Wort-Interferenz Test (FWIT)	184
4.5.2.3	Wisconsin Card Sorting Test (WCST)	186
4.5.3	Gedächtnis	190
4.5.3.1	Recurring Words/Figures Test	190
4.5.3.2	Corsi Block Test	190
4.5.3.3.	Digit-Span	191
4.5.4	Konzentration und Intelligenz	191
4.5.4.1	Aufmerksamkeitsbelastungstest d2	191
4.5.4.2	Reduzierter Wechsler Intelligenz Test	192
4.5.5	Wertung und Einordnung der Gesamtergebnisse dieser Untersuchung	193
5	Zusammenfassung	195
6	Literatur	197

7	Verzeichnisse	215
7.1	Verzeichnis der Abbildungen	215
7.2	Verzeichnis der Tabellen	217
7.3	Abkürzungen	219
8 Abbildungen		223

1 Einführung

Anatomische und neurophysiologische Untersuchungen aus neuerer Zeit haben gezeigt, daß das Kleinhirn über afferente und efferente Verbindungen zum Großhirn verfügt, die aufgrund ihrer Topographie nicht den bekannten Funktionen wie Gleichgewichtserhaltung, Regulation und Koordination des Bewegungsablaufs zugeordnet werden können. Ohne an dieser Stelle auf die dargestellten Untersuchungsbefunde näher einzugehen, seien hier nur Verbindungen zu Hippocampus, Septum und Frontalhirn genannt. Der Nachweis solcher Verbindungen legt nahe, daß Erkrankungen des Kleinhirns, die die entsprechenden Bahnen in Mitleidenschaft ziehen, auch zu psychischen Veränderungen führen können. Verschiedene Autoren glauben, eng korrelierte Beziehungen zwischen Kleinhirnerkrankungen und psychiatrischen Erkrankungen aufgedeckt zu haben. Bei Literaturstudien stößt man allerdings auf Widersprüche oder methodische Probleme.

1.1 Fragestellung und Ziele der Untersuchung

Bis vor einigen Jahren wurden Bedeutung und Funktion des Kleinhirns allein in der Koordination und Regulation von Motorik und Gleichgewicht gesehen. CARPENTER (1983, S. 454) beschreibt dies so: *"(...) the cerebellum is concerned with the coordination of somatic motor acitivity, the regulation of muscle tone and mechanisms that influence and maintain equilibrium (...) sensory information transmitted to the cerebellum is utilised primarily in the automatic regulation of motor functions. The cerebellum serves as an example of the important role sensory integrated mechanisms play in motorfunction".* DUUS (1987, S. 227) formuliert: *"(...) Zweifellos stellt das Kleinhirn ein Koordinationszentrum dar, das durch Regelkreise und komplizierte Rückkopplungsmechanismen der Gleichgewichterhaltung und der Kontrolle des Muskeltonus dient und das ferner für eine präzise, zielgerechte Ausführung aller motorischen Aktivitäten sorgt(...)".*

LEINER, LEINER und DOW zeigten 1986 in ihrer klassischen Arbeit erstmals einen integrativen Ansatz für ein Verständnis von Art und Bedeutung nichtmotorischer Kleinhirnfunktionen beim Menschen. Sie gehen davon aus, daß das Kleinhirn bei Menschen und Primaten eine der zentralen Strukturen darstellt, die sich im Lauf der Evolution differentiell entwickelt hat und vermutlich zu höheren kognitiven Funktionen beiträgt, die Menschen und Primaten von anderen systematischen Gruppen unterscheidet. Anatomisch gesehen könnte dies durch eine Vermehrung von Nervenzellen und dentritischen Verzweigungen zustande kommen, die eine Erhöhung der Informationsverarbeitungskapazität bedingt. Zusätzlich würden erweiterte Verbindungen zwischen Kleinhirn und Kortex neue Funktionen ermöglichen. Nachgewiesen wurden intralaminare und paralaminare Verbindungen zwischen den Kleinhirnkernen insbesondere vom phylogenetisch neueren Teil des Nucleus dentatus zu frontalen Assoziationsarealen (Area 7, 8, 9). Diese Verbindungen und die von den frontalen zu den parietalen Assoziationszentren bestehenden, werden als Grundlage für eine gerichteten Aufmerksamkeit und "Werkzeugdenken"verstanden. Über die vom Kleinhirn zur Broca'schen Area bestehenden Verschaltungen wird eine Beteiligung an sprachlichen und gedanklichen Funktionen vermutet.

Zahlreiche mono- und multisynaptische, aufsteigende und absteigende Bahnen zwischen Kleinhirn und diencephalen- bzw. Großhirnstrukturen dienen ganz verschiedenen Zwecken. Über die Bahnen zu Septum und zu Strukturen des Papezkreises übt das Kleinhirn vermutlich im Sinne eines Rückkopplungsmechanismus eine tonische Kontrolle der elektrischen Aktivität in diesen Arealen aus. Gleichzeitig konnte durch Stimulationsuntersuchungen die Auslösung von Emotionen oder deren positive Beeinflussung beobachtet werden. Über Bahnen vom Kleinhirn zum Hypothalamus ließen sich experimentell bei fast allen autonomen Funktionen Wirkungen erzielen. Durch Stimulationsversuche am Kleinhirn bei schweren Epilepsien besserten sich im Einzelfall Verhaltensstörungen, die Schwere der Erkrankung nahm erheblich ab. Wegen methodischer Mängel bei der Beurteilung der Effektivität haben sich diese therapeutischen Versuche nicht vollständig durchgesetzt.

Für mögliche nichtmotorische Funktionen des Kleinhirns sprechen weiter die im Zusammenhang mit Kleinhirnerkrankungen verschiedentlich beobachteten Psychosen bzw. die oft im Rahmen der Erforschung psychiatrischer Erkrankungen zufällig gefundenen Kleinhirnläsionen. Im Zusammenhang mit vorwiegend degenerativen Kleinhirnerkrankungen wurden bipolare und schizophrene Psychosen aber auch dementielle Prozesse beobachtet, ihnen wurde jedoch in der Literatur aufgrund der zumeist rein neurophysiologischen oder neurologischen Forschungsrichtung wenig Raum gewidmet. Schon die ersten Erforscher der Schizophrenie z.B. BLEULER oder KRAEPELIN beschrieben typische Symptome von Kleinhirnläsionen bei ihren psychotischen Patienten. Seitdem mit bildgebenden Verfahren nach organischen Ursachen der Psychosen geforscht wird, wurden vor allem Atrophien des Kleinhirnvermis gefunden. Auch bei Angststörungen oder bei Legasthenie wurden Beteiligungen des Kleinhirns, z.b. über den cerebellovestibulären Regelkreis beobachtet. Besonderes Interesse erregten in den letzten Jahren bei Autismus engbegrenzte Hypo- und Hyperplasien der Lobuli VI und VII des Vermis. Erstmals wurde hier eine direkte Korrelation zu kognitiven Fähigkeiten der betroffenen Patienten belegt.

Die von LEINER, LEINER und DOW (1986) formulierten Theorien und Hypothesen waren Anlaß für einige wenige Untersuchungen möglicher neuropsychologischer Defizite bei Kleinhirnerkrankten. Einige Befunde, z.b. Beeinträchtigungen der Kleinhirnpatienten beim Assoziationslernen oder bei zwei- bzw. dreidimensionalen kognitiven Operationen, lassen sich am ehesten mit den von LEINER, LEINER und DOW vermuteten und neuroanatomisch nachgewiesenen Verbindungen in Einklang bringen. Eine systematische Untersuchung der Beteiligung des Kleinhirns an der Emotionalität bzw. der Beeinflussung des psychopathologischen Status steht bis heute noch aus.

Nach den Literaturstudien lassen sich über Zusammenhänge zwischen Kleinhirnerkrankungen und psychischen Funktionen derzeit folgende Hypothesen aufstellen:

Psychopathologie

- Bei Kleinhirnerkrankungen treten im Gegensatz zu außerhalb des ZNS liegenden pathologischen Veränderungen und gegenüber gesunden Kontrollpersonen häufiger psychiatrische Erkrankungen auf.
- Die Diagnosen bei Patienten mit Kleinhirnerkrankungen stammen vor allem aus dem Bereich der Psychosen und weisen vornehmlich Plus-Symptomatik auf.

Emotionales Befinden

- Nach den Ergebnissen von Kleinhirnstimulationen wird erwartet, daß sich die Kleinhirnpatienten gegenüber Kontrollgruppen affektiv positiver und ausgeglichenersowohl in der Selbst- als auch in der Fremdeinschätzung beschreiben.

Persönlichkeit

- Es wird angenommen, daß Kleinhirnpatienten eine andere Persönlichkeitsstruktur als Kontrollgruppen aufweisen.

- Vermutlich werden Dimensionen, die den Psychosen nahe stehen (Manie, Schizoidie)[1], am höchsten ausgeprägt sein.

Kognitive Funktionen

- Bei Kleinhirnerkrankungen werden Defizite "höherer" Funktionen erwartet, vor allem im Bereich Gedächtnis und Intelligenz. Die kognitiven Denk- und Problemlösefähigkeiten der Kleinhirnpatienten sollen in Richtung impulsiver, ungeplanter Problemlösestrategien verändert sein.

Ziel der vorliegenden Untersuchung ist es daher, mit Hilfe klinisch psychologischer Methoden zu überprüfen, ob Kleinhirnerkrankungen beim Menschen zu spezifischen Veränderungen psychischer Funktionen führen können. Untersucht wurden die Bereiche der seelischen Gesundheit, der Emotionalität, der Persönlichkeit und der kognitiven Funktionen.

1.2 Neuroanatomischer Aufbau des Kleinhirns mit einem Beitrag zur Nomenklatur

Das Kleinhirn befindet sich beim Menschen in der hinteren Schädelgrube und bedeckt die Medulla oblongata und die Rautengrube. Das Tentorium cerebelli trennt es vom oberhalb liegenden Großhirn ab. Das Kleinhirn besitzt zwei Hemisphären und einen schmalen verbindenden Kleinhirnanteil, den Vermis cerebelli. Die drei Kleinhirnstiele, Pedunculus cerebellaris inferior, medius und superior führen Verbindungen zu und vom Kleinhirn. Zusätzlich ragen in den oberen Anteil des 4. Ventrikels die Kleinhirnteile Flocculus und Nodulus hinein, die zum Urkleinhirn gehören. Über den unteren Kleinhirnstiel verlaufen Fasern der hinteren Kleinhirnseitenstrangbahn, aus dem Rückenmark und aus der Olive, über den mittleren Kleinhirnstil Fasern des Tractus pontocerebellaris und über den oberen Kleinhirnstiel Verbindungen vom Kleinhirn zum Hirnstamm sowie die vordere Kleinhirnseitenstrangbahn (DUUS, 1987).

Die Oberfläche des Kleinhirns, des Cortex cerebelli, beträgt ca. 136.000 cm^2. Es weist im Gegensatz zum Großhirn regelmäßig querverlaufende Windungen

---

1 Der Begriff "Schizoidie" bezieht sich noch auf die frühere Klassifikation und ist in der Beschreibung der Symptomatik der Schizophrenie ähnlich. Er entspricht nicht der heute als Persönlichkeitsstörung klassifizierten Diagnose.

(Folia) auf, die durch Furchen (Fissurae cerebelli) voneinander getrennt sind (vgl. Abbildung 39, S. 223, Abbildung 40, S. 224).
Entwicklungsgeschichtlich unterscheidet man zwischen:
1. dem Urkleinhirn (Archicerebellum), bestehend aus Nodulus und Flocculus, das durch seine enge Verbindung mit dem Vestibularapparat hauptsächlich für die Regelung der Gleichgewichtsmotorik verantwortlich ist;
2. dem Altkleinhirn (Paleocerebellum), das aus dem Wurmanteil der Vorderlappens, dem unteren Wurmanteil und dem Paraflocculus besteht und der Stabilisation von Körperhaltung, Blick-, Stand-und Stützmotorik und der Fortbewegung über den Muskeltonus dient;
3. sowie dem Neukleinhirn (Neocerebellum), das sich phylogenetisch zuletzt mit der Entfaltung des Großhirns entwickelt hat, aus den beiden Hemisphären besteht und die engste Verbindung zur Großhirnrinde hat. Die lateralen Anteile (Hemisphären) optimieren vor allem die Extremitätenmotorik.

Neben der Unterscheidung Urkleinhirn, Altkleinhirn und Neukleinhirn läßt sich aufgrund der durchgehend gleichartigen Struktur auch eine Unterscheidung der Kleinhirnteile nach Funktion bzw. nach den spezifischen Afferenzen und Efferenzen vornehmen.

Vom Urkleinhirn bestehen Afferenzen und Efferenzen zu den Gleichgewichtsorganen in den Bogengängen, zu Sacculus und Utriculus (Vestibulocerebellum) sowie zwischen den paramedialen Anteilen des Kleinhirnvorderlappens und dem Rückenmark (Spinocerebellum). Aufgrund der Verschaltungen zwischen Neukleinhirn über die Pons zu den Großhirnhemisphären wird dieser Kleinhirnanteil auch Pontocerebellum genannt.

Vom Großhirn unterscheidet sich das Kleinhirn auch in seinem inneren Aufbau überall, in seiner Rinde liegen die Neurone in regelmäßiger Form und Anordnung. Von innen nach außen werden folgende Schichten unterschieden:
1. Körnerschicht (Stratum granulosum)
2. Schicht der Purkinje-Zellen (Stratum neurium piriformium)
3. Molekularschicht (Stratum moleculare)

In diesen Schichten liegen und verlaufen Axone zu Dentriten (vgl. Abbildung 41, S. 225). Im Gegensatz zu anderen Hirngebieten besitzt das Kleinhirn nur eine Efferenz, nämlich das Axon der Purkinje-Zellen, jedoch Afferenzen aus den Moos- und Kletterfasern. Afferenzen zum Kleinhirn ziehen über die cerebellären Pedunkel, so unter anderem der spinocerebelläre-, cuneocerebelläre-, olivocerebelläre-, vestibulocerebelläre- und der pontocerebellären Trakt (aus CARPEN-

TER, 1983). Beide Faserzüge leiten Informationen der Muskelrezeptoren und anderen sensorischer Organe und haben außerdem Verbindungen zum motorischen Kortex.

Die aufgrund des Aussehens ihrer Endausläufer beim Embryo genannten Moosfasern teilen sich in der weißen Substanz vor ihrem Eintritt in die Körnerschicht in zahlreiche Kollaterale, die sich in die angrenzende Windung verzweigen (vgl. Abbildung 42, S. 226). Sie enden in als "Rosetten" bezeichneten Synapsen, wobei jede Rosette einer Moosfaser das Zentrum eines cerebellären Glomerulus darstellt. Dabei handelt es sich um synaptische Verschaltungen mit Dendriten von Körner-Zellen sowie Axonen und Dendriten der Golgi-Zellen.

Die Kletterfasern entspringen in der unteren Olive, steigen direkt und ohne sich zu teilen durch die verschiedenen Kleinhirnschichten auf und verteilen sich erst in der molekularen Schicht, um exzitatorisch mit den Dendriten der Purkinje-Zellen Verbindung einzugehen (vgl. Abbildung 41, S. 225, Abbildung 42, S. 226). Dabei ist eine Kletterfaser mit mehreren Purkinje-Zellen verbunden, jede Purkinje-Zelle enthält jedoch nur Kontakt durch eine einzige Kletterfaser. Auch die Moosfasern wirken exzitatorisch auf die Purkinje-Zellen, jedoch erst nach Umschaltung über die Körner-Zellen, wobei hier eine breite Signalstreuung stattfindet, indem jede Moosfaser mit ca. 600 Körner-Zellen Verbindungen aufnimmt, die wiederum über die entsprechende Anzahl der Parallelfasern etwa je ca. 500 Purkinje-Zellen erregen. Über die Korb-Zellen und Stern-Zellen ist gleichzeitig eine Feed-forward-Inhibition geschaltet. Auf gleiche Weise dämpfen auch die durch die Parallel- und Moosfasern erregten Golgi-Zellen die Körner-Zellen, so daß der ganze Regelkreis selbstbegrenzend bleibt.

Die durch die beschriebenen Verbindungen geschaffene neuronale Schaltung resultiert dabei in folgendem geometrischen Erregungsmuster: Die Parallel-Fasern weisen einen exzitatorischen Einfluß auf ein schmales Band von Purkinje- und Golgi-Zellen in der longitudinalen Kleinhirnwindung und gleichzeitig auf die transversal angeordneten Korb- und Stern-Zellen jeder Seite der erregten Parallelfasern auf. Dies führt dazu, daß immer nur ein schmales Band von Purkinje-Zellen erregt wird, was gleichzeitig auf jeder Seite von den durch die Korb- und Stern-Zellen inhibierten Purkinje-Zellen begrenzt wird. Die Erregung der Körner-Zellen resultiert in einer Inhibition der Purkinje-Zellen auf beiden Seiten derjenigen Purkinje-Zelle, die von der Hauptverzweigung der Kletterfasern erreicht wird. Eine einzelne Korb-Zelle kann theoretisch dabei sieben Reihen von je zehn Purkinje-Zellen hemmen. Ähnlich inhibiert die Erregung einer Golgi-Zelle über die Kletterfasern Impulse aller Glomeruli, die durch die Verzweigung der Golgi-Zelle erreicht werden, was ebenfalls in einer Inhibition der Purkinje-Zellen auf beiden Seiten der durch die Kletterfaser erregten Purkinje-

Zelle resultiert. Dieser gleichzeitige inhibitorische Einfluß auf die Umgebung der spezifischen Purkinje-Zelle dient einer Kontrasterhöhung.

Abbildung 1: Neuronale Verschaltungen möglicher Neurotransmitter im Cerebellum. ST = Serotonin, NA = Noradrenalin, ACh = Actylcholin, (+) = erregende Synapse, (-) = hemmende Synapse (aus WESSEL und DIENER, 1993).

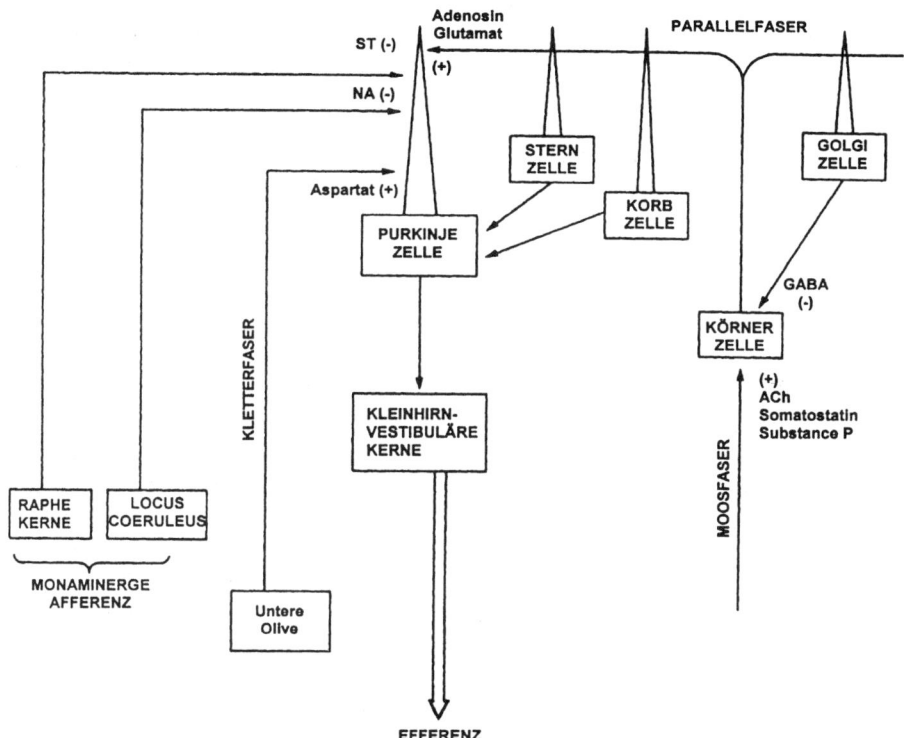

Die inhibitorischen Einflüsse der Stern-, Korb- und Golgi-Zellen sind ebenfalls geometrisch verteilt. Die Synapsen der äußeren Sternzellen liegen eng lokalisiert auf einer der beiliegenden Purkinje-Zellen, die inhibitorischen Einflüsse der Korb-Zellen bestimmen über axosomatische Synapsen ca. 10 bis 12 Purkinje-Zellen hintereinander. Die Axone der Golgi-Zellen üben über die Parallelfasern einen Einfluß auf 5 bis 6 nebeneinander liegende Purkinje-Zellen und eine Fläche von ca. 3 mm^2 in longitudinaler Richtung aus. Rückwärtsziehende axonale Kollaterale der Purkinje-Zellen beeinflussen disinhibitorisch Golgi- und Korb-Zellen. Dies führt zu einer schematischen Verschaltung wie in Abbildung 41, S. 225, Abbildung 42, S. 226 dargestellt.

Die nachgewiesenen und vermuteten Neurotransmitter der beschriebenen Synapsen sind in Abbildung 1, S. 17, dargestellt. Eine GABAerge Reizübertragung ist für die Purkinje-Zellen gesichert und wird für die Korb-, Golgi- und Stern-Zellen als wahrscheinlich angenommen. Aufgrund der zumeist GABAergen Synapsen sind auch die Einflüsse der Benzodiazepine auf Muskeltonus, Bewegungsausführung und Körperhaltung über die Bindung dieser Substanz auf die GABAergen Synapsen des Kleinhirns verständlich. Hohe Dosen von Benzodiazepinen zeigen als Nebenwirkung ähnliche Symptome wie pathologisch verursachte Funktionsstörungen des Kleinhirns, z.b. ataktischer Gang, Intentionstremor und erniedrigter Muskeltonus (vgl. z.B. HAEFELY, 1983).

In der vom cerebellären Kortex verdeckten weißen Substanz des Kleinhirns (Corpus medulare) liegen in jeder Hälfte des Kleinhirns vier Kleinhirnkerne: Nucleus dentatus, Nucleus emboliformis, Nucleus globosus und Nucleus fastigii (vgl. Abbildung 2, S. 20).

Die Axone der Purkinje-Zelle stellen die einzigen Efferenzen des cerebellären Kortex dar und ziehen fast ausschließlich zu den in der weißen Substanz eingebetteten Kleinhirnkernen. Nur einige Fasern, hauptsächlich vom Lobus flocculonodularis und von Teilen des Vermis ziehen direkt zu den Vestibulariskernen. Da der Output der Purkinje-Zellen über den Transmitter GABA erfolgt, ist der Einfluß des cerebellären Kortex auf die oben genannten Kerne verständlicherweise inhibitorisch. Zusätzlich besteht eine Feedback-Hemmung über vom proximalen Teil des Axons aufsteigende Kollaterale, die über inhibitorische Einwirkung auf die Golgi-Zellen die Körner-Zellen hemmen, die wiederum auf die Purkinje-Zellen erregend wirken. Trotz gleicher Struktur ist der Kortex der beiden Hemisphären anatomisch unabhängig von der des Vermis, so daß die Assoziationsfasern im vermalen Kortex nur die danebenliegenden vermalen Furchen versorgen.

Der dem Vermis benachbarte Kern, Nucleus dentatus, ähnelt histologisch der unteren Olive und kommt nur bei Säugetieren und hier besonders groß bei Menschen und den Menschenaffen vor. Bei diesen Spezies läßt er sich als einziger in zwei verschiedene Gebiete, einen älteren dorsomedialen Teil (Paleodentatus) und ein größeren, jüngeren ventrolateralen Teil (Neodentatus) unterscheiden (SIEGFRIED et al., 1970). Die Axone der Purkinje-Zellen treten dabei lateral in den Kern ein, formen ein dichtes Geflecht um den Kern, während die Axone der im Kern liegenden multipolaren Zellen das Kleinhirn im oberen cerebellären Pedunkel verlassen.

Unmittelbar vor dem Hilus des Nucleus dentatus liegt der Nucleus emboliformis, der sich histologisch nicht vom Nucleus dentatus unterscheidet und bei niederen Säugetieren mit dem medial vom Nucleus dentatus liegenden Nucleus globosus eine durchgehende nukleäre Masse darstellt. Der medialer lokalisierte Nucleus globosus enthält ebenfalls kleine und große multipolare Zellen. Neurone der beiden letztgenannten Kerne projizieren in den oberen cerebellären Pedunkel. Der zweitgrößte Kern, der Nucleus fastigii, befindet sich fast in der Mittellinie über dem vierten Ventrikel. Er besteht aus dicht gepackten, verschieden großen Zellen, deren dendritische Felder sich überlappen. Im Gegensatz zu den anderen Kernen finden im Nucleus fastigii auch Umschaltungen zu den auf die andere Körperseite ziehenden Axonen statt.

Die Grundlage des Verständnis der neuronalen Verschaltung und Funktion bildet die Tatsache, daß einerseits jeder Output des cerebellären Kortex nur durch Entladungen der Purkinje-Zelle zustandekommt, andererseits jede Purkinje-Zelle durch zwei verschiedene Inputs zur Entladung gebracht wird. Dieser Input in das Neocerebellum stammt im Nebenfluß einerseits von den Areae 4 und 6 des Großhirns (Tractus corticopontinus), andererseits aus dem Tractus spinoolivaris über die Umschaltung in der Olive.

Die Funktion des Kleinhirns kommt dadurch zustande, daß es seinen Einfluß auf die Muskulatur durch Veränderung der Entladungsfrequenz der Purkinje-Zellen ausübt, so daß zur Ausführung gelernter Bewegungen die Entladungsfrequenz und Muster der Purkinje-Zellen in immer wieder reproduzierbaren Mustern vorgenommen wird bzw. gespeichert sein muß.

Die komplexe Koordination der drei Hauptaufgaben des Kleinhirns, der Gleichgewichtserhaltung, der Kontrolle des Muskeltonus und der Optimierung der präzisen, zielgerichteten Ausführung der motorischen Aktivitäten, leistet das Kleinhirn über drei Regelkreise (vgl. Abbildung 2, S. 20):

- Das Gleichgewichtsorgan steht sowohl direkt wie auch indirekt über die Vestibulariskerne mit dem Archicerebellum und dem Nucleus fastigii in Verbindung. Über den Tractus fastigiobulbaris besteht eine Rückkopplung zurück zu den lateralen Vestibulariskernen sowie eine Verbindung zur Formatio reticularis. Über den Tractus vestibulospinalis, den Tractus reticulospinalis und den Fasciculus longitudinalis medialis wird Einfluß auf die Motorik genommen. Dadurch erhält das Urkleinhirn einerseits Informationen über die Bewegung des Kopfes (Rezeptoren der Bogengänge), andererseits Information über die Stellung des Kopfes im Raum, so daß über die oben dargestellte Beeinflussung der spinalen Motorik im Stand und bei Bewegung das Gleichgewicht erhalten bleiben kann.
- Ebenfalls an der Erhaltung des Gleichgewichts beteiligt sind die Funktionen des Paleocerebellum über die Kontrolle des Muskeltonus. Dazu erhält das Paleocerebellum proprioceptive Impulse z.B. von den Golgi-Sehnenorganen, den Druckrezeptoren und von Muskelspindeln über den Tractus spinocere-

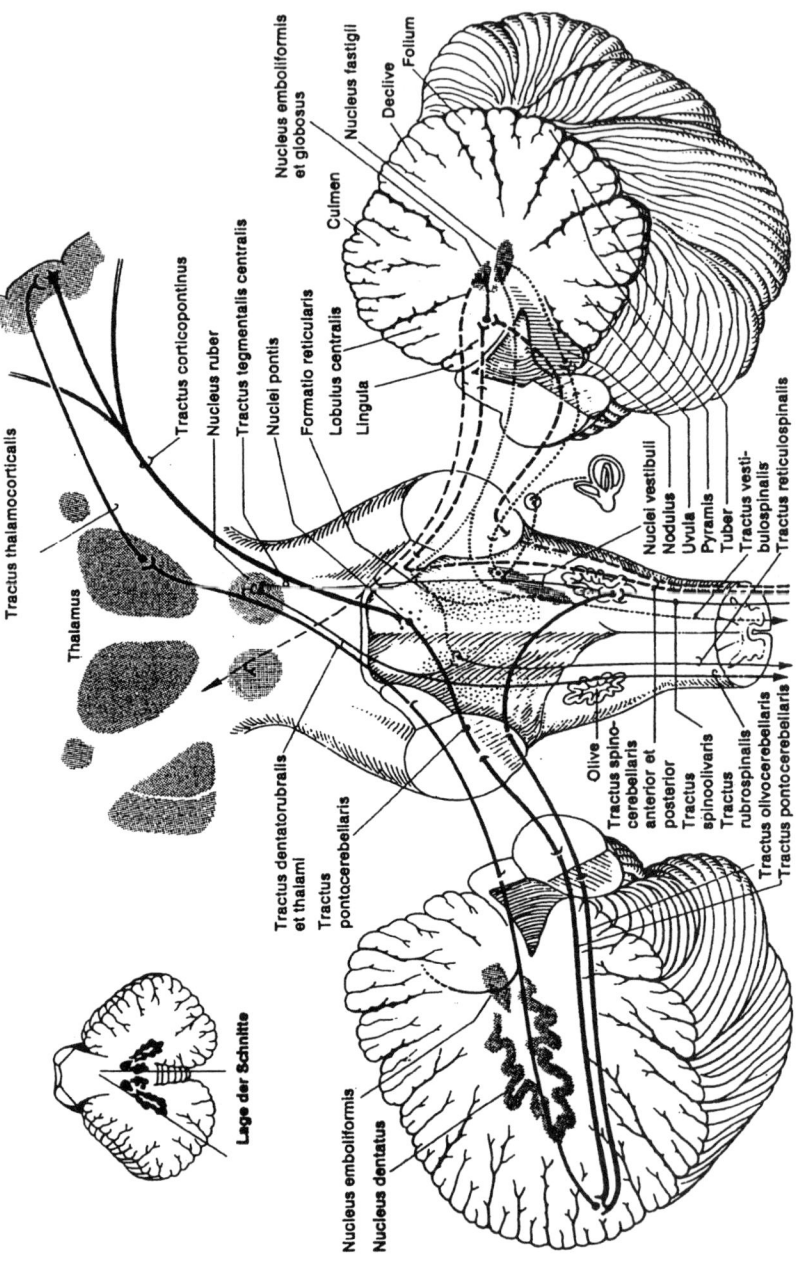

Abbildung 2: Schema der afferenten und efferenten Bahnenverbindungen des Kleinhirns. Links oben: Lage der Schnitte (links durch Nucleus dentatus, rechts durch den Vermis (aus DUUS, 1987).

bellaris anterior und posterior, wobei jede Körperhälfte ipsilateral und somatotopisch repräsentiert ist. Die Efferenzen der vermalen und der paravermalen Gebiete werden im Nucleus emboliformis, Nucleus globosus sowie dem Nucleus fastigii umgeschaltet, ziehen über den Pedunculus cerebellaris superior zum Nucleus ruber und beeinflussen dann über den Tractus rubrospinalis, rubroreticularis und reticulospinalis die ipsilateralen Motoneurone.

- Die Efferenzen der Kleinhirnhemisphären gelangen nach Umschaltung im Nucleus dentatus und im Thalamus (Tractus thalamocorticalis) zu den Pyramidenzellen des motorischen Kortex, auf die sie hemmend wirken. Dadurch entstehen zwei Regelkreise, ein großer-, der von der Großhirnrinde über die Brückenkerne zur Kleinhirnrinde, von dort über den Nucleus dentatus und Thalamus wieder zurückverläuft, sowie ein kleinerer-, der die Olive und das Guillain-Mollaret-Dreieck beinhaltet, so daß das Neocerebellum in der Lage ist, die Willkür-Motorik sowohl im Bewegungsentwurf vom Kortex (Pyramiden-Zellen) als auch bei der Ausführung (Meldung aus der Peripherie über den Tractus spinoolivaris) modifizierend zu beeinflussen, was geordnete- und zielsichere Bewegungen gewährleistet.

Zusammenfassend kann gesagt werden: das Kleinhirn erhält Meldungen aus einem weiten Bereich des Nervensystems und ist durch die Kleinhirnkerne im Nebenschluß mit allen motorischen Systemen verbunden. Trotz dieser engen Verknüpfungen verlaufen alle Aktivitäten des Kleinhirn unterhalb der Bewußtseinsschwelle, so daß die Funktionen im Prinzip nur durch Funktionsstörungen bei Erkrankungen zu erkennen sind.

1.3 Funktionstheorien

Im folgenden werden die grundlegenden Theorien über die Funktionsweise des Kleinhirns dargestellt. Eine erster Teil beschäftigt sich mit den aus dem Verständnis der neuronalen Verschaltung gewonnenen Erkenntnisse über die Beteiligung des Kleinhirns an der Optimierung der motorischen Steuerung. Der nachfolgende Teil ist den nichtmotorischen Funktionen des Kleinhirns, wie der Beteiligung an Konditionierungsprozessen, gewidmet.

1.3.1 Marr's Theorie der Kleinhirnfunktionen

In seiner klassischen auf die Studien von ECCLES et al. (1967) aufbauenden Arbeit ging MARR (1969) von folgenden Befunden und Annahmen aus: Jede Zelle in der Olive steht über die Kletterfasern und die Parallelfasern direkt mit jeweils einer Purkinje-Zelle in Verbindung, die dabei übertragene Information ist exzitatorisch. Die von der Olive übertragene Information besteht aus "elementaren Bewegungen"[2], d. h. Informationen über Bewegungen oder Informationen über den Output des Vestibulärorganes. MARR setzt aus Einfachheitsgründen dabei voraus, daß jede Zelle der Olive eine separate elementare Bewegung vermittelt. Der (inhibitorische) Output der Purkinje-Zelle ist dabei als derjenige Output zu verstehen, der eine präzise Bewegung durchführt, die nur von der jeweiligen Entladungsschwelle der Olive abhängt.

Die Information, in welchem Kontext die Purkinje-Zelle die jeweilige Bewegung auszuführen hat, wird durch die Moosfasern bzw. Körner-Zellen vermittelt. In der Verschaltung Moosfasern → Körner-Zellen → Purkinje-Zellen sieht MARR dabei die Funktion eines Musterseparators, der die Unterschiede zwischen ähnlichen Erregungsmustern verstärkt, indem die Muster zweier sich überlagernder Züge von Moosfasern in sich weniger überlagernde Züge von Parallelfasern übertragen werden. Das Erlernen motorischer Bewegungen findet durch die Purkinje-Zelle statt, indem die Purkinje-Zellen alle "Situationen" erlernen können, in denen eine Bewegung durch Informationen der Olive angefordert wird und später, in der gleichen Situation, das Bewegungsmuster unabhängig, ohne Information von der Olive, erzeugen können. Unterschiedliche Situationen oder Kontexte werden dabei durch die Verstärkung bestimmter synaptischer Verbindungen zwischen den Parallelfasern und den Purkinje-Zellen gespeichert, jedoch nur wenn sowohl Kletter- als auch Moosfasern aktiv sind.

Da bei der Übertragung der Information von den Moosfasern auf die Parallelfasern die Anzahl der Parallelfasern sehr schnell mit der Anzahl der Moosfasern wächst, muß es einen begrenzenden Mechanismus geben. MARR nimmt dabei an, daß dies auf dem Weg der Feedback-Hemmung über Körner- und Golgi-Zellen geschieht. Eine ähnliche Schwellenbegrenzung für die Auslösung der Purkinje-Zellen geschieht durch die Feedforward-Hemmung von den Parallelfasern über die Sternzellen auf die Purkinje-Zellen. Daraus resultiert für die neuronale Verschaltung: bei Zugrundelegung einer hohen Entladungsschwelle der

---

[2] Unter "elementarer Bewegung" versteht MARR (1969) alle exzitatorischen und inhibitorischen Vorgänge auch im Bereich der Muskulatur, die zur Durchführung einer Bewegung benötigt werden.

Körner-Zellen sorgt der postulierte Mechanismus für eine mit zunehmender Größe des Inputs abnehmende Exzitation der Zelle, oder die Entladungsstelle ist sehr niedrig und der Mechanismus wirkt mit zunehmender Größe des Inputs inhibitorisch. Diese Funktion wird nach MARR's Modell von den Golgi-Zellen übernommen, die diesen Bedingungen nach Untersuchungen z.B. von ECCLES et al. (1967) genügen.

Für das Erlernen einer Bewegung durch das Kleinhirn, d. h. die Herstellung entsprechender Input-Output-Beziehungen nimmt MARR zwei Wege an:

- Beim Erlernen motorischer Fertigkeiten werden die Zellen der unteren Olive von den Kollateralen des motorischen Kortex aktiviert und die durch die Kletterfasern aktivierte Purkinje-Zelle, die sich auf die jeweilige Olivenzelle bezieht, ist in der Lage, die entsprechende Bewegung auszuführen. Dieses wiederum führt zu einer Speicherung der Randbedingungen, innerhalb derer die elementaren Bewegungen benötigt werden, in der Purkinje-Zelle, so daß bei wiederholtem Auftreten der Randbedingungen nur die Aktivität der Moosfasern die Purkinje-Zelle veranlassen, die entsprechenden elementaren Bewegungen durchzuführen. Die Entladungsschwelle der Purkinje-Zelle wird dabei als allgemein hoch angenommen, und nur, wenn der Kontext über den Input der Moosfasern erlernt wurde, führt dies zu einer Senkung der Schwelle und damit zu einem starken Input der Purkinje-Zelle. Bei nicht erlerntem Kontext bleibt die hohe Schwelle erhalten, und es ergeben sich nur seltenere Entladungen. Die synaptische Modifikation auf der Purkinje-Zelle stellt sich dabei nur bei starker Aktivität der Kletterfasern ein.
- Die zweite Form einer Input-Output-Beziehung betrifft die Bedingungen, in denen nicht die Ausführung von Bewegungen, d. h. schnell wechselnde Kontexte gelernt werden sollen, sondern sich langsam verändernde Kontexte wie z.B. bei der Aufrechterhaltung von Gleichgewicht und Stand.

Dies wird nach MARR durch die Möglichkeit des Kleinhirns erreicht, konditionierte Reflexe zu speichern. Die Bedingungen des konditionierten Reflexes werden dabei durch Willkürbewegungen oder andere Körpersignale geliefert und durch den Input der Moosfasern repräsentiert. Der bedingte Reflex besteht dabei aus einer Rückkopplung, die von den Zellen der Olive zur Purkinje-Zelle, zum Effektor-Organ, zur Umgebung, von dort zum Rezeptor und wieder zur Olive zurück läuft. Gespeichert wird der bedingte Reflex dadurch, daß die Signale nur weitergeleitet werden, wenn der Input der Moosfasern durch häufige Herstellung der Verbindung zwischen Entladung der Zellen der Oliven und dem speziellen Kontext gelernt worden ist. MARR nahm dabei noch an, daß entweder die Kletterfasern eine Art "Veränderungs-Faktor" von sich geben, der die aktiven Synapsen verändert oder daß die gleichzeitige prä- und postsynaptische Depolarisation den entscheidenden Faktor darstellt, wie z.B. von HEBB (1949) vorgeschlagen. Durch die inhibitorische Natur der Purkinje-Zellen wird dabei sichergestellt, daß sich die Aktivität in den gelernten Kreisläufen der bedingten Reflexe selbst begrenzt. Beide Kleinhirnfunktionen können sich problemlos überlagern oder gleichzeitig auftreten. Sie stellen nach MARR einen evolutionären Vorteil dar, da sie als asynchroner Vorgang das Großhirn von grundlegenden Aufgaben entlasten.

MARR war davon ausgegangen, daß die Modifikation der Synapsen zwischen Parallelfasern und Purkinje-Zellen dadurch erreicht wird, daß sich durch synaptische Plastizität die Übertragungscharakteristik dieser Fasern erhöht und damit Engramme formt. Eine Reihe von Befunden stellen diese Theorie jedoch in Frage, z.B. die Beeinflussung kompensatorischer Fähigkeiten des Kleinhirns bei Störungen des vestibulo-cerebellären Regelkreises. Diese kompensatorische Fähigkeit tritt besonders beeindruckend bei vestibulären Schädigungen auf, die bei allen Wirbeltieren zu völligem Verlust des Gleichgewichts führt und von Drehbewegung zur befallenen Seite hin begleitet wird (LLINAS, 1981). Beim Gesunden wird dieses jedoch anscheinend durch die Kleinhirnfunktion relativ rasch kompensiert, was nach MARR's Modell durch ein kompensatorisches Lernen im Kleinhirn nahegelegt wird. Werden im Tierversuch jedoch durch Läsionen der unteren Olive die Informationen der Kletterfasern unterbunden, tritt eine sofortige Rückkehr zum vor der Kompensation gestörten motorischen Verhalten auf, was darauf hinweist, daß die Kompensation nicht im Kleinhirnkortex vorgenommen worden sein kann und die Kletterfasern damit ein rein afferentes und nicht an einer möglichen Veränderung der Synapsen beteiligtes System sind.

1.3.2 Albus' Theorie der cerebellären Funktionen

1971 stellte ALBUS das Modell des Kleinhirns als Mustererkennungsinformationsverarbeitungssystem vor. ALBUS entwickelte sein Modell unabhängig von MARR (1969), baut dieses jedoch auf den Grundlagen der Informationsverarbeitungstheorie weiter aus.

ALBUS legt seiner Theorie das von ROSENBLATT (1961) vorgestellte Modell des "Perceptrons" zugrunde, das aufgrund der damals bekannten Eigenschaften der Nervenzellen und ihrer Verschaltungen konstruiert war (vgl. Abbildung 3, S. 25). Kernstück des Perceptrons sind dabei Zellmodelle mit exzitatorischen und inhibitorischen Synapsen von veränderlicher Stärke, die jeweils summiert- und mit einem Schwellenwert verglichen werden. Übertrifft die Summierung der Signale den Schwellenwert, führt dies zu einer Entladung der Zelle und somit zu einer Weiterleitung der Information. In Abbildung 3, S. 25, sowie Abbildung 4, S. 27, ist dies am Beispiel der Verschaltung der visuellen Information im Auge dargestellt. Sensorische Muster, die zu einer Reaktion der Responsezellen führen, werden dabei als Klasse 1 bezeichnet, andere als Klasse 0. Dabei wird angenommen, daß jede sensorische Zelle S1 bis S5 einen Reiz, der mit +1 oder Null codiert ist, empfängt. Diese exzitatorische Information wird an die Assoziationszellen weitergegeben, dabei je nach Zustand der Assoziationen mit +1 oder -1 multipliziert. Die Response-Zellen R1-R5 erhalten diese Informationen gewichtet durch veränderliche Gewichte W_{ij}, summieren den gewichteten Output der Assoziationszellen und reagieren mit einer Entladung, d. h. "1", wenn der voreingestellte Schwellenwert überschritten wird. Durch Veränderung der Gewichte W_{ij} (d. h. aufgrund der Voreinstellung bzw. im Rahmen der sensori-

Abbildung 3: Klassisches Perzeptron. S = Sinneszellen, A = Assoziationszellen, W = einstellbare Gewichtungen, R = Reaktionszellen (Übersetzung aus ALBUS, 1971)

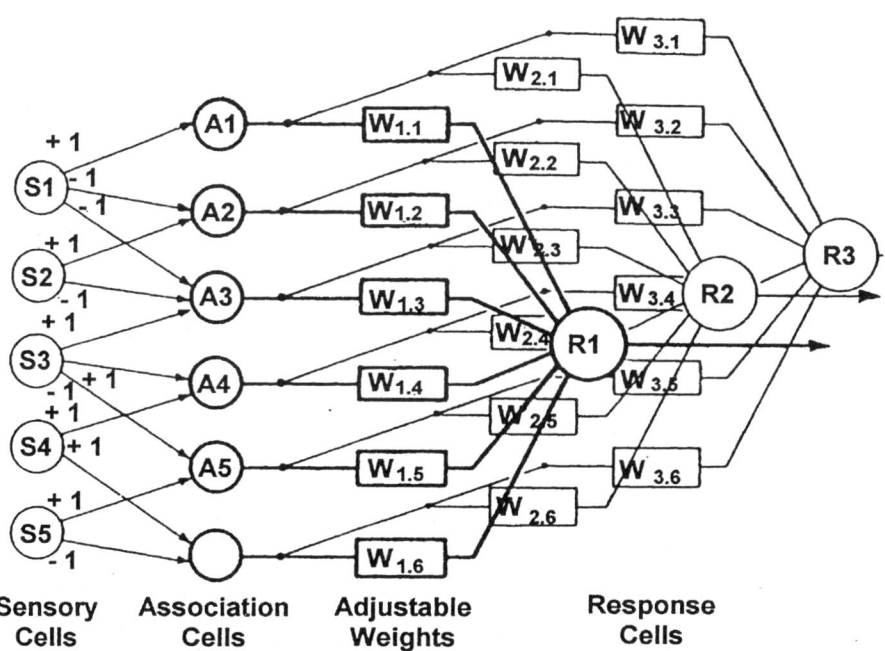

schen Inputs) kann ein unterschiedliches Verhalten des neuralen Netzwerks simuliert werden.

Während dieses neuronale Netzwerk für eine einfache Erkennung ausreichend ist, kann es nicht die Komplexität der motorischen Steuerung im Nervensystem auch nur annähernd verarbeiten. Daher wurde versucht, ein entsprechend leistungsfähigeres Netzwerk zu entwickeln, in dem die Verschaltung der sensorischen Assoziationszellen durch ein sogenanntes "Expansions-Recoder-Perceptron" ersetzt werden.

Ähnlich dem oben genannten Schaltbild werden bei dieser neuronalen Verschaltung, die Information von N Fasern auf jeweils 100 x N Assoziationszellen übertragen. Der Vorteil dieser Annahme ist, daß bei der Voraussetzung, daß nur 1 % der Assoziationszellen für jedes sensorische Muster aktiviert sein dürfen, dieses Perceptron immer noch eine große Speicherkapazität und ein schnelles Lernvermögen aufweist, obwohl die Anzahl der Assoziationszellen innerhalb vernünftiger Maße gehalten wird.[3] Die als "Expansionsrecoder-Perceptron" dargestellte Schaltung liegt nach Ansicht von ALBUS in der Körnerschicht des Kleinhirns, da diese die Information von den Moosfasern übernimmt und auf die Parallelfasern überträgt. Die Anzahl der Körner-Zellen, die durch die Exzitation der Moosfasern reagieren, hängt wiederum von den Entladungsschwellen der Körner-Zellen ab, die ihrerseits durch die Aktivität der Golgi-Zellen reguliert wird. Daher soll diese Rückkopplungsfunktion insofern einer automatischen Niveaukontrolle dienen, als die Golgi-Zellen die Aktivität der Körner-Zellen und der Parallelfasern auf einem relativ konstanten Niveau halten. Unter Zugrundelegung des Expansionsrecoderperceptrons mit einer Expandierung der möglichen sensorischen Mustern von 2^N auf ungefähr 100^N ergibt dies bei einer Annahme von 5×10^4 Moosfasern pro mm^2 im Kleinhirn eine Musterexpansionskapazität in der Größenordnung von 5050000, was bei den auch sehr konservativen Modellannahmen bereits einer riesigen Klassifikationskapazität der Mustererkennungszellen bedeutet.[4]

In einem zweiten Schritt überträgt ALBUS die Funktion der Responsezellen des Perceptrons auf die der Purkinje-Zellen. Wie oben dargestellt, entspricht die

---

[3] Die Rekrutierung erzeugt 2^N sensorische Muster, die auf 100^N mögliche Assoziationszellmuster abgebildet werden können und damit gut unterscheidbar sind (ALBUS, 1971, S. 37).

[4] In einer Computersimulation konnte ALBUS zeigen, daß bei einem auf 20 Moosfasern reduzierten Modell, das die Aktivität der 20 Moosfasern auf die Aktivität von 2000 Körner-Zellen überträgt, zwei sehr ähnliche Entladungsmuster der Moosfasern zwar zu ähnlichen Entladungsmustern der Körner-Zellen führen, jedoch immer eindeutig voneinander unterscheidbar waren, was ja die Aufgabe eines Musterrekrutierers sein soll.

Verbindung Körner-Zelle → Purkinje-Zelle der Verbindung zwischen Assoziations- und Response-Zellen. Die im theoretischen Perceptronmodell vorhandenen Gewichte werden von ALBUS in seinem Modell auf die Synapsen zwischen Parallelfasern auf die Purkinje-Zelldendriten und auf die Dendriten der Stern- und Korbzellen nachgebildet. Dabei wird angenommen, daß eine Veränderung der synaptischen Übertragungscharakteristik von der Aktivität der Kletterfasern abhängt. Beim normalen und bewußtseinsklaren Tier entladen sich die Kletterfasern mit ca. zwei Entladungsgruppen pro Sekunde, worauf die jeweilige mit der Kletterfaser verbundene Purkinje-Zelle mit einer Einzelentladung reagiert, die von einer komplexen Entladungsgruppe im Dendritenbaum und einer Depolarisation der Purkinje-Zelle gefolgt wird.

Abbildung 4: $N \rightarrow 100^N$ Expansions-Rekoder-Perzeptron. S = sensorische Zellen, A = Assoziationszellen, W = veränderliche Gewichtungen, R = Reaktionszellen (aus ALBUS, 1971).

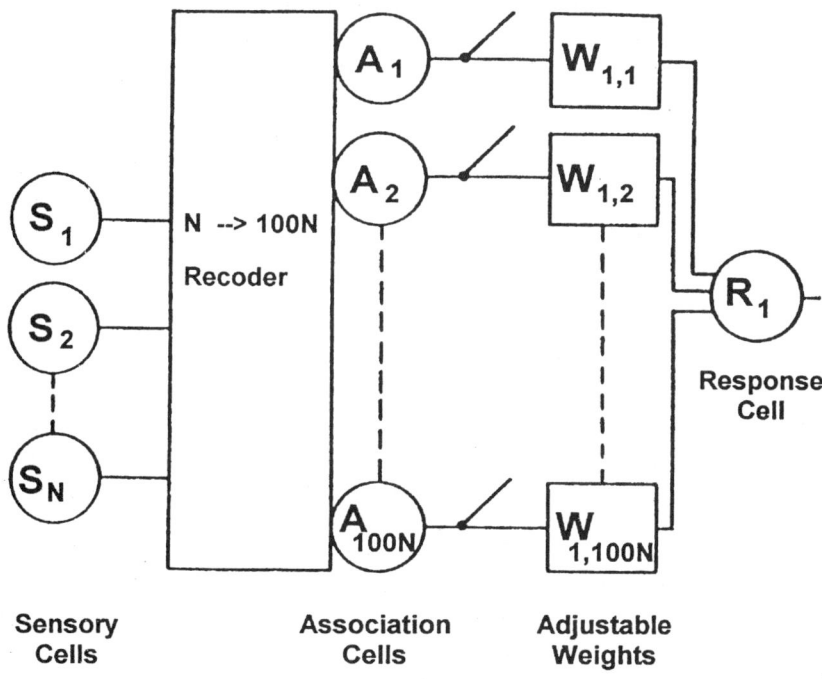

Die Einzelentladungsgruppe führt zusätzlich zu einer etwa 15 bis 30 msek. dauernden Pause im Spontanentladungsmuster des Purkinje-Zellaxons, was von GRANIT und PHILIPPS (1956) als "Inaktivierungsreaktion" bezeichnet wurde.

Nach der Inaktivierungsreaktion nimmt die Zelle für ca. 100 bis 300 msek. ihr normales Spontanentladungsmuster auf und wird dadurch wieder empfänglich für die Aktivität der Parallelfasern. ALBUS vermutet nun, daß die Inaktivierungsreaktion im Sinne der klassischen Konditionierung[5] eine unbedingte Reaktion (UR) darstellt, die auf die Entladungsgruppe der Kletterfasern als unbedingten Reiz (US) folgt. Das mit der Entladungsgruppe der Kletterfasern einhergehende Aktivitätsmuster der Moosfasern stellt dabei den bedingten Reiz (CS) dar, so daß ein Lerneffekt dann eintritt, wenn ein bestimmtes Aktivierungsmuster der Moosfasern (CS) eine Pause (CR) in der Purkinje-Zell-Aktivität hervorruft, die gleich der Inaktivierungsreaktion (UR) ist. ALBUS unterstellt dabei, daß die Aktivierung der Kletterfasern zusätzlich die Synapsen der Parallelfasern schwächt, die ansonsten zu einer Disinhibition der Purkinje-Zellen während der Inaktivierungsreaktion geführt hätten. Als Mechanismus für die Schwächung dieser Synapsen nimmt er an, daß es gegen Ende der Inaktivierungsreaktion durch Nachlassen des Effektes der Kletterfasern-Aktivierung möglich ist, die Purkinje-Zelle durch Aktivierung der Parallelfasern allein zur Entladung zu bringen. Dies stellt vermutlich ein "Fehler" -Signal dar, das proportional zur Stärke der Aktivierung die Purkinje-Zelle zum Zeitpunkt des "Fehler" -Signales sein soll und dazu führt, daß die aktiven Synapsen der Parallelfasern geschwächt werden. Dieser Effekt spielt insofern eine wichtige Rolle, als er quasi einen "Trainingsmechanismus" für die Purkinje-Zelle darstellt, da nach abgeschlossenem Lernprozeß die Purkinje-Zelle ohne Aktivierung durch die Kletterfasern und nur allein durch Aktivierung des Aktivitätsmusters der Moos- und Parallelfasern disinhibiert wird. Dieser Zusammenhang entspricht den oben für das "Lernvermögen" des Perceptrons angenommenen Grundlagen.

Um den Einschränkungen eines Modells mit nur exzitatorischen Synapsen zu umgehen, dehnte ALBUS seine Theorie auf das Vorhandensein und den Einfluß inhibitorischer Synapsen aus. Dafür spricht, daß beispielsweise bei einem durchgehenden inhibitorischen Niveau der Zelle eine zu geringe Exzitation zu einem völligen Verlust der Reaktion auf ein Aktivierungsmuster führen könnte. Zusätzlich zeigte MARR (1969), daß in einem Modell mit nur exzitatorisch veränderlichen Synapsen eine Purkinje-Zelle nur ungefähr 200 unterschiedliche Moosfaser-Aktivierungsmuster unterscheiden könnte. Da ein Perceptron mit positiv und negativ unterschiedlichen Gewichtungen jedoch immerhin mindestens die Kapazität der doppelten Anzahl der möglichen veränderbaren Gewichtungen besitzt, nimmt ALBUS daraus für eine Purkinje-Zelle eine Unterscheidungskapazität von 200 000 Mustern an.

---

5 Vergleiche zur klassischen Konditionierung Abbildung 6, S. 34.

Aus ALBUS Theorie ergibt sich, daß die Funktion des Kleinhirns in der Modifikation bewußter motorischer Kommandos auf Reflexebene besteht, indem die Kletterfasern von den höheren Hirnzentren Kontrollmuster übertragen, die im Kleinhirn gespeichert sind und nur den Kreislauf Purkinje-Zelle → Muskel → Muskelrezeptor → Moosfaser → Purkinje-Zelle im Sinne eines konditionierten Reflexes beeinflussen.

MAAR und ALBUS hatten in ihrem theoretischen Modell des Kleinhirns angenommen, daß den zwei Kleinhirnafferenzen, d. h. den Moos- und den Kletterfasern unterschiedliche funktionale Bedeutung zukommt. Während die Moosfasern über die Körner-Zellen und die Parallelfasern die Hauptzuflußbahn verschiedener Quellen in das Kleinhirnnetzwerk darstellen, gelangen durch die Kletterfasern Informationen über die Input-/Output-Organisationen des Netzwerks des Kleinhirnkortex und damit über die auszuführenden Funktionen zum Kleinhirn. Als notwendig für den Lernvorgang hatte MARR's Modell angenommen, daß die Synapsen zwischen den Parallelfasern und den Purkinje-Zellen plastisch veränderbar sind und daß diese Veränderbarkeit durch das gleichzeitige Auftreten den Impulsen in den Parallelfasern und den Kletterfasern auf die Dendriten der gleichen Purkinje-Zelle zustande kommt. Während MARR dabei noch eine Verstärkung der synaptischen Effizienz annahm, hat ALBUS (1971) hier eine Reduktion der synaptischen Effizienz vermutet. Obwohl die Annahme der synaptischen Plastizität eine in vielen Studien stillschweigend zugrundegelegte Voraussetzung darstellt, konnte diese Annahme bis Anfang der 80er Jahre experimentell nicht bewiesen werden. ITO (1982) nimmt jedoch an, daß die in den neurophysiologische Experimenten vorgenomene elektrische Stimulation für die Ingangsetzung der Plastizität zu künstlich ist, solange nicht die im natürlichen Zusammenhang gefundenen Parameter hergestellt werden können.

1.3.3 Gilbert's Theorie der Speicherung von Bewegungen

GILBERT's Theorie der Bewegungsspeicherung (1974) geht wie MARR und ALBUS ebenfalls von der Annahme aus, daß Informationen im Gehirn durch die Modifikation von Synapsen in einem Neuronennetzwerk gespeichert werden. Dabei ist jeder Gedächtnisinhalt mit einem spezifischen Inputmuster verbunden, das jeweils den entsprechenden Gedächtnisinhalt als Outputmuster aktiviert.

Während der Nachweis eines Lerneffektes bei einer Synapse oder einer Gruppe von Synapsen für eine einzige Gedächtniseinheit immer problemlos gelang, war lange unklar, wie ein Neuronennetzwerk die für die Funktion des Gehirnsgroße Anzahl von Gedächtnisinhalten bei einer begrenzten Synapsenzahl speichern kann.

GILBERT nimmt im Gegensatz zu früheren Theorien auch an, daß bei der Speicherung eines Gedächtnisinhaltes durchaus alle Synapsen eines neuronalen Netzwerkes verändert werden und damit das Verhalten jeder einzelnen Synapse ein Teil der Information darstellt, die vom ganzen Netzwerk gehalten wird. Dadurch ist es einem möglichst großen neuronalen Netzwerk auch möglich, eine große Anzahl von Gedächtnisinhalten zu speichern. Das "Lernvermögen" des Kleinhirnes besteht nach GILBERT nun darin, daß das Entladungsfrequenzmuster der Parallelfasern mit bestimmten Entladungsfrequenzmustern der Purkinje-Zellen verbunden wird. Da zwischen Purkinje-Zellen und Parallelfasern eine Rückkopplungsschleife über die Muskelrezeptoren besteht, genügt eine Initialisierung, um einen Rückkopplungsprozeß, der den ganzen Bewegungsablauf durchführt und begleitet, zu initialisieren. Die Information über die zu speichernden Frequenzmuster kann nur über die Kletterfasern an eine Purkinje-Zelle weitergegeben werden, da nur für diese Fasern eine 1:1-Verschaltung mit den Purkinje-Zellen besteht. GILBERT vermutet, daß die Information über Art und Höhe der zu speichernden Frequenz durch komplexe Entladungsmuster ("Complex Spikes") übertragen wird, das sich aus Einzelpotentialen zusammensetzt, die jeweils über eine Kletterfaser von den Zellen der unteren Olive an eine Purkinje-Zelle weitergeleitet werden. Dabei könnte eine unterschiedliche Anzahl an Einzelpotentialen unterschiedliche Signale für unterschiedliche Bewegungsmuster repräsentieren, die vom cerebralen Kortex über die untere Olive zur Speicherung an das Kleinhirn weitergeleitet werden. Zusätzlich wird angenommen, daß der Input einer Synapse sich proportional zu ihrer "Übertragungscharakteristik" ("Transmittence" GILBERT, 1974, S. 6) verhält, die sich aus dem Verhältnis eines bestimmten Inputs zu dem der anderen synaptischen Inputs für eine bestimmte Frequenz ableitet. Unter der Voraussetzung, daß die Übertragungscharakteristik der Synapsen der Parallelfasern gleich der der Korb-Zellen sind, stellt die Entladungsfrequenz der Korbzellen eine lineare Summe des Inputs der Parallelfasern dar. Im Gegensatz dazu besitzen die Synapsen der Parallelfasern auf die Purkinje-Zellen nicht dieselbe Übertragungscharakteristik, so daß die Entladungsfrequenz der Purkinje-Zelle bei einem bestimmten angenommenen Input aus den Parallelfasern direkt proportional der Übertragungscharakteristik der Synapsen der Parallelfasern sind. Daraus ergibt sich, daß Informationen im Kleinhirn durch Veränderung der Übertragungscharakteristik der Synapsen von Parallelfasern und von Korb-Zellen auf die Purkinje-Zelle durch die Entladung der Kletterfasern gespeichert werden können.

Eine Übertragung des Modells einer Purkinje-Zelle auf die Speicherkapazität einer Gruppe von Purkinje-Zellen wird dadurch notwendig, daß die Befunde gegen die Annahme sprechen, daß nur eine Purkinje-Zelle die Outputs für einen Muskel speichert. Wie GILBERT zeigt, läßt sich aus der Tatsache, daß bei der Katze mindestens 106 Purkinje-Zellen im Kleinhirn ungefähr 100 Muskelfasern versorgen, entnehmen, daß ca. 106 Purkinje-Zellen bei der Speicherung der Outputs für eine Muskelfaser involviert sind. Aus Überlegungen zur Abschätzung des Signal/Rausch-Verhältnisses in den Purkinje-Zellen ist es möglich, die Speicherkapazität einer Einheit im Kleinhirn zu schätzen. Diese ergibt nach GILBERT (S.13), bei der Annahme von 100 msek. pro Bewegungsdurchführung ein Speicherkapazität für theoretisch 20 Stunden Bewegungskontrolle bei einem Signal/Rausch-Verhältnis von 10.

Da das Kleinhirn den für die Initialisierung der Bewegung notwendigen Output des Großhirnkortex "erlernen" - und den Bewegungsablauf durch Wiederholungen optimieren muß, nimmt GILBERT's theoretisches Modell nun folgendes "Lernverhalten" des Kleinhirns an: beim ersten Erlernen einer willkürlichen Bewegung schickt der cerebrale Kortex entsprechende Signale, die im Kleinhirn gespeichert werden, wobei die Steuerungsrate der Signale über die Kletterfasern nur sehr gering ist, vermutlich ca. 1-2 Signale pro Sekunde. Die Outputrate der für die Durchführung der Bewegungen gespeicherten Frequenzmuster ist entsprechend gering, so daß die Bewegung nur eine geringe Genauigkeit erreicht und damit natürlich nicht der im cerebralen Kortex "vorgestellten Bewegung" entspricht. Wenn jedoch der Lernprozeß wiederholt wird, kann das Kleinhirn immer neue Outputs des cerebralen Kortex speichern und damit die Anzahl der gespeicherten Outputs pro Zeiteinheit der Bewegung erhöhen, d. h. die Bewegung mit höherer Genauigkeit durchführen. Dabei wird die Genauigkeit des Outputs nicht durch sukzessive Lerndurchgänge erhöht, sondern durch mehr Outputs pro Zeiteinheit und ergibt dadurch eine bessere Übereinstimmung zwischen den Entladungsmustern des cerebralen Kortex und des Kleinhirnkortex.

Da GILBERT's Modell zeigt, daß die Lernfähigkeit des Kleinhirns nicht in einer Abspeicherung von Bewegungsmustern, sondern in der Optimierung der Genauigkeit der Aktivierung von Muskeln besteht, wird auch verständlich, daß im Kleinhirn gespeicherte Informationen nicht einfach gelöscht werden können, da dies auch eine Zerstörung aller anderen gespeicherten Informationen in einer Einheit bedeuten würde. Die Veränderung eines falschen Entladungsmusters kann nur durch die Etablierung einer neuen Verbindung der Signale des cerebralen Kortex und der Parallelfasern stattfinden, d. h., das Kleinhirn löscht und speichert die neue Information durch Ausführung einer neuen Bewegung, die mit ihrem neuen Input der Parallelfasern das alte, inkorrekte Muster verdeckt. Damit ist die Möglichkeit zu einer beständigen, auf Anpassung ausgerichteten Optimierung gegeben und der evolutionäre Vorteil erhalten.

Abbildung 5: Verbindungsschema im Kleinhirn. Ka = Kletterfasern, Kt = Endigungen der Kletterfasern, Pd = dendritische Felder der Purkinjezellen, Pa = Axone der Purkinjezellen, Pd = dendritische Felder der Körnerzellen, Pa = Axone der Körnerzellen, Gt = Endigungen der Körnerzellen (Parallelfasern), Ma = Moosfasern, Mt = Endigungen der Moosfasern (aus BRAITENBERG, 1961).

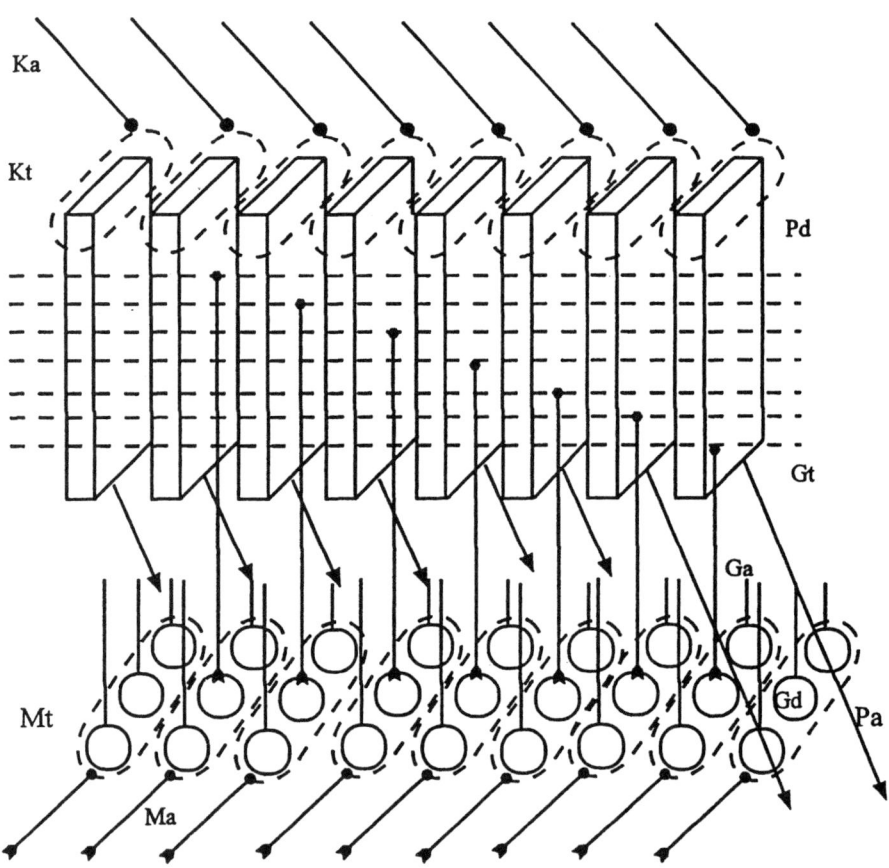

1.3.4 Das Kleinhirn als Zeitgeber und Zeitmesser

Der cerebelläre Kortex kann als Schicht von einheitlicher Dicke und einheitlichem Aufbau verstanden werden, in der die synaptischen Beziehungen der enthaltenenen Purkinje-Zellen nur von ihrer vertikalen Position und von ihrem horizontalen Abstand in der Schicht bestimmt wird (vgl. Abbildung 5, S. 32). Auf der Grundlage dieser isotropen histologischen Struktur ergibt sich die Funktion der Neurone aus ihrem Abstand und der Symmetrie ihrer Anordnung. BRAITENBERG (1967) ist daher der Meinung, daß der Kleinhirncortex aufgrund seines regelmäßigen Aufbaues eine biologische Uhr im Millisekundenbereich darstellt. Auch die histologisch invarianten Befunde wie, z.B. die konstante Dicke der molekularen Schicht, die gleichmäßige Anzahl der Körner-Zellen pro Schicht und schließlich das geradzahlige Verhältnis der einzelnen Zellarten zueinander lassen nach BRAITENBERG nur folgende Schlüsse zu:

Da ein Signal über die Moosfasern immer Hunderte von Purkinje-Zellen in einer laterolateralen Reihe erreicht, gibt es eine Menge von unterschiedlichen Wegen, die ein Signal nehmen kann, die jedoch nur einen Sinn machen, wenn die unterschiedliche Länge des Weges gleich einer unterschiedlichen Zeitverzögerung zu verstehen ist, z.B. als Abstand einer bestimmten Purkinje-Zelle vom Ausgangspunkt eines Signals. Dafür spricht zusätzlich, daß die Kletterfasern im Vergleich zu anderen Fasern des Gehirnes die längsten, dünnsten und am langsamsten leitenden Faser darstellen und so eine ideale Verzögerungsstrecke sind. Nach Studien von BRAITENBERG und ATWOOD (1958) kann bei Annahme einer Leitgeschwindigkeit von 0,5 mm/msek. und einer durchschnittlichen Länge von 10 mm pro Parallelfaser eine Kette von Parallelfasern, die von einer Seite des Kleinhirnkortex zur anderen Kortexseite verläuft, eine maximale Zeitverzögerung bis zu 200 msek. ergeben.

Das Vorhandensein eines abgeflachten nur in einer Ebenen liegenden Dendritenbaumes der Purkinje-Zelle dient einer besseren zeitlichen Definition bei eintreffenden Impulsen durch das Parallelfasersystem. Die fehlende Faltung des Kleinhirncortex sorgt dafür, daß die flachen Dendritenbäume der Purkinje-Zelle immer parallel zu einander stehen und sich damit die Möglichkeit zum Messen von gleichen Zeitintervallen ergibt. Die Funktion der Kletterfasern besteht unter diesen Bedingungen darin, die "Freischaltung" individueller Purkinje-Zellen zu ermöglichen, so daß die Impulse unterschiedlicher Purkinje-Zellen unterschiedliche Verzögerungen weiterleiten und Informationen über Zeitabläufe generieren können. Das Zeitmessorgan im Kleinhirn soll die für die glatte Ausführung schneller Willkürbewegung (z.B. schreiben oder musizieren) notwendigen Zeitverzögerungen vorgeben, die für die Messung von Zeitspannen, z.B. für die Ent-

Abbildung 6: Klassisches Konditionierungsparadigma beim Tier (US = unbedingter Reiz, CS = bedingter Reiz, UCR = unbedingte Reaktion, CR = bedingte Reaktion, OR = Orientierungsreaktion (aus REINECKER, 1987)

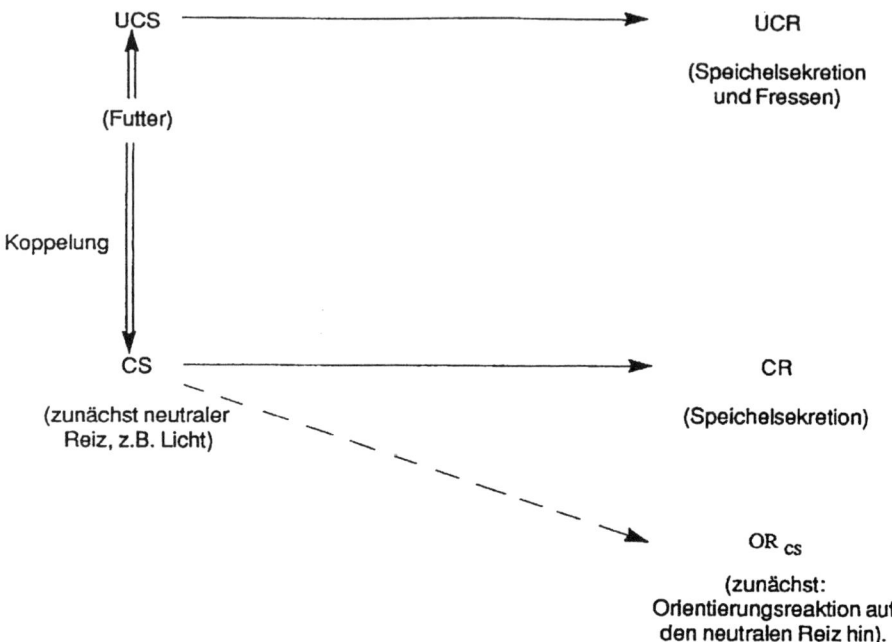

deckung und Abschätzung von Bewegungen im visuellen Bereich oder die Modulation anderer Neurone, die im ganzen Gehirn als Pulskodemodulation durchgeführt wird, notwendig sind.

IVRY und KEELE (1988) bzw. IVRY, KEELE und DIENER (1988) konnten zeigen, daß Patienten mit verschiedenen Kleinhirnläsionen in ihren Zeitschätzungen erheblich beeinträchtigt sind, z.B. bei der Beurteilung, ob ein Testintervall kürzer oder länger als ein Standardintervall von 400 msek. ist. Diese Defizite waren dabei unabhängig von der Reizmodalität und konnten bei anderen Kontrollgruppen wie Parkinsonpatienten, Gesunden oder Patienten mit peripheren neurologischen Störungen nicht beobachtet werden. In einer weiteren Studie der gleichen Autoren waren nur Patienten mit lateralen Kleinhirnläsionen in ihrer Zeitschätzung beeinträchtigt, Patienten mit medialen Läsionen konnten zwar den Reaktionsbeginn exakt bestimmen, wiesen jedoch Fehler in der Reaktionsvorbereitung für den genauen Zeitpunkt auf. LUNDY-EKMAN et al. (1991) konnten in einer Untersuchung mit "Clumsy" –Kindern[6] die Befunde dahingehend bestätigen, daß nur Kinder mit Hinweisen auf Kleinhirnschädigungen in Zeitschätzaufgaben/Reaktionszeitaufgaben eingeschränkt waren, Kinder mit Zeichen für eine Schädigung der Basalganglien dagegen nicht.

Abbildung 7: Effekte der Abtragung des linken lateralen Kleinhirns auf das Erlernen der Nickhäutchen- (und Augenlid-) reaktion (6 Tiere), ausgefüllte Dreiecke: Amplitude der bedingten Reaktion (CR); offene Rauten: Amplitude der unbedingten Reaktion (UCR) (aus THOMPSON, 1991).

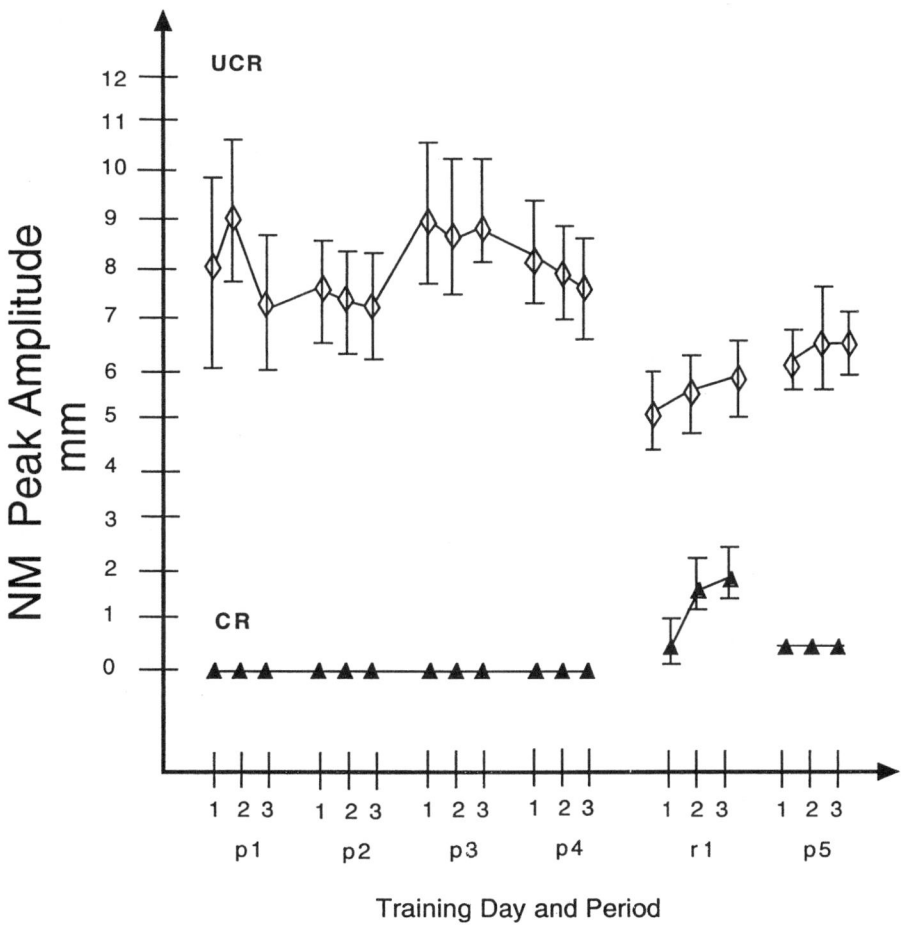

---

6 clumsy = "unbeholfen, plump", Kinder mit motorischen Defiziten.

1.3.5 Das Kleinhirn als neurales Substrat der Konditionierungsfunktionen

Bei Experimenten zur Klärung der Frage, ob Gedächtnisspuren lokalisiert oder verteilt sind, fand THOMPSON (1991) bei der Untersuchung klassisch konditionierter Reflexe, wie z.B. dem Augenliedschlußreflex auf aversive Reize beim Kaninchen, daß die Gedächtnisspuren und Funktionen, die zur Ausbildung und Aufrechterhaltung eines konditionierten motorischen Reflexes notwendig sind, im Kleinhirn gespeichert werden. Im cerebellären Kortex und in der anterolateralen Region des Nucleus interpositus konnten Veränderungen in der neuronalen Entladungsfrequenz abgeleitet werden, die dem bedingten Verhaltensreflex sowohl vorausgingen, die Form der erlernten Verhaltensreaktion vorhersagen ließen und sich im Verlauf des Trainings im direkten Zusammenhang mit der Entwicklung des Verhaltensreflexes verstärkten (vgl. Abbildung 7, S. 35).

Die Ergebnisse verschiedener Läsionsstudien (z.B. LAVOND et al., 1984) mit großen Läsionen im lateralen cerebellären Kortex und den Kleinhirnkernen sowie Läsionen des superioren cerebellären Pedunkels ispsilateral zum CR brachten den CR vollständig und überdauernd zum Verschwinden, hatten jedoch keinen Effekt auf den unkonditionierten Reflex (UR) und verhinderten auch nicht die Ausbildung des Reflexes auf dem anderen Auge. Dieser Befund wurde von YEO et al. (1985) als zusätzlich unabhängig von verschieden US und CS-Modalitäten bestätigt.

Die Autoren fanden, daß das für die Ausbildung des CR notwendige Substrat sich im Nucleus interpositus befinden muß, da, bei Zerstörung eines Gebietes mit einem Volumen von ca. 1 mm^3 im anterolateralen Teil des Nucleus interpositus vor der Trainingsphase, die Tiere tatsächlich nicht in der Lage sind, den konditionierten Reflex auf der ipsilateralen Körperseite auszubilden, auf der anterolateralen Seite dies jedoch problemlos können.

Durch Läsions- und Stimulationsexperimente konnten THOMPSON et al. (1984) auch die für den klassisch konditionierten Reflex notwendige neuronale Verschaltung hypothetisch herausfinden. Der Weg des US führt über somatosensorische Projektionen zum dorsalen Teil der unteren Olive und über die Kletterfasern zum Kleinhirn. Der Weg des CS (Ton) soll hypothetisch über auditorische Projektionen zu den pontinen Kernen führen und über die Moosfasern ins Kleinhirn. Die für die Durchführung des CR afferenten Faserzüge des Kleinhirns verlaufen vom Nucleus interpositus über den Nucleus ruber zu den Kernen der Hirnnerven V-VII und den entsprechenden Motoneuronen. Es wird dabei angenommen, daß die Ausbildung der Konditionierung und damit des Lernfeffektes in einer langüberdauernden Unterdrückung der Purkinjezellaktivität durch synaptische Plastizität besteht, so daß deren inhibitorischer Einfluß auf die Interpositusneurone wegfällt, und damit die motorische Reaktion (UR/CR) auch beim CS erfolgt.

Die im Tierversuch gefundenen Veränderungen der klassischen Konditionierbarkeit nach Läsionen des Nucleus interpositus konnten zwischenzeitlich auch beim Menschen beobachtet werden. LYE et al. (1988) berichten von einem 62 Jahre alten, männlichen Patienten, der ca. 6 Jahre nach einem Infarkt der rechten Kleinhirnhemisphäre mit einem Konditionierungsparadigma untersucht wurde. Hierbei fand sich, daß über das rechte Auge kaum eine Konditionierung möglich war, während sich für das linke Auge keine Einschränkung fand. Dieser Unterschied war auch über eine Reihe von Trainingsversuchen nicht zu verändern.

Abbildung 8: Das Schmajuk-DiCarlo-Modell I: Diagramm eines Netzwerkes, das eine Schicht verborgener Einheiten enthält, die in der Lage sind, die Stimulus-Konfiguration in der klassischen Konditionierung zu beschreiben. (CS = bedingter Stimulus, CN = konfigurativer Stimulus, US = unbedingter Stimulus, VS = CS-US Assoziation, VN = CN-US Assoziation, VH = CS-CN Assoziation, CR = bedingte Reaktion, CX = Kontext. Pfeile repräsentieren feste Synapsen, ausgefüllte Kreise repräsentieren variable Synapsen) (aus SCHMAJUK und DICARLO, 1976).

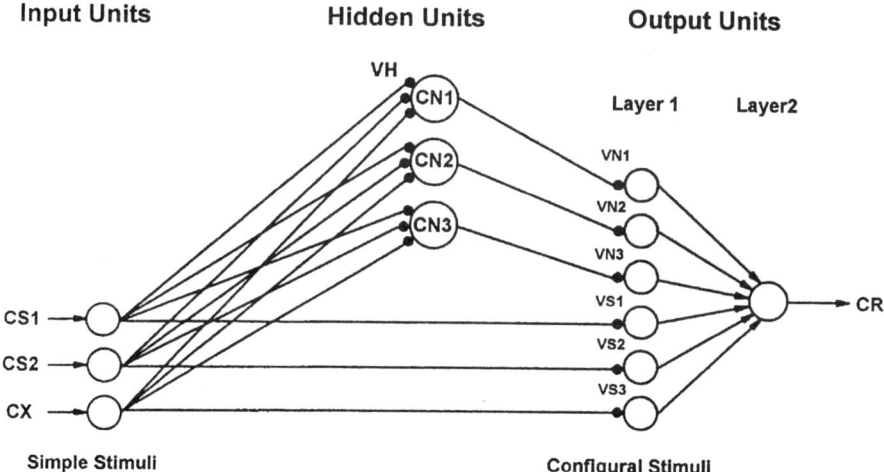

SCHMAJUK und DiCARLO untersuchten 1992 in ihrer theoretischen Arbeit eine Beteiligung des Hippocampus und seiner Funktionen am oben dargestellten Konditionierungsmodell und wiesen der Verbindung zwischen Kleinhirn und Hippocampus besondere Bedeutung zu. Im Vergleich zum klassischen Kon-

Abbildung 9: Das Schmajuk-DiCarlo Modell II: Diagramm des Netzwerkes aus Abbildung 8, das Fehlersignale zu den verborgenen Einheiten und den Ausgabeeinheiten darstellt. (CS = bedinger Stimulus, SN = konfigurativer Stimulus, US = unbedingter Stimulus, VS = CS-US Assoziation, VH = CS-CN Assoziation, B = zusammengefaßte Voraussage, CR = bedingte Reaktion, EH = Fehlersignal für die verborgenen Einheiten, EO = Fehlersignal für die Ausgabeinheiten. Pfeile repräsentieren festgelegte Synapsen, ausgefüllte Kreise repräsentieren veränderbare Synapsen. Anatomische Gebiete, die in Klammer angegeben sind, beziehen sich auf die Abbildung verschiedener Knoten dieses Netzwerkes auf verschiedene Hirnregionen. CX = Kontext) (aus SCHMAJUK und DICARLO, 1992).

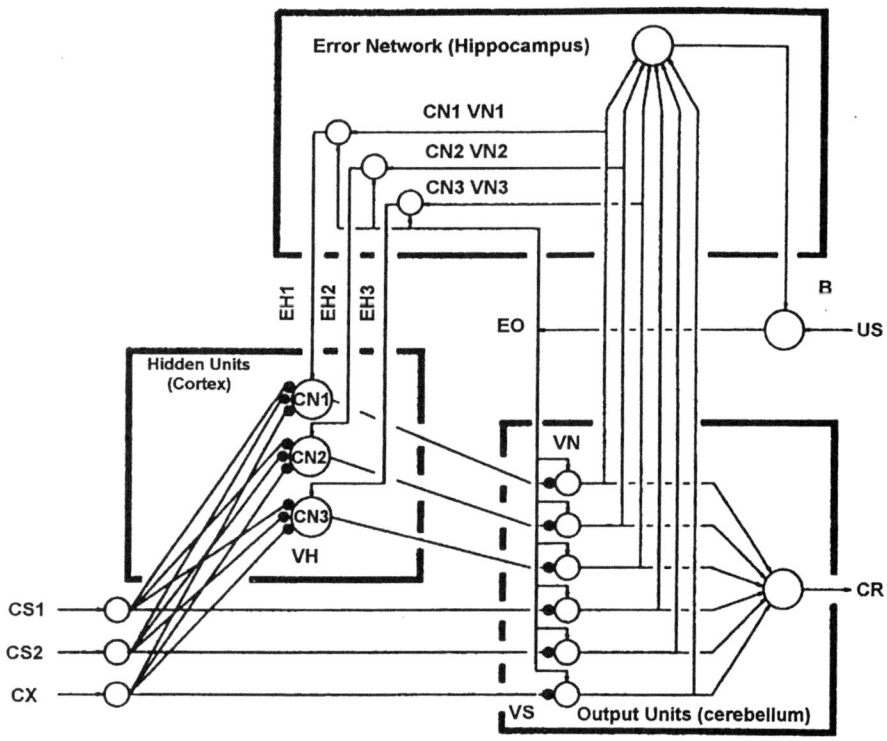

ditionierungsmodell, das den Konditionierungsvorgang, seine Veränderung und die ihn bestimmenden Variablen als abhängig von Anzahl und Randbedingungen der US-CS-Darbietungen darstellt, besteht dieses Modell aus einem neuralen Netzwerk mit verschiedenen Schichten, das als Echtzeitmodell Verhaltensveränderungen als von zeitlichen Randbedingungen und von der Konfiguration des Stimulus abhängig annimmt. Abbildung 8, S. 37, zeigt die grundlegende Struktur dieses Modells. Im Vergleich zu anderen Modellen fällt die Annahme sogenannter "verborgener" Einheiten auf, die in ihrer Position zwischen Input und Output der Verarbeitung der Stimulus-Konfiguration dienen.[7]

In vereinfachter Darstellung wird neben den zwei bedingten Stimuli CS1 und CS2 ein Kontex-Stimulus CX angenommen und zusätzlich zu den direkten Assoziationen VS1-VS3 in den verborgenen Einheiten entsprechende Assoziationen VN1 bis VN3 hergestellt. Die kodierten konfiguralen Reize CN1 - CN3 werden in der ersten Outputschicht umgeschaltet und auf einen einzigen Output in der Schicht 2 für den CR summiert, um so exzitatorische als auch inhibitorische Assoziationen zu ermöglichen.

In Abbildung 9, S. 38, ist dieses Modell zusammen mit einem im Hippocampus lokalisierten Fehlernetzwerk dargestellt, dessen Aufgabe darin besteht, einerseits die Assoziationen zwischen den einfachen und konfiguralen Stimuli mit den US und den verschiedenen Formen der CS-US-Verbindung VS_i und VN_{ij} sowie die Assoziation der einfachen Stimuli mit den verborgenen Einheiten Vh_i zu regulieren. Die Regulationsfunktion strebt dabei nach einer Minimierung des Output-Fehlers (EO). Hinsichtlich der aggregierten Vorhersage und des tatsächlichen Wertes des US besteht dabei der Zusammenhang: EO = US-CR. Die Regulation der Assoziation zwischen den einfachen Stimuli und den verborgenen Anteilen (VH_{ij}) werden von einer Rückkopplungsschleife bestimmt. Dabei wird das die VH_{ij} Assoziationen regulierende Fehlersignal aus der Multiplikation der Aktivitäten von CN_j x VN_j mit dem Outputfehler erzeugt.

Der Sinn dieser komplexen Erweiterung der einfachen klassischen Konditionierungsmodelle wird bei der Annahme und Interpretation einer realistischen Konditionierungssituation, d.h. der "Verbundkonditionierung", deutlich, bei der zwei oder mehr Stimuli zusammen mit dem US auftreten. KEHOE (1986) konnte bei der Untersuchung des Einflusses von Kombinationen zeitbedingter Stimuli CS1/CS2 und ihrem gleichzeitigen Einwirken auf den bedingten Reflex CR zeigen, daß die Reaktion auf jede Einzelkomponente CS1 oder CS2 mit zunehmender Darbietung der Verbindung CS1-CS2 nachließ. Daraus schloß er, daß alle drei Bedingungen im Konditionierungsnetzwerk separat repräsentiert sein müssen und Verbindungen mit dem US eingehen. Angewandt auf SCHMAJUK und DICARLOs Modell bedeutet dies, daß ein CS wie im klassisch traditionellen Sinne eine direkte Assoziation mit der Output-Einheit eingeht, gleichzeitig jedoch mit anderen CS in der verborgenen Einheit als eine der möglichen Konfigurationen von CS abgespeichert wird, die wiederum mit der Output-Einheit eine

---

[7] Zur besseren Verständlichkeit sind viele Detailannahmen, z.B. über die für die Sinnhaftigkeit dieses Modells unterschiedlich angenommene Veränderungsgeschwindigkeit der in den verborgenen Einheiten gebildeten Assoziationen - nicht - oder nur bei besonderer Bedeutung dargestellt.

eigene, die Gesamtreaktion gewichtende Verbindung herstellt. Dabei ergibt sich die in Abbildung 9, S. 38, dargestellte Zusammenhang. Die Übertragung der einzelnen Teile dieses Modells auf entsprechende Hirnregionen (vgl. Abbildung 10, S. 41) geschah auf der Grundlage der folgenden neurophysiologischen Befunde:[8]

- Der Hippocampus empfängt Information des Kortex durch den Cortex entorhinalis und ist umgekehrt in der Lage, mit verschiedenen neokortikalen Assoziationsgebieten auf diesem Weg zu kommunizieren.
- Die Aktivität der hippocampalen Pyramidenzellen in der CA1 und CA3-Region ist korreliert mit dem im Verhalten beobachtbaren CR, mit den einfachen und verbundenen CS.
- Die Aktivität in diesen hippocampalen Gebieten steigt während der Ausbildung der klassischen Konditionierung an und läßt unter Löschbedingungen nach.
- Die elektrische Aktivität im lateralen Septum korreliert mit der CR- bezogenen Aktivität der hippocampalen Pyramidenenzellen.
- Zwischen Hippocampus, Nucleus raphe und medialem Septum besteht ein inhibitorischer Regelkreis, bei dem hippocampale Theta-Aktivität einerseits den Nucleus raphe erregt und dieser wiederum über das mediale Septum die elektrische Aktivität des Hippocampus inhibiert.
- Aktivierung des medialen Septums hat einen begünstigenden Effekt auf die Aktivität der Pyramidenzellen in CA1-Region und fördert die langfristige Veränderung der Synapsen im Faserzug zwischen Gyrus dentatus und den "Ausführungsfasern". Diese Aktivität wird dadurch auch während der Aneignung der Konditionierung reduziert.
- Der Output des Hippocampus moduliert sehr wahrscheinlich den Input der pontinen Kerne (CS) und der dorsalen accessorischen Olive (US) in die Kleinhirngebiete.
- Auch die pontinen Kerne erhalten Informationen von den kortikalen Assoziationsgebieten und projizieren in diese Gebiete über den Nucleus interpositus zurück. Die Bedeutung der Verbindungen zu den polysensorischen Assoziationsfeldern könnte in der Verarbeitung der verschiedenen Reizmodalitäten und –qualitäten liegen.
- Im Kleinhirn geschieht die Konditionierung und Aufrechterhaltung der Konditionierung, dabei stellen die pontinen Kerne die Informationen des CS zur Verfügung, die dorsale accessorische Olive überträgt dabei die Informationen über den US.

---

8 zitiert und übersetzt nach SCHMAJUK und DICARLO, 1992, S. 272.

Abbildung 10: Übertragung des Netzwerkes in ein schematisches Diagramm kortikaler, hippocampaler und cerebellärer Verbindungen. (CS$_i$ = bedingter Stimulus, CX = Kontext, US = unbedingter Stimulus, CN = figurativer Stimulus, VS$_i$ = CS$_i$ = US-Assoziationen, VX = Kontext-US-Assoziationen, VN = CN-OS-Assoziationen, EH = CS$_i$ x CN x VN = Fehlerassoziation der verborgenen Einheiten. Kortex = Assoziationskortex, Entorh. Kortex = Cortex entorhinalis, Hippoc. = Hippocampus, R. F. = formatio reticularis, D. A. O. = Dorsale accessorische Olive, Cereb. = Cerebellum, P. N. = pontiner Nucleus, Thalam. = Thalamus) (aus SCHMAJUK und DICARLO, 1992).

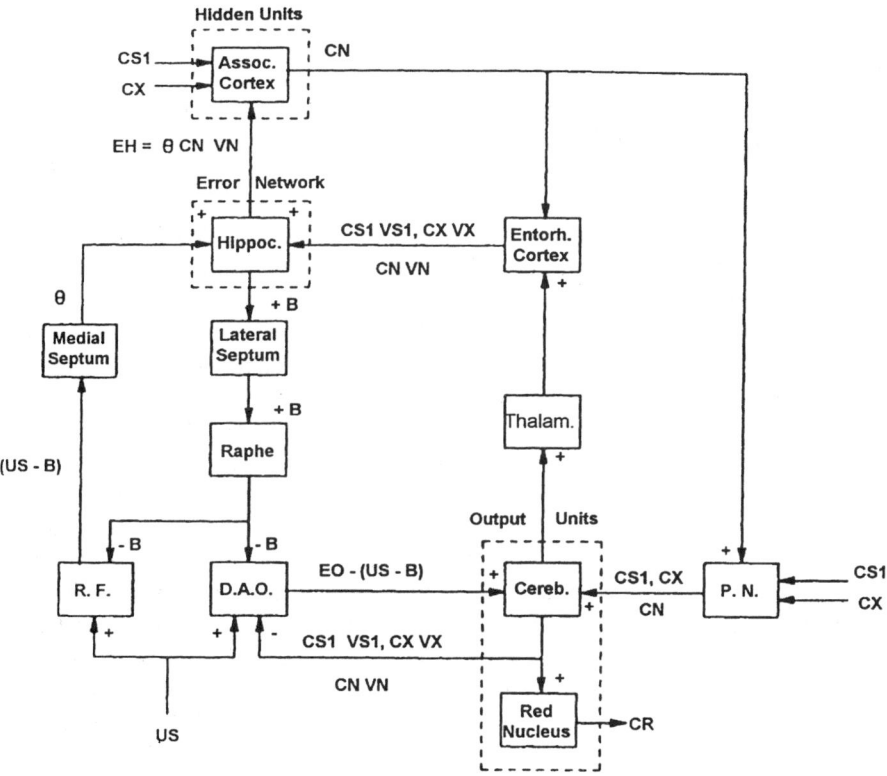

- Läsionen des Nucleus dentatus und des Nucleus interpositus führen zu einer Löschung des CR sowohl im Verhalten als auch hinsichtlich der entsprechenden elektrischen Aktivität in den hippocampalen Pyramidenzellen.

Den Kleinhirngebieten kommt in diesem Modell folgende Bedeutung zu: Die Assoziationen CS$_i$ - US und CN$_i$ - US werden gespeichert und kontrollieren die Produktion der CR. Dabei werden die simplen Stimuli CS$_i$ und die konfiguralen

Stimuli CN_i als sensorische Repräsentationen im Kleinhirn mit der Repräsentation des US, die durch die dorsale accessorische Olive geliefert wird, assoziiert. Die Größe bzw. Stärke von CS_i - VS_i und CN_i - VN_i steht im direkten Zusammenhang zum cerebellären Output durch den Nucleus interpositus und ruft über den Nucleus ruber die CR hervor. Dem Nucleus ruber und dem Nucleus interpositus kommen zusätzlich die Bedeutung zu, eine Reaktion auf den US allein zu inhibieren. Nach SCHMAJUK und DICARLO scheint diese cerebelläre Kontrolle der CS_i-US und CN_j-US-Assoziationen lokal begrenzt zu sein.

Trotz der wichtigen Interaktion zwischen Hippocampus und Kleinhirn besteht die Aufgabe des Hippocampus hauptsächlich in der Berechnung der aggregierten Vorhersage der Intensität des US, die für die Berechnung des Fehlersignales EO benötigt wird. Es kann daraus geschlossen werden, daß langfristige Veränderungen der Synapsen des Hippocampus nur zur Erleichterung der Diskrimination führen, so daß klassische Konditionierungen auch nach Läsionen des Hippocampus möglich sind und die Aktivität der hippocampalen Pyramidenzellen nur dem zeitlichen Verlauf der bedingten Reaktion (CR) entsprechen. Bei einer Läsion des Hippocampus mit einem Verlust des Signals B können die im Kleinhirn hergestellten CS_i-US und CN_j-US Assoziationen nur durch die dortige lokale Inhibition kontrolliert werden, was damit zu von anderen CS oder CN unabhängigen Assoziationen führt. Die für Konditionierungen mit mehreren bedingten Stimuli typischen Effekte z.B. "Blockierung", d. h. eine Schwächung des CR auf einen Verbundstimulus CS1-CS2 hin, sind dabei nicht mehr möglich, nachdem zuvor eine Einzelkonditionierung mit CS1 durchgeführt worden ist. Großhirnläsionen können zwar die alten Informationen über konfigurale Stimuli zerstören und die Formation von neuen verhindern. Da die Funktion des Hippocampus jedoch weiter vorhanden ist, gelingt eine klassische Konditionierung weiter. Im Gegensatz dazu führen cerebelläre Läsionen zum Verlust vorhandener und verhindern neue klassische Konditionierungen, da die CS1-US und CN_i- US Assoziationen nicht mehr durchgeführt oder aufrechterhalten werden können.

Läsionen des Septums bewirken, je nach Ort, unterschiedliche Effekte. Da das mediale Septum in diesem Modell mit zur Bereitstellung des Fehlersignals, das zum Training der kortikalen Einheiten benötigt wird, beiträgt, führen diese Läsionen zu ähnlichen Effekten wie kortikale Großhirnläsionen, d. h. Verlangsamung der Aneignung der Konditionierung und Beeinträchtigung in der Ausbildung konfigurativer, kortikaler Assoziationen. Läsionen des lateralen Septums entsprechen denen des Hippocampus.

SCHMAJUK und DICARLO (1992) überprüften die Richtigkeit und Vorhersagekraft ihres Modells mit Hilfe einer Computersimulation eines neuralen Netzwerks sowie über den Vergleich von Ergebnissen tierexperimenteller Studi-

Tabelle 1: Simulationen der neuralen Aktivität entsprechend dem S-D Model verglichen mit experimentellen Resultaten bei der Klassischen Konditionierung (übersetzt nach SCHMAJUK und DICARLO, 1992).

Gehirn-Region	Paradigma	Daten	Modell
Pyramiden Zellen des Hippocampus	Aneignung CS Periode	Zunahme geht Verhalten voraus	Zunahme geht Verhalten voraus
	Löschung CS Periode	Abnahme geht Verhalten voraus	Abnahme folgt Verhalten nach*
	Aneignung US Periode	Zunahme geht Verhalten voraus	Zunahme geht Verhalten voraus
	Löschung US Periode	Abnahme geht Verhalten voraus	Abnahme folgt Verhalten nach*
Laterales Septum	Aneignung	Zunahme	Zunahme
Mediales Septum	Aneignung	Abnahme	Abnahme
Dorsale Olive	Aneignung	?	Abnahme

Anmerkung: CS = Bedingter Stimulus; US = Unbedingter Stimulus; * = Das Modell versagt bei der akkuraten Beschreibung der experimentellen Daten; ? = keine Daten vorhanden; S-D = Schmajuk-DiCarlo Modell

en und Ergebnissen der Computersimulation für verschiedene Konditionierungparadigmen wie z.B. Löschung, Blockierung, Generalisierung oder Aneignung von Spurenkonditionierung. Die in Tabelle 1, S. 43 und Tabelle 2, S. 44, dargestellten Ergebnisse zeigen die in beiden Bereichen guten Übereinstimmungen zwischen Daten und Modell.

Durch die im Modell vorgenommene Trennung zwischen "kortikalem" und "cerebellärem" Lernen ist eine Übertragung des Modells auch auf höhere kognitive Prozesse möglich. Auch Modelle entsprechender pathologischer Veränderungen, wie Läsionen des medialen Temporallappens und der daraus resultierenden anterograden Amnesie sind abbildbar. Obwohl sich diese Störung typischerweise durch erhebliche Beeinträchtigung des Assoziationslernen und durch ein verzögertes Wiedererinnern auszeichnet, sind andere Funktionen, z.B. klassische Konditionierung oder das Wiedererinnern früherer Inhalte mit Hilfe von Hinweisreizen (Priming) durchaus möglich (vgl. DAUM et al., 1989). SCHMAJUK und DICARLO erklären dabei anterograde Amnesie als ein Versagen der Ausbildung kortikaler CS-CS Assoziationen und der konfiguralen Stimuli durch Fehlen der hippocampalen Funktionen. Durch die Lokalisation der für die einfache klassische Konditionierung notwendigen Substrate im Hippocampus und Kleinhirn bleiben bei den entsprechenden Temporallappen- und Kleinhirnläsio-

Tabelle 2: Simulationen von Läsions-Effekten entsprechend dem S-D Model verglichen mit experimentellen Resultaten bei der Klassischen Konditionierung (übersetzt aus SCHMAJUK und DICARLO, 1992).

Paradigma	Hippocampale Läsionen		Korticale Läsion	
	Daten	Modell	Daten	Modell
Verzögerte Konditionierung	+,0	+	-,0	-
Spuren-Konditionierung	-, 0, -	+	0	0
Löschung	0, -	0	0	0
Explizit ungepaarte Löschung	0	-*	?	-
Aneignungsserie	-	-	?	-
Löschungsserie	-	-	?	-
Latente Inhibition	-	?	?	?
Blocking	-, 0	-	0	0
Overshadowing	-, 0	-	?	0
Diskriminationsaneignung	0	0	0	0
Diskriminationsumkehrung	-	-	+	-*
Feature-positive discrimination	-	-	?	0
Konditionierte Inhibition	0	-*	0	0
Differentielle Konditionierung	-	-	?	0
Negative Musteraneignung	? #	-	?	-
Negative Musterunterdrückung	? #	-	?	-
Positives patterning	?	-	?	-
Generalisierung	+	+	?	-

Bemerkung: - = Defizit; + = Erleichterung; 0 = kein Effekt; ? = keine Daten vorhanden; * = das Modell versagt bei der akkuraten Beschreibung der experimentellen Daten; # = Defizit bei einer operanten Diskriminationsaufgabe; S-D = Schmajuk-DiCarlo Modell.

nen diese Funktionen in ihrer Grundlage unberührt, wenn auch in Art und Verlauf verändert. Das Auftreten einer retrograden Amnesie ist nach diesem Modell nicht möglich, da die schon früher in den kortikalen Assoziationsarealen gespeicherten Assoziation nicht durch die Funktionen des Hippocampus verändert werden.

1.4 Wechselwirkungen zwischen Kleinhirn und extracerebellären Arealen

Aufbauend auf die einzelnen, nichtmotorischen Funktionen des Kleinhirns entwickelten LEINER, LEINER und DOW (1986) in ihrer klassischen Arbeit "Does the Cerebellum contribute to Mental Skills ?" erstmals einen integrativen

Ansatz für ein Verständnis der Art und Bedeutung nichtmotorischer Kleinhirnfunktionen beim Menschen und zeigten damit Wege und Methoden zur Erforschung auf.

Der zentrale Ausgangspunkt ihrer Hypothese liegt darin, daß das Kleinhirn entscheidend an den höheren, kognitiven Funktionen beteiligt sei, die die Menschen und Primaten von allen anderen Arten unterscheidet. Nur hier haben sich im Laufe der Evolution bestimmte phylogenetische Strukturen entwickelt, die für Intelligenz verantwortlich sind. Als Teil dieser Intelligenz kann die beim Menschen und Primaten vorhandene Fähigkeit zur ideatorischen Manipulation, d. h. zum "Werkzeugdenken", verstanden werden. Sie setzt eine Integration von visuell-räumlichen Vorstellungsmöglichkeiten, logischer Zusammenhänge und von Abläufen des prozeduralen Gedächtnisse und der motorischen Funktionen voraus. Eine weitere integrative von den phylogenetischen neueren Kleinhirnanteilen mitgetragene Funktion ist die bei Menschen und in Ansätzen auch bei höheren Menschenaffen vorhandene Sprachfähigkeit.

1.4.1 Neurophysiologische Grundlagen

Mit der Evolution des Großhirnkortex und der Assoziationsareale bei den Menschenaffen und besonders beim Menschen ging eine Vergrößerung verschiedener subkortikaler Strukturen einher, hauptsächlich der Basalganglien, des Thalamus und des Kleinhirns. Während der vergangenen ca. 1 Mio. Jahre entwikkelten sich beispielsweise die Basalganglien nur langsam, das Kleinhirn erreichte jedoch eine ca. 4-fache Größe. Diese differentielle Veränderung ist nur sinnvoll, wenn z.B. durch den Selektionsdruck bei einer dreifachen Vergrößerung des Gehirnvolumens eine Spezialisierung bestimmter Funktionen und damit Gehirnstrukturen benötigt wurde (PASSINGHAM, 1975). Selbst im Vergleich zu den nächsten Artverwandten des Menschen, den Primaten, ergeben sich deutliche, differentielle Abweichungen wie Abbildung 11, S. 46 und Abbildung 12, S. 47 zeigen.[9]

Eine Steigerung der Effektivität des Kleinhirns konnte nach LEINER, LEINER und DOW (1986) nur auf zwei Arten vor sich gehen: 1. durch Vermehrung von Nervenzellen und dentritischen Verzweigungen, die damit eine Erhöhung der Informationsverarbeitungskapazität darstellten, 2. mit einer Vervielfachung

---

9 Dies bedeutet, daß auch die experimentellen Untersuchungen der Kleinhirnfunktionen beim Affen sicher zu einer Unterschätzung der tatsächlichen Fähigkeiten des Kleinhirns führen (LEINER, LEINER und DOW, 1986, S.440).

Abbildung 11: Gehirnwachstum beim Mensch (obere Kurve) und beim Schimpansen (untere Kurve). Die Zahlen für den Schimpansen beinhalten die Schädelkapazität und für den Menschen das Gehirngewicht (aus PASSINGHAM, 1975).

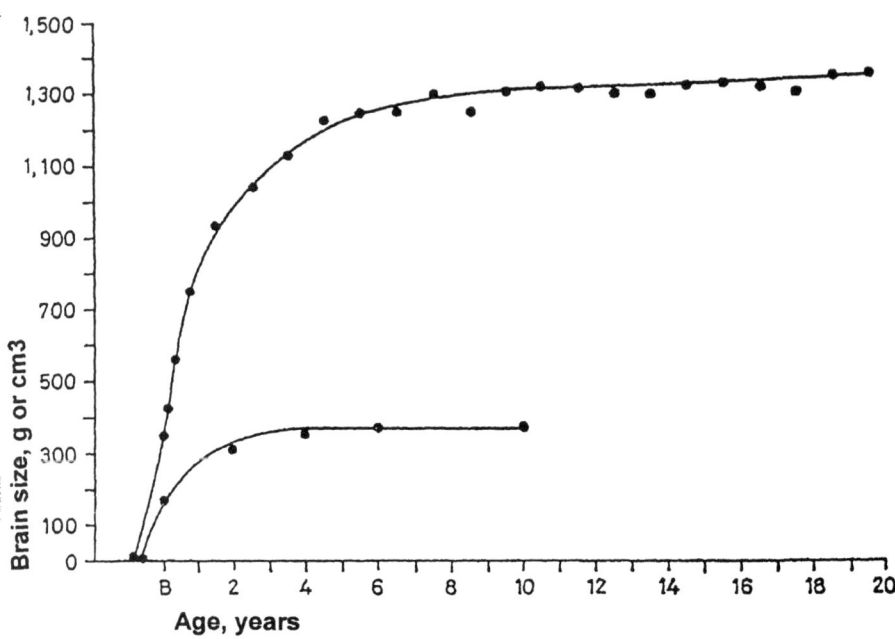

von Verbindungen zwischen Kleinhirn und Kortex, die über das Zusammenspiel zwischen neuentwickelten Kleinhirngebieten und neuentwickelten neokortikalen Arealen den Aufbau neuer Funktionen ermöglichten.

Insbesondere die letze Vermutung wurde durch Studien von HOLLOWAY (1968) und ITO (1984) belegt, die Efferenzen des Kleinhirns zum frontalen Assoziationskortex bei Primaten und Menschen, nicht aber bei anderen Spezies nachwiesen. Im Vordergrund der evolutionären Kleinhirnveränderungen beim Menschen steht die Vergrößerung der Nucleus dentatus, der nach verschiedenen Autoren z.B. LLINAS und HILLMAN (1969) hauptsächlich die Efferenzen des Neocerebellums verarbeitet. Dieser Kern unterscheidet sich beim Menschen histologisch eindeutig von der Struktur des Kernes bei niederen Primaten. Stereotaktisch gesetzte Läsionen in diesem Gebiet verursachten beim Menschen keine erkennbaren, für Kleinhirnerkrankungen typischen motorischen Störungen (LEINER, LEINER und DOW, 1986). Hinweise auf die Funktion des phylogenetisch neueren Teils des Nucleus dentatus erbrachten Untersuchungen von

Abbildung 12: Gehirngröße und -organisation. Indizes zeigen die Veränderung in der Größe jedes Gehirnareals beim Menschen im Vergleich mit vorhergesagten Werten für nichtmenschliche Primaten bei gleichem Körpergewicht (aus PASSINGHAM, 1975).

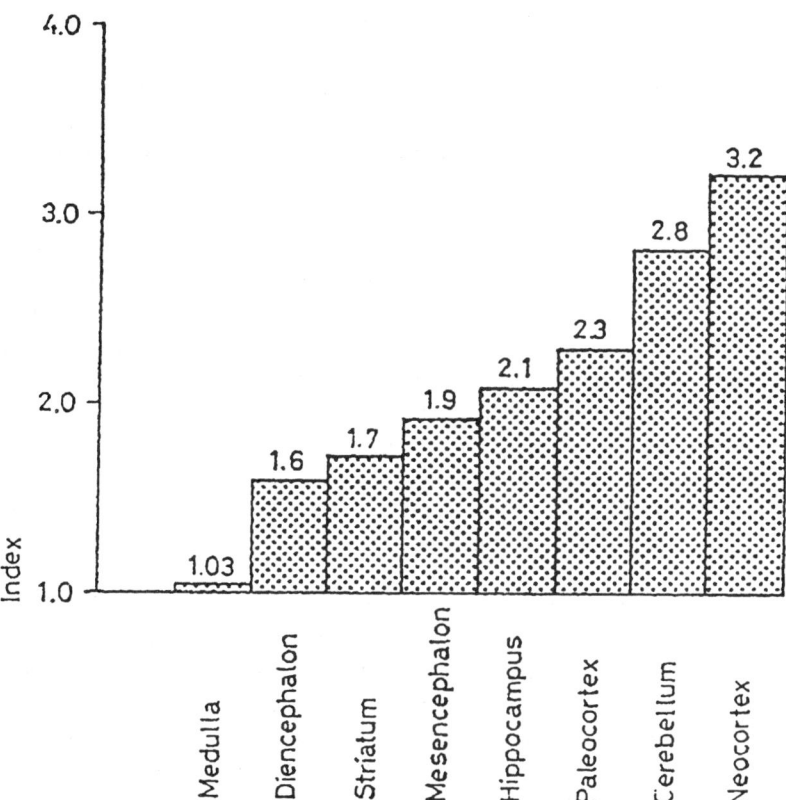

RISPAL-PADEL et al. (1982, 1983), bei denen elektrische Stimulation des älteren medialen Teils zu stereotypen Bewegungen ganzer Körperteile führten, Stimulationen des neueren, lateralen Anteils jedoch nur zu kurzen Beugungen einzelner Gelenke der Hand. Dies entspricht der für die Werkzeugbenutzung oder Schrift notwendigen Differenzierung motorischer Funktionen. Untersuchungen von SIEGFRIED et al. (1970) mit stereotaktischen Läsionen des ventrolateralen Teils des Nucleus dentatus zeigten neben einer Reduktion von Spastizität und unwillkürlichen Bewegungen ebenfalls keine der für andere Kleinhirngebiete typischen Symptome wie Ataxie oder Intentionstremor.

Neben dieser Funktionsdifferenzierung entwickelten sich offentsichtlich vom Nucleus dentatus parallel zur Ausbildung der frontalen und parietalen Assoziationsareale auf- und absteigende Verbindungen zwischen diesen Gebieten. Zahlreiche Studien belegen, daß die Projektionen vom Nucleus dentatus zu verschiedenen Assoziationsarealen Kerne des Thalamus passieren, wie z.B. den paralaminaren Teil des Nucleus medialis dorsalis und den paralaminaren Teil der Nuclei ventrolaterales. Ebenso werden Zellen des Nucleus centralis lateralis erreicht. Vom intralaminaren und paralaminaren Thalamus bestehen allgemein bei Affen wiederum Projektionen zu spezifischen Gebieten des Assoziationskortex. Dabei wurden intralaminare Projektionen zu den parietalen Assoziationsfeldern für Area 7 und 9 und speziell für Schimpansen zusätzlich zu Area 39 beschrieben. Beim Menschen und den Menschenaffen sind ebenfalls paralaminare Verbindungen zu den mittleren und unteren frontalen Gebieten sowie zur Area 8 beschrieben. Da die Area 8 nur beim Menschen und bei den Menschenaffen Zuflüsse von funktional unterschiedlichen Kernen des Thalamus erhält, wird dieses Gebiet von verschiedenen Autoren als assoziativer motorischer Kortex bezeichnet. Während dieses Gebiet früher für die willkürlichen Augenbewegungen als verantwortlich betrachtet wurde, konnten neuere CT- und rCBF-Untersuchungen zeigen, daß Aktivität in diesem Gebiet vermehrt mit Änderungen der gerichteten Aufmerksamkeit einhergeht. Die zusätzliche Bedeutung dieses Gebietes für intellektuelle Leistungen wurde durch entsprechende Defizite nach Leukotomien deutlich.

Die allgemeine Beteiligung des Kleinhirns an kognitiven Funktionen wird wenn auch einseitig - z.B. durch Ergebnisse von DECETY et al. (1988) gestützt, bei denen die Veränderungen des regionalen Blutflusses bei der Vorstellung von Armbewegungen beim Tennisspielen als auch bei reinem Zählen untersucht wurden. Beide experimentelle Bedingungen führten zu einer signifikanten Aktivierung des Kleinhirns zusätzlich zu kortikalen rCBF Veränderungen.

Ein weiteres Argument ergibt sich aus der ontogenetischen Entwicklung des Kleinhirns und der wahrscheinlich parallel dazu verlaufenden intellektuellen Reifung. Nach ELLIS (1920) erreicht das Kleinhirn seine volle Reifung ungefähr im 15. bis 20. Lebensjahr, was mit dem Abschluß der Reifung der intellektuellen Funktionen einhergeht. Analog entfaltet sich im Rahmen der intellektuellen Entwicklung der Weg vom "Begreifen" (Werkzeugdenken!) zur gedanklichen Manipulation abstrakter Zusammenhänge. Die hier dargestellten Ergebnisse neurophysiologischer Untersuchungen lassen ebenfalls erwarten, daß Kleinhirnerkrankungen mit Beeinträchtigungen kognitiver Fähigkeiten einhergehen.

1.4.2 Projektionen vom Nucleus dentatus über den Thalamus zu Assoziationsarealen

Neuere Forschungen belegen, daß die bisher für die Sprachmotorik verantwortlich gehaltene Broca'sche Area 45 nicht nur für den korrekten motorischen Prozeß der Artikulation, sondern auch zur korrekten Wortfindung bzw. Wiedererinnerung von Worten aus dem Langzeitgedächtnis benötigt wird. Als Beleg zitieren LEINER, LEINER und DOW (1986) STERN (1943), der von einem Patienten berichtet, bei dem Läsionen des Nucleus ventrolateralis zu einer Broca-Aphasie führten. Ebenso konnten die Autoren bei anatomischen Vergleichsstudien zeigen, daß im frontalen Kortex von Primaten ein dem Area 44 des Menschen ähnliches Gebiet existiert, das Zuflüsse aus dem menschlichen Thalamus und Kleinhirn vergleichbaren Gebieten erhält. Der Verbindung zwischen Thalamus und Area 8 kommt insofern besondere Bedeutung zu, als PENFIELD (1958) nachwies, daß eine beidseitige Zerstörung dieses Gebietes zu einer

Abbildung 13 Input in das Cerebellum vom cerebralen Kortex (aus LEINER, LEINER und DOW, 1986).

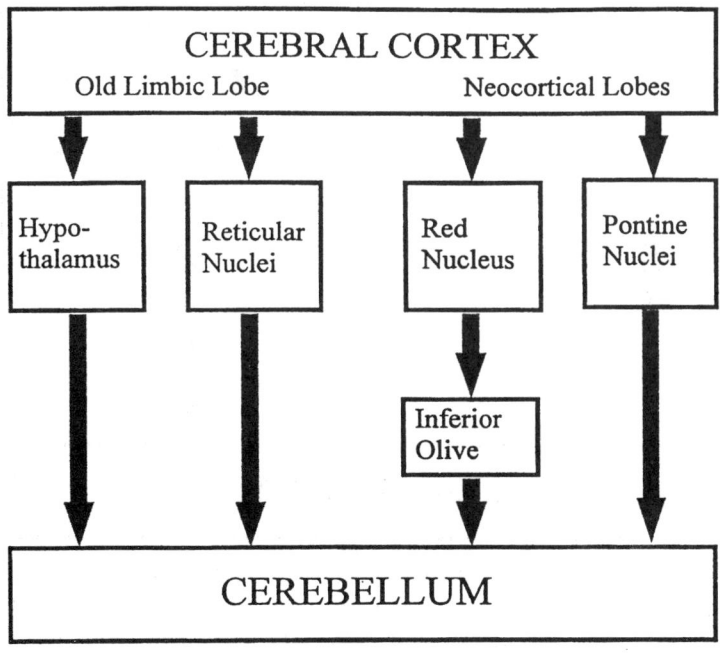

Reduktion der intellektuellen Fähigkeiten, vor allem zu einem Verlust an Initiative und zu einer starken Aktivitätsverlangsamung führt. Die absteigenden cerebro-cerebellären Bahnen zu den pontinen Kernen und zum Nucleus ruber haben ebenfalls für die Beteiligung des Kleinhirns an kognitiven Fertigkeiten besondere Bedeutung. Beispielsweise besteht von den Sprachgebieten des temporalen Kortex ein Faserzug zu den pontinen Kernen, der die Signale über die Moosfasern an das Kleinhirn weiterleitet. Über die aufsteigenden dentatothalamischen Faserzüge und die Verbindung von dort zur Broca-Area ließe sich ein Regelkreis vorstellen, mit dem das Kleinhirn an höheren Sprachfunktionen beteiligt ist. Dieser Regelkreis könnte zusätzlich über andere frontale Gebiete ausgedehnt werden, die über frontopontine oder frontotemporale Projektionen mit dem Kleinhirn in Verbindung stehen.

Abbildung 14 Output aus dem Cerebellum zum cerebralen Kortex (aus LEINER, LEINER und DOW, 1989).

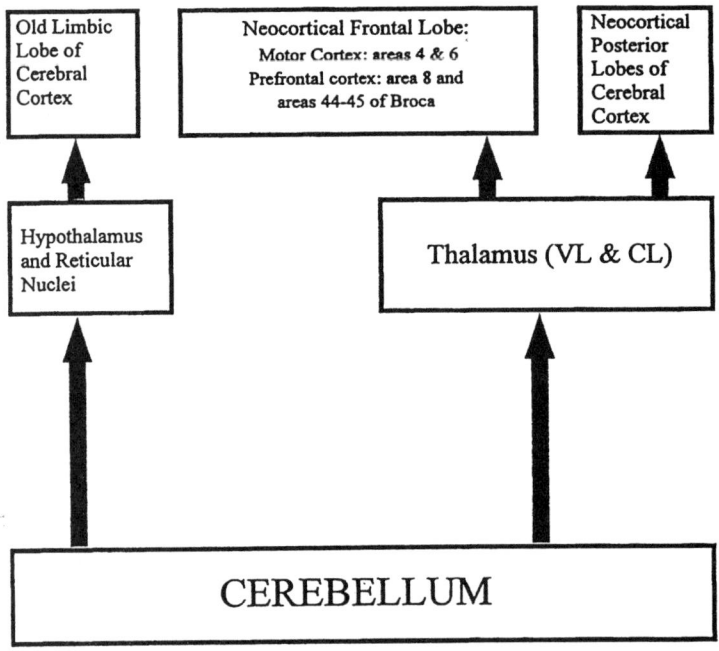

Ähnlich wie der Nucleus dentatus hat sich der Nucleus ruber offenbar im Verlauf der Evolution verändert, sein Aufbau unterscheidet sich beim Menschen und Primaten von dem anderer Vertebraten. Dabei entwickelte sich sein magnozellulärer Teil zurück, die Pars parvocellularis aber vergrößerte sich. Elektrophysiologisch konnte gezeigt werden, daß im magnocellulären Teil anwendungsbezogene Aktivität besteht, die sich analog zum Nucleus dentatus im parvizellulären Bereich nicht beobachten läßt.

Abbildung 15 Wichtige cerebro-cerebelläre Schleifen im menschlichen Gehirn (aus LEINER, LEINER und DOW, 1986).

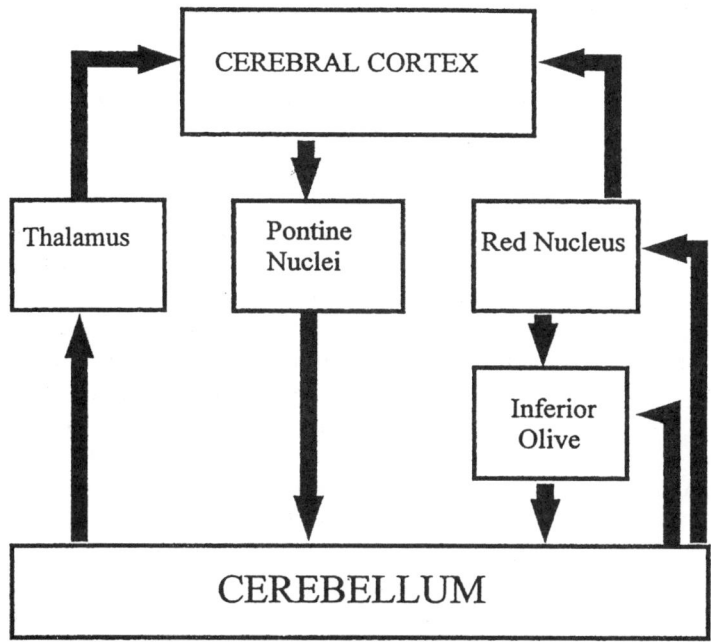

Die in den Abbildungen 13, 14 und 15 dargestellten und von LEINER, LEINER und DOW (1986, S. 114) beschriebenen cerebro-cerebellären Verbindungen besitzen nach neueren Untersuchungen (ASANUMA et al., 1983) die Eigenschaft, daß diese Fasern des Nucleus dentatus in thalamischen Zellgruppen enden. Diese sind als enge, stabähnliche Strukturen verlängert und senden ihre Fasern zu in Säulen organisierten Zellgruppen des cerebralen Kortex. Damit wird die räumliche Organisation des Output aus dem Nucleus dentatus beibehalten und überlappt sich während seiner Projektion über den Thalamus zum Großhirnkortex nicht. In Anpassung an das von ALBUS dargestellte Modell der Kleinhirnorganisation ergeben sich für die Motorik folgende Vorteile: gleichzeitige Übertragungsmöglichkeit erheblicher Informationsmengen, die Differenzierung der Information bei gleichzeitiger Versorgung verschiedener Hirnregionen. Nach LEINER, LEINER und DOW besitzt diese Methode der Informationsverarbeitung zusätzlich den Vorteil, "symbolische" Information weitergeben zu können, im Vergleich zur pulscodemodulierten Verarbeitung einfacher Gradienten der Sensoren verschiedener Modalitäten, z.B. der Muskelspannung über Muskelrezeptoren. Damit stellen die cerebro-cerebellären bzw. cerebello-cerebralen Regelkreise nur kleine Teile der intrakortikalen Verbindungen dar, die die höheren Hirnfunktionen ermöglichen.

1.4.3 Projektionen vom Kleinhirn zum Zwischenhirn und Limbischen System

1.4.3.1 Beeinflussung von Strukturen des Papez-Kreises

Beim Papez-Kreis (PAPEZ, 1937) handelt es sich um ein System von Verbindungen, das den Hypothalamus, die anterioren Thalamuskerne, den Gyrus cinguli und den Hippocampus umfaßt. PAPEZ hat dies als "zentrales Organ" für die Entstehung und Wahrnehmung der Gefühle verstanden. Um diese Funktion zu gewährleisten, sind die oben genannten Strukturen durch zahlreiche Faserzüge verbunden, von denen die wichtigsten der Fornix, der Fasciculus mamillothalamicus, das mediale Vorderhirnbündel und das Cingulum darstellen. Verbindung des Papez-Kreises mit anderen Hirnregionen waren von PAPEZ bereits beschrieben worden: dies sind absteigende Verbindung zum ventralen tegmentalen Gebiet (VTA) und zu den interpedunkulären Kernen (IP) (vgl. Abbildung16, S. 53. NAUTA (1958) beschrieb jedoch noch weitere Verbindungen zu den dorsalen und ventralen Kernen des Tegmentums, zu den periaquäduktalen grauen Gebieten sowie Projektionen aus diesen Gebieten ins limbische System zurück.

Über das aufsteigende NA-System und den Nucleus caeruleus bestehen Verbindungen des Nucleus fastigii und wahrscheinlich auch von Purkinje-Zellen zu Hypothalamus, anteriorem Thalamus, Hippocampus, Septum und Kortex des Gyrus cinguli. Efferenzen des lateralen Cerebellums und des Nucleus fastigii ziehen zum anterioren limbischen Kortex, Nucleus accumbens septi und den Corpora amygdaloidea. Unterstützt werden histologische Befunde durch entsprechende Transmitterveränderungen nach Kleinhirnläsionen bei der Ratte (SNIDER und MAITI, 1976). Elektrische Stimulation von Vermis und Nucleus fastigii induzieren evozierte Potentiale in den basolateralen Corpora amygdaloidea, im Hippocampus und Septum mit Latenzen von 4-8 msek. Elektrisch induzierte Nachentladungen in Amygdala, Hippocampus und Septum können durch cerebelläre Stimulation verkürzt werden. Die Wirksamkeit der cerebellären Stimulation kann durch fokale Kühlung, chemische Läsion des catecholaminergen Systems durch 6-OH-DA oder Läsionen des Nucleus fastigii reduziert werden, was dafür spricht, daß das Kleinhirn eine tonisch inhibitorische Wirkung auf die Substrukturen des Papez-Kreises ausübt.

Abbildung 16 Hypothetische Verbindungen zwischen verschiedenen Kerngebieten. VMS = Vermis, P = Purkinje-Zellen, ABC = accessorisches Brachium conjunctivum, IP = interpedunkuläre Kerne, VTA = ventrale tegmentale Gebiete, F = Nucleus fastigii, NI = Nucleus interpositus, ND = Nucleus dentatus, PQ = periaquäduktale graue Gebiete, LC = Locus caeruleus, BC = Brachium conjunctivum (aus SNIDER und MAITI, 1976).

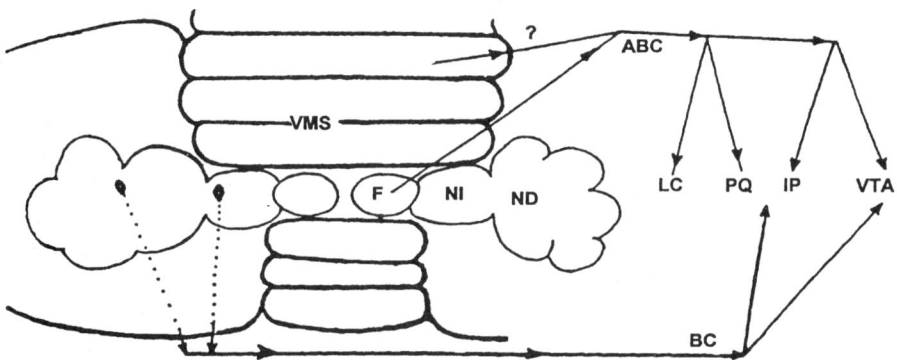

Die meisten Verbindungen zwischen Kleinhirn und Papez-Kreis erreichen diese Gebiete über das aufsteigende noradrenerge oder dopaminerge System (NA/DA-System). SNIDER konnte 1974 zeigen, daß myelinierte Fasern vom ipsilateralen Nucleus fastigii im Locus caeruleus Synapsen mit spindelförmigen Zellen des aufsteigenden NA-Systems eingehen. Durch die Verbindungen des Locus caeruleus über das dorsoventrale tegmentale Bündel oder das periventrikulare Bündel zu den Strukturen des Papez-Kreises ist eine direkte Beeinflussung dieser Strukturen durch das Kleinhirn möglich. Die Efferenzen des Nucleus fastigii ziehen zusätzlich durch das accessorische Brachium conjunctivum zu den ventralen tegmentalen Gebieten, die lateralen Efferenzen des Nucleus interpositus und dentatus verlaufen durch das Brachium conjunctivum und überlappen sich mit den Fasern des Nucleus fastigii im ventralen tegmentalen Gebiet. In einer anderen Studie führten SNIDER und SNIDER (1977) aus, daß cerebelläre Läsionen die Katecholamin-Spiegel in diesem Gebiet und im Vorderhirn verändern. Chronische Läsionen bei Ratten bewirkten nach mehr als 6 Wochen ipsilateral ein Absinken der NA-Spiegel und auf der kontralateralen Hirnseite der

DA-Spiegel. Im Gegensatz dazu führten paravermale Läsionen nur zu einer kontralateralen Reduktion des DA-Umsatzes.

1.4.3.2 Bahnen zum Hypothalamus

Fast genauso lange, wie die motorische Regulationsfunktion des Kleinhirns bekannt, ist wurde angenommen, daß das Kleinhirn einen Einfluß auf autonome Funktionen besitzt, da Stimulation oder Abtragung von Kleinhirngewebe zu einer Reihe autonomer Reaktionen führte (z.B. FULTON, 1937; HAINES et al., 1984). In neuerer Zeit ließen sich dabei durch neuroanatomische und elektrophysiologische Untersuchungen direkte Verbindungen zwischen Hypothalamus, Kleinhirnkortex und den Kleinhirnkernen nachweisen. Hierbei sollen die medialen Regionen des anterioren cerebellären Kortex den stärksten Einfluß auf den Hypothalamus ausüben. Im Tierversuch bei Katze und großem Buschbaby waren - ähnlich wie für die Gebiete des limbischen Systems - bidirektionale monosynaptische Verbindungen nachzuweisen. Für die Fasern zwischen Hypothalamus und Kleinhirn liegen die Verbindungspunkte in Zellen des posterioren und lateralen Hypothalamus, im lateralen Nucleus corporis mamillaris, in Zellen im Fasciculus mamillothalamicus, in Nucleus dorsomedialis und ventromedialis, nicht jedoch im medialen Nucleus corporis mamillaris oder im rostralen Teil des Hypothalamus. Der rückläufige Faserzug vom Hypothalamus zum Kleinhirn mündet im medialen und posterioren Nucleus interpositus und im lateralen Teil des Nucleus dentatus. Auffallend war, daß die histologischen Markierungen zwar auf der ipsilateralen Seite konzentriert waren, jedoch auch markierte homologe Zellen vereinzelt auf der kontralateralen Seite lagen. Zusätzlich fanden sich in Gebieten der Corpora amygdaloidea markierte Zellen, so daß verschiedene Zwischenhirnregionen in diesen Regelkreis mit einbezogen sein müssen. Nach anderen Studien, z.B. HAINES et al. (1984) scheinen die hypothalamocerebellären Bahnen bilateral mit schwerpunktmäßig ipsilateralen Verbindungen vorzuliegen, während die cerebello-hypothalamischen Verbindungen fast ausschließlich kontralateral verlaufen(vgl. Abbildung 17, S. 55).

Monosynaptische Verbindungen zwischen den Kleinhirnkernen und dem Hypothalamus sowie zwischen Hypothalamus und dem Kleinhirnkortex wurden bei der Katze und bei niederen Primaten durch Markierungstechniken mit Meerrettichperoxidase (HRP) nachgewiesen. Bei Markierung vom Hypothalamus aus waren Zellen in geringer Anzahl in den Nuclei fastigii und globosus nachweisbar, bei Markierung von Kleinhirnkernen aus fanden sich Zellen im posterioren Teil des Hypothalamus sowie in den kaudalen Gebieten des lateralen Hypothalamus. Hinweise auf Verbindungen zwischen Kleinhirn und Corpora amygdaloidea ergaben sich durch Injektionen von HRP in den Hypothalamus, die sowohl zu Markierungen im Kleinhirn als auch in der Corpora amygdaloidea führten. Diese cerebello-hypothalamischen Verbindungen konnten ebenfalls durch die Ableitung evozierter Potentiale bestätigt werden. Aufgrund verschiedener Latenzen ließ sich schließen, daß gleichzeitig monosynaptische und polysynaptische Bahnen vorkommen (WATSON, 1978). Elektrische Stimulation des Kleinhirns über diese Bahnen führt zu einer Reihe von Veränderungen in den Funktionen des autonomen Nervensystems. Dazu gehören: Dilatation oder Konstriktion der Pupille, Mydriasis, Exophthalmus, Veränderungen des vaskulären Tonus und des Blutdruckes, Ansteigen oder Abnahme der Herz- und Atmungsfrequenz, gesteigerte Nebennierenrindensekretion, Urination und Veränderungen des Blasentonus, Veränderungen der intestinalen Motilität, Hyperglykämie, Glycosurie, sowie Veränderungen der Kalium- und Calcium-Spiegel im Blut.

Abbildung 17 Semidiagrammatische Repräsentation des Hirnstammes und des Kleinhirns bei einem Buschbaby in der parasagitalen Ebene. CN = corticonuclear fibers, CblNu = cerebellar nuclei, DMNu = dorsomedial hypothalamic nucleus, SolNu = solitary nucleus, ImlCC = intermediolateral cell column (aus HAINES et al., 1984).

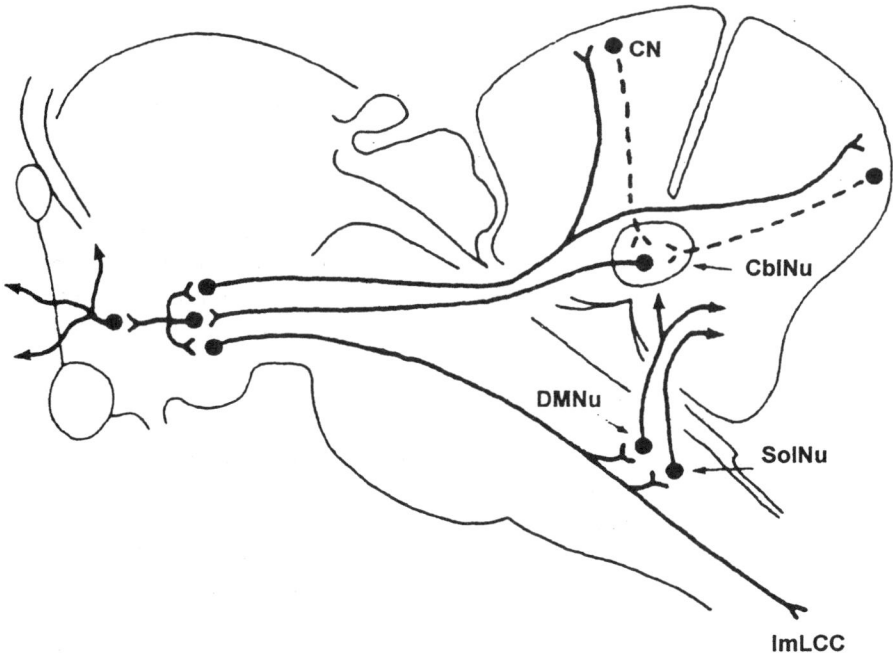

Aus diesen Befunden ergibt sich, daß das Kleinhirn auf zwei parallelen Wegen Einfluß auf die visceralen Zentren ausüben kann: einerseits über langsame und generalisierte autonome Veränderungen durch multisynaptische Verbindungen über die Formatio reticularis, andererseits als direkte und akute Regelung über die monosynaptischen Verbindungen zu den Kernen des Hypothalamus. Die funktionelle Bedeutung eines cerebello-hypothalamischen/hypothalamocerebellären Rückkopplungskreises könnte ähnlich wie bei der Kontrolle von Bewegungen in der Modulation der medullären und spinalen visceralen Zentren zur Stabilisierung der autonomen Funktionen und somit des sympathischen/ parasympathischen Gleichgewichts liegen (HAINES et al., 1984).

1.4.3.3 Wirkungen auf das Septum

Stimulation von Vermis, des darunter liegenden Gewebes und des Nucleus fastigii führen bei Katzen und Ratten zu Zellaktivität im Septum und in Teilen der Corpora amygdaloidea, die mit dem Ausdruck von Wohlbefinden einhergeht. Gleichzeitig wird auch die Aktivität im Hippocampus und in den Teilen der Corpora amygdaloidea inhibiert, deren Aktivität zum Ausdruck von Unlustgefühlen führt.

Bereits 1962 konnte HEATH in neuroanatomischen Studien mittels verschiedener Färbungstechniken monosynaptische Verbindungen zwischen Nucleus fastigii und Septum nachweisen. Als zum Septum gehörig wurden die Kerne des Septums, der Nucleus accumbens septi, die rostalen Gebiete des Gyrus rectus und der ventromediale Anteil des Kopfes des Nucleus caudatus definiert. PAUL et al. konnten 1973 bei der Katze durch Färbungstechniken mit Acetylcholinesterase (AChE) einerseits die bis dahin elektropysiologisch nachgewiesene Verbindung zwischen Nucleus fastigii und Septum bestätigen, andererseits durch den Wegfall der Bindung der AChE nach Läsion des Nucleus fastigii zeigen, daß es sich hierbei um einen cholinergen Faserzug handelt. Zusätzlich bestätigte diese Studie auch die schon vorher anatomisch beobachteten Verbindungen zwischen Septum, den Kernen des Thalamus und anderen diencephalen Gebieten, da eine Reduktion der AChE z.B. am Boden des vorderen Horns des lateralen Ventrikels, zwischen der vorderen Kommissur bis zur rostralen Spitze des Ventrikels und lateral bis zum medialen Teil des Kopfes des Nucleus caudatus nachzuweisen war.

Bei der Verbindung zwischen Nucleus fastigii und Septum handelt es sich, wie elektrophysiologische Versuche zeigen konnten, um einen Teil eines Rückkopplungssystems zwischen Kleinhirn, Septum und Hippocampus (HEATH et al., 1980), durch den das Kleinhirn eine dynamische Inhibition auf die elektrische, hauptsächlich epileptiforme Aktivität ausübt. Dabei gelang es den Autoren z.B. durch Stimulation des Kleinhirnvermis durch Implantation von Kobalt induzierte Dysrhythmien im Hippocampus zum Verschwinden zu bringen. Gleichzeitig führten epileptiforme Nachentladungen im Hippocampus zu Entladungen von Purkinje-Zellen. Bei elektrisch oder durch Metrazol induzierter Ausbreitung von Anfallsaktivität mit klinischen Anzeichen, tritt in den Kleinhirnkernen eine hochamplitudige rhythmische Aktivität auf, die auch noch einige Sekunden nach Ende des Anfallsgeschehens weiterbesteht. Dies bedeutet, daß supratentorielle Anfallsaktivität zu einer Kleinhirnaktivierung führt, die an der Beendigung der Anfallsaktivität mitbeteiligt ist. Nach BABB et al. (1978) führt eine Stimulation des lateralen Nucleus dendatus und/oder des kontralateralen ventrolateralen Anteils des Thalamus überwiegend zur Auslösung oder Verlängerung von Anfallsaktivität im Hippocampus. Da die durch Kobalt induzierte neuronale Aktivität im linken Hippocampus sowie die damit einhergehenden Verhaltenskorrelate denen psychotischer Patienten ähnlich sein soll (HEATH et al., 1980), wurden Studien mit Kleinhirnstimulatoren unternommen, um Epilepsien und Psychosen günstig zu beeinflussen. Eine Erforschung dieser Zusammenhänge war deswegen von besonderem Interesse, da typische epileptische Aktivität in diesen Gebieten im Tierversuch im Zusammenhang mit verändertem emotionalen Verhalten und beim Menschen bei Epilepsie und Psychosen zu beobachten ist (z.B. HEATH, 1975).

1.4.3.4 Beeinflussung der Hippocampus-Region

BABB et al. (1978) untersuchten im Tierversuch an der Katze den Einfluß des Nucleus fastigii über den fastigiobulbären Faserzug und den Einfluß des Nucleus dentatus über den dentatothalamischen Faserzug auf durch Implantation von Kobalt induzierte elektrische Aktivität im Hippocampus. Stimulation des Nucleus fastigii, des Vermis und damit der fastigiobulbären Faserzüge erwies sich, wie in den Untersuchungen von HEATH et al. (1980), als effektiv während der klonischen Anfallsphase, niemals jedoch während der Entwicklung der Nachentladungen und der mit der tonischen Phase verbundenen Ausbreitung der elektrischen Anfallsaktivität im Gehirn. In dieser Studie ließ sich der Stimulationseffekt besonders gut nachweisen, da auch z.B. eine interiktale Stimulation von Vermis und Nucleus fastigii zu einer Desynchronisation der großen "Slow-Waves" oder häufigen Suppression der fokalen "Spikes" führte.

Die Stimulation des lateralen Nucleus dentatus löste einerseits vergleichbare Effekte wie die Stimulation des Nucleus fastigii und des Vermis aus, andererseits konnten auch exzitatorische Effekte bis hin zur Ingangsetzung eines typischen Anfalles beobachtet werden, so daß auch statistisch gesichert, eine Stimulation dieser Gebiete eher eine Anfallsverlängerung produzierte. Trotz ihrer teilweise widersprüchlichen Ergebnisse weisen beide Studien - HEATH et al. (1980) bzw. BABB et al.(1978) - eindeutig neuroanatomische Verbindungen zwischen Kleinhirn und limbischem System nach, die uneinheitlichen inhibitorischen/exzitatorischen Einflüsse sind einerseits durch methodische Probleme (Elektrodenplazierung oder Beeinflussung benachbarter Gebiete) bzw. durch die zum Teil fehlende Berücksichtigung moderierender Variablen, z.B. den Einfluß von Medikation mit Phenobarbital, das den inhibitorischen Effekt der Stimulation des Nucleus dentatus erheblich verbessert, zu verstehen.

1.5 Kleinhirnerkrankungen und Symptomatik

Die beiden Hauptsymptome bei Erkrankungen des Kleinhirns sind der Zerfall motorischer Synergien und die Dysmetrie, also die Unfähigkeit, Zielbewegungen koordiniert auszuführen (DUUS, 1987, DICHGANS, 1984).

Topographisch lassen sich dem Aufbau des Kleinhirn drei Syndrome zuordnen:
- Archizerebelläres Syndrom: Schädigungen des Urkleinhirnes, die vor allem zu Gleichgewichtsstörungen, mit globaler Rumpf, Stand- und Gangataxie und ungerichteter Falltendenz führen.[10]
- Paleozerebelläres Syndrom: Schädigungen des Altkleinhirnes, bei dem Dyssynergien der Beinmuskulatur mit Gangataxie im Vordergrund stehen.
- Neozerebelläres Syndrom: Schädigungen des Neukleinhirnes, die durch Störungen der gleichseitigen Extremitätenmotorik, besonders der Arme gekennzeichnet sind.

Aufgrund dieser sich überlagernden Funktionen sind die resultierenden Krankheitssyndrome bei Läsionen zu verstehen und auf grundsätzlich folgende Beeinträchtigungen zurückzuführen: gestörte Aktivierung und falsche zeitliche Koordination der sequentiellen Aktivierung von antagonistischen Muskelpaaren, verzögerter Beginn und Ende der Willküraktivität, sowie gestörte Dosierung der Kraft.

---

10 Während die eben genannten Symptome bei Erkrankungen des Lobus flocculonodularis entstehen, fallen bei Schädigungen des Nodulus Reaktionen beim kalorischen oder rotatorischen Versuch aus, so daß solcherweise Erkrankte nicht mehr seekrank werden können (DUUS, 1987, S. 227).

Schädigungen des Neocerebellums führen zu:
- Ataxie, hauptsächlich der Extremitäten, z.B. im Sinne von Zielunsicherheit oder inadäquater Kraft beim Zugreifen,
- Dysmetrie (Hyper/Hypometrie) mit überschießenden oder zu kurzen Zielbewegungen,
- Dysdiadochokinese, d. h. die Störung des raschen Zusammenspiels antagonistischer Muskelgruppen,
- Dyssynergie: der Zerfall der gelernten Optimierung von Bewegungsprogrammen, so daß eine sakkadische Bewegung mit häufigem Wechsel von Beschleunigung und Verzögerung auftritt,
- Dysarthrie ("Sprechataxie"): gestörte Koordination der Stimmbandmuskulatur führt zu einer verwaschenen, skandierenden Artikulation mit diskontinuierlichem Atmen,
- Tremor: Intentionstremor bei zunehmender Zielannäherung vornehmlich der oberen Extremitäten,
- Muskelhypotonie: hauptsächlich proximal verminderter Muskeltonus,
- Rebound-Phänomen: beim plötzlichen Verschwinden von Gegenkräften fehlt die rasche, reflexhafte Antagonisten-Aktivierung, so daß eine überschießende Bewegung entsteht.

Schädigungen des Archicerebellums führen speziell zu Augenbewegungsstörungen, z.B. zu einem periodisch alternierenden Nystagmus, einem horizontalen, seine Richtung alle paar Minuten wechselnden Spontannystagmus, der durch vestibuläre oder optokinetische Reize angestoßen werden kann. Zusätzlich finden sich Störungen der Blickstabilisation auf bewegte oder ruhende Ziele, z.B. mit Störungen der Folgebewegungen im Sinne von Sakkadierungen, der Unfähigkeit den vestibulookulären Reflex durch Fixation zu unterdrücken sowie ein Blickrichtungsnystagmus bei Blickwendung nach ipsilateral.

Aus der großen Zahl komplexer Kleinhirnerkrankungen werden im folgenden nur die für das Verständnis der Studie wichtigen und bei der untersuchten Patientengruppe am häufigsten gefundenen Krankheitsbilder dargestellt. Dies sind der Kleinhirninfarkt und die degenerativen Erkrankungen des Kleinhirns.

1.5.1 Kleinhirninfarkte, Kleinhirnblutungen

AMARENCO (1991) berichtet in seiner Übersichtsarbeit eine Prävalenz von 1,5% bis 4,2% Kleinhirninfarkten bei Autopsien in Allgemeinkrankenhäusern und neurologischen Kliniken. Bei CT-Reihenuntersuchungen fanden sich Kleinhirninfarkte bei 15 % aller Fälle mit allgemeinen cerebralen Infarkten und sind damit deutlich häufiger als z.B. Kleinhirnblutungen (85 % Infarkte/15 % Blutungen). Die Geschlecherverteilung zeigt eine deutliche Männer-Wendigkeit von ca. 1 : 2-3 bei einem Durchschnittserkrankungsalter von 65 +/- 13 Jahren.

Das Kleinhirn wird durch drei Arterien versorgt, die aus dem vertebrobasilären System entspringen. Die A. inferior posterior cerebelli (AIPC) entspringt aus dem distalen Ende der A. vertebralis und versorgt den unteren hinteren Kleinhirnabschnitt, die Kleinhirntonsille, Teile der Medulla oblongata und des Pedunculus cerebellaris inferior. Die A. inferior anterior cerebelli (AIAC) entspringt aus dem caudalen Drittel der A. basilaris. Sie versorgt aufgrund ihrer geringen Größe auch nur ein kleines Gebiet des anterioren und medialen Kleinhirns z.B. die mittleren cerebellären Pedunkel und den Flocculus. Proximale Anteile ziehen zu den lateralen Gebieten des Pons, vor allem zu Kerngebieten der Hirnnerven. Aus ihr oder direkt aus der A. basilaris zweigt die A. labyrinthi zum Innenohr ab. Die A. superior cerebelli (ASC) ist ein Ast aus dem rostralen Teil der A. basilaris und beblutet die rostrale Hälfte der Kleinhirnhemisphären, den Vermis und den Nucleus dentatus. Zweige ziehen noch zu den laterotegmentalen Teilen der rostralen Pons unter anderem zum oberen cerebellären Pedunkel, dem Tractus spinothalamicus, dem lateralen Leminiscus, dem tegmentalen Trakt sowie zu den Wurzeln des contralateralen vierten Hirnnerven. Alle drei Arterien und ihre Zweige sind durch zahlreiche Anastomosen verbunden, die die Ausdehnung eines Kleinhirninfarktes vermindern.

Bei Patienten mit Kleinhirninfarkten finden sich die üblichen Risikofaktoren für Gefäßerkrankungen. Hochdruck, koronare Herzerkrankung, Vorhofflimmern oder Schlaganfälle sind in der Vorgeschichte häufig. In den von AMARENCO berichteten Autopsiestudien fand sich in der Hälfte der Fälle ein arterieller Verschluß in der A. vertebralis, bei einem Viertel in der A. basilaris und in einem Fünftel in einer der cerebellären Arterien. Andere Ursachen mit geringerer Häufigkeit sind beispielsweise Embolien durch Erkrankungen der A. basilaris bzw. ein bilateraler Verschluß der Ae. vertebrales. Wird die Ätiologie nach den Versorgungsgebieten aufgeschlüsselt, so findet sich als Verursachung der Infarkte der A. inferior anterior cerebelli (AIAC) meist eine Thrombose der caudalen A. basilaris. Infarkte der A. superior cerebelli entstehen zumeist durch Kardioembolien, Verschlüsse der A. inferior posterior cerebelli lassen sich zu 50% auf beide Gründe zurückführen.[11]

---

11 Zusätzlich gibt es, wie bei anderen Krankheiten, spezielle Einzelätiologien (vgl. AMARENCO, 1991, S. 978).

Die Hauptsymptome eines Kleinhirninfarktes bestehen im plötzlichen Einsetzen von Hinterkopfschmerzen, die oft von starkem Schwindel, Übelkeit und Erbrechen, Standunsicherheiten und Dysarthrie begleitet werden. Dazu gesellen sich Stand- und Rumpfataxie sowie eine ipsilaterale axiale Lateropulsion. Weitere begleitende Symptome sind Nystagmus und Dysmetrie der Extremitäten. Ungefähr bei der Hälfte der Patienten findet sich eine Bewußtseinseinschränkung, die zwischen Schläfrigkeit und tiefem Koma schwankt, Sie setzt entweder gleich zu Beginn oder später ein. Bei 50% der Patienten treten auch Zeichen von zusätzlichen Hirnstamminfarkten, wie z.B. Störung der Augenmotorik, motorische oder sensorische Schwäche im Versorgungsgebiet des Nervus trigeminus auf. Hinzutreten manchmal Zeichen eines occipitotemporalen Infarktes mit Veränderung der Gesichtsfelder, kortikaler Blindheit oder Visusverlust. Eine differentialdiagnostische Abgrenzung von Kleinhirnblutungen ist nur durch bildgebende Verfahren z.B. durch das Nativ-CT möglich. Dabei findet sich oft eine fokale Hypodensität des Kleinhirns bzw. eine Massenverschiebung des vierten Ventrikels oder beides. Zur Differenzierung verschiedener Infarkte (vgl. Tabelle 3, S. 63).

Zusätzlich zur Symptomatik eines bestimmten Gefäßschadens unterscheiden sich die Kleinhirninfarkte durch typische Verlaufsformen:

a) Beim pseudotumoralen cerebellären Infarkt führen die begleitenden Ödeme zu einer Schwellung des Kleinhirns und damit zu einem erhöhten Druck in der Fossa cerebellaris mit der Gefahr einer Hirnstammkompression. Die nachfolgende Verlagerung des Aquaeductus mesencephali und der Druck auf den vierten Ventrikel können einen obstruktiven Hydrocephalus und einen intracranielle Hirndrucksteigerung entstehen lassen. Nach AMARENCO hängt ein Kleinhirnödem von mindestens vier Faktoren ab:
1. hauptsächlich der Größe des Infarkte,
2. der Lage des arteriellen Verschlusses und einem Versagen von Anastomosen,
3. der Zunahme von Ödemen im Rahmen der Reperfusion nach einem Abwandern des Embolus oder
4. von einem Infarkt der A. superior cerebelli, der nach AMARENCO besonders häufig zu Ödemen führt.

Typisch für den klinischen Verlauf ist bei diesem Infarkttyp zu 90% eine Verzögerung der Veränderung der Bewußtseinslage des Patienten. Diese kann von einigen Stunden bis zu 10 Tagen (durchschnittlich 5 Tage) nach Beginn der Symptomatik einsetzen. Spätestens zu diesem Zeitpunkt wird eine ventrikuläre Drainage oder Eröffnung der Dura durch Kraniotomie notwendig, die nach verschiedenen Studien in bis zu 63% der Fälle zu einer totalen Wiederherstellung führt. Die Gesamtprognose ist abhängig von einem zusätzlichen Hirnstamminfarkt. Den pseudotumoralen Infarkten kommt insofern eine Sonderstellung zu, als sie einen Subset mit besonders hohem Risiko für Hirnstammkompression darstellen. RIEKE et al. (1993) entwickelten einen Entscheidungsbaum als prospektives Behandlungsschema für die Behandlung cerebellärer Infarkte. In diesem Behandlungsprogramm befanden sich alle Patienten mit Kleinhirninfarkten aus unserer Stichprobe. Die ersten Daten weisen daraufhin, daß eine chirurgische Dekompression der Fossa cerebellaris mit Resektion des ischämischen Gewebes und zusätzlicher Ventrikulostomie die optimale Behandlungsstrategie bei Patienten mit Kleinhirninfarkt und zusätzlichen Hirnstammzeichen wie Stupor, Koma, kardiovaskulärer Instabilität, Pupillenveränderungen, Apnoe und Veränderungen der akustisch- und somatosensorisch evozierten Potentiale darstellt.

b) Kleinhirninfarkt mit sofort einsetzendem tiefem Koma:

Dieser Verlaufstyp kündigt sich durch ein plötzlich einsetzendes, tiefes Koma unklarer Genese an, das sich im CT/NMR als isolierter supratentorieller Hydrocephalus abbildet. Er weist immer auf ein ödematösen Kleinhirninfarkt hin. Wie in Abschnitt a) erwähnt, ist eine operative Entlastung notwendig, die zur vollen Wiederherstellung führen kann.

c) Kleinhirninfarkte mit gutartigem Verlauf:

Mit 81% bis 95% aller Kleinhirninfarkte treten die Infarkte mit einem gutartig Verlauf häufiger auf als der pseudotumorale Infarkt. Während die klinischen Anfangszeichen denen des pseudotumoralen Infarktes mit Ausnahme des Komas entsprechen, kennzeichnet diesen Verlaufstyp eine rasche und spontane Besserung der Symptomatik ohne allmählich einsetzende Veränderung des Bewußtseins. Meistens kommt es zu einer völligen Wiederherstellung nach nur geringer Symptomatik.

1.5.2 Degenerative Kleinhirnerkrankungen

Zu diesen Krankheitsformen werden eine größere Anzahl von teils erblich, teils mit unklarer Ätiologie sporadisch auftretenden Krankheiten zusammengefaßt, in deren Vordergrund das Symptom der Ataxie steht. Sie sind vorwiegend im Rahmen von Systematrophien zu sehen, wobei bei den meisten Erkrankungen der zugrundeliegende Stoffwechseldefekt unbekannt ist. Von sehr seltenen Syndromen- und Systematrophien abgesehen, die in der frühen Kindheit beginnen, treten die meisten Erkrankungen im mittleren bis späteren Lebensalter auf, alle schreiten unterschiedlich schnell fort (KLOCKGETHER et al., 1990; WESSEL

Tabelle 3: Klinisches Spektrum der Kleinhirninfarkte (aus AMARENCO, 1991).

Ort des cerebellären Infarktes	Assoziierte Infarkte	Klinisches Syndrom
Rostral (SCA)	Mesencephalon, subthalamische Gebiete, Thalamus, occipitotemporale Gebiete	Syndrome der rostralen A. Basilaris oder Koma von Anbeginn an, evtl. Quadriplegie
	Laterotegmentaler Teil der rostralen Pons	Dysmetrie und ipsilaterales Horner Syndrom, kontralateraler Verlust von Temperatur -und Schmerzwahrnehmung sowie Lähmung des IVten Gehirnnerven
	0	Dysarthrie, Kopfschmerz, Schwindel, Erbrechen, Ataxie und verlängertes Koma (pseudotumorale Form)
Dorsomedial (mSCA)	0	Dysarthrie and Ataxie
Anterolateral (LSCA)	0	Dysmetrie, ipsilaterale axiale Lateropulsion, Ataxie, and Dysarthrie
Medial (AICA)	Lateraler Teil der kaudalen pons	VII, V, VIII, ipsilaterales Horner Syndrom and Dysmetrie, kontralateraler Verlust von Temperatur -und Schmerzwahrnehmung
	0	Reines vestibuläres Syndrom
Kaudal (PICA)	0	Schwindel, Kopfschmerz, Erbechen, Ataxie, and verzögertes Koma (pseudotumorale Form)
Dorsomedial (mPICA)	Dorsolateraler Teil der medulla	Wallenberg Syndrom
	0	Isolierter Schwindel oder Schwindel mit Dysmetrie, ipsilaterale axiale Lateropulsion und Ataxie
Anterolateral (LPICA)	0	Unbekannt
Kaudal and medial	Lateral Teil der kaudalen pons und/oder lateraler Teil der medulla	AICA Syndrom ± verzögertes Koma (pseudotumorale Form)
Rostrokaudal	0	Schwindel, Erbrechen, Kopfschmerz, Ataxie, Dysarthrie und verzögertes Koma (pseudotumorale Form)
	Hirnstamm, Thalamus, occipitotemporale Gebiete	Koma von Anbeginn an, evtl. Quadriplegie

und DIENER, 1993; vgl. Tabelle 4, S. 65). Trotz der Trennung der verschiedenen angeborenen und unklar sporadisch auftretenden Krankheitsbilder läßt sich weder klinisch, computertomographisch noch neuropathologisch eine hinreichend scharfe Trennung in reine cerebelläre Atrophien oder in Systematrophien, wie sie die Olivopontocerebelläre Atrophie (OPCA) darstellt erreichen.

In einer bei WESSEL und DIENER (1993) zitierten epidemiologischen Studie liegt die Prävalenz der Heredo-Ataxien etwa bei 3 Fällen pro 100000, wobei Frauen im Verhältnis 2:1 häufiger betroffen sind als Männer. Die Erkrankung beginnt meistens zwischen dem 30. und 60. Lebensjahr und schreitet remissionslos mit individuell stark unterschiedlicher Geschwindigkeit fort. Durchschnittlich sind nach 10 Krankheitsjahren alle Patienten schwer behindert. Die Progressionsgeschwindigkeit ist bei Erkrankung im höheren Lebensalter in den ersten Krankheitsjahren am höchsten und nimmt im Verlauf der Jahre kontinuierlich ab. Bei einzelnen Patienten kann der Status jedoch über mehrere Jahre unverändert bleiben. Initiale Krankheitssymptome sind in der Regel eine langsam progrediente Gangataxie, eine cerebelläre Dysarthrie, zum Teil Tremor, Augenbewegungsstörungen und seltener Extremitätenataxie. Bei der OPCA treten noch Läsionen der Pyramidenbahn, extrapyramidale Symptome, vegetative Störungen sowie Demenzen hinzu, wobei der Schwerpunkt der Symtomatik sehr variabel zwischen vorherrschenden Kleinhirnsymptomen bzw. extrapyramidalen Symptomen liegen kann. WESSEL und DIENER schätzen, daß bis zu 5% der Parkinson-Patienten im weiteren Verlauf eine OPCA entwickeln.

Diese Krankheitsgruppe umfaßte nach der früheren Einteilung mindestens sechs klinisch morphologisch unterscheidbare Erkrankungen, die bis auf eine Ausnahme (Typ VI) alle autosomal dominant vererbt werden. Mit ca. 75% der Patienten ist die sporadische OPCA am häufigsten, ihr Erkrankungseintritt liegt später, zwischen dem 35. und 55. Lebensjahr, dabei sind die Verläufe kürzer. Der allen Erkrankungsformen gemeinsame neuropathologische Befund besteht in einer Atrophie der Pons, der Medula oblongata, der Oliven und des Kleinkirnmarkes, so daß hauptsächlich die afferenten Fasern des Kleinhirns betroffen sind, zusätzlich findet sich eine geringe Rindendegeneration hauptsächlich an den Purkinje-Zellen. Als Multisystemdegeneration beinhaltet sie zusätzlich kleine Veränderungen, z.B. in der Substantia nigra, manchmal auch im Putamen oder anderen Kernen der Stammganglien. Da tierexperimentelle Befunde als Krankheitsursache Neurotransmitterdefekte des Kleinhirns annehmen, bestand der Schwerpunkt der Behandlung bis jetzt darin, analog zur Behandlung des Parkinsonssydromes, mit entsprechenden Pharmaka in den cerebellären Neurotransmitterstoffwechsel einzugreifen. Dabei hat die Behandlung mit dem Serotoninvorläufer 5-Hydroxy-Tryptophan (5-HT) als Langzeitbehandlung einen gewissen Erfolg erzielt. Nach WESSEL und DIENER (1993) scheint sich das Ansprechen nur auf Patienten mit rein ideopatischer cerebellärer Atrophie zu beschränken, Patienten mit OPCA erfuhren keine Besserung des Zustandes. Eine weitere, jedoch untergeordnete Behandlungsmöglichkeit besteht aufgrund der hauptsächlich inhbitorischen GABAergen Transmission in der Gabe von GABAergen Substanzen wie z.b. Isoniazid, die vermutlich speziell auf die verschiedenen Formen des kleinhirnbedingten Tremors wirkt. Eine ursächliche oder die Erkrankung heilende Behandlung ist nicht in Sicht.

Im Gegensatz dazu steht die isolierte Kleinhirnatrophie, die sich von ihrer Genese und Symptomatik sehr heterogen darstellt. Neben toxischen oder postinfektiösen/paraneoplastischen Atrophien gibt es auch hier eine Gruppe sporadisch vorkommender Atrophien ungeklärter Genese. Diese Erkrankung beginnt normalerweise nach dem 50. Lebensjahr und verläuft innerhalb von 3 bis 20 Jahren vor allem mit einer Gangataxie bis zur Gehunfähigkeit. Zusätzlich typische Symdrome sind Intentionstremor, Haltetremor, Dysarthrie und okulomotorische Sydrome.

Bei den Erkrankungen des Kleinhirns wird jedoch auch deutlich, daß das Kleinhirn immer in seiner Gesamtheit tätig sein muß, um seine komplexen Aufgaben leisten zu können. Bei Läsionen sind oft lange Kompensationen der Kleinhirnfunktionen zu beobachten, was darauf schließen läßt, daß, eine Schädigung der Kerngebiete ausgenommen, wohl andere Teile des Gehirns in der Lage sind, diese Funktionen zu übernehmen. Diese Beeinflussung oder Verbindung mit anderen Hirnstrukturen, als der an der Generierung und Kontrolle motorischer Abläufe beteiligten, wurde bereits 1958 von DOW und MORRUZZI vermutet, bisher jedoch kaum untersucht.

Tabelle 4 Degenerative Kleinhirnerkrankungen (aus WESSEL und DIENER, 1993).

Degenerative Kleinhirnerkrankungen
Heredoataxien
Autosomal dominant
- Kleinhirnspätatrophie (Holmes)
- Olivo-ponto-zerebelläre Atrophie (OPCA)
    Typ Menzel (Königsmark und Weiner, K. W. I)
    mit retinaler Degeneration (K. W. III)
    Schut-Joseph-Krankheit (K. W. IV)
    mit Demenz und extrapyramidalen Symptomen
    (K. W. V, Nonne-Marie)
    mit Sakkadenverlangsamung und Neuropathie
    mit Glycolipidurie
- Idiopathische paroxysmale Ataxie
- Dentato-rubro-pallido-luysian Atrophie

Degenerative Kleinhirnerkrankungen

Autosomal rezessiv
- Friedreichsche Ataxie
- M. Refsum
- A-beta-Lipoproteinämie (Bassen-Kornzweig)
- Dyssynergia cerebellaris myoclonica (Ramsay-Hunt)
- Ataxia teleangiektatika (Louis-Bar)
- Gamma-Glutamylcystein-Synthetase-Mangel
- Behrsche Krankheit
- Mitochondriale Enzephalomyopathie (unterschiedliche Vererbungsmodi)

Sporadische Klemhirnerkrankungen
- Kleinhirnspätatrophie (Marie-Foix-Alajouanine)
- Olivo-ponto-zerebelläre Atrophie (sporadisch oder autosomal-rezessiv, K. W. II, Fickler-Winkler)
    Typ Dejerine-Thomas
    mit Striatumdegeration
    mit autonomer Dysregulation (Shy-Drager)
    mit Glutamatdehydrogenasemangel

Erworbene Kiemhirnerkrankungen
- Toxische Kleinhirnatrophien
    Antiepileptika (Phenhydan, Brom, Carbamazepin)
    Benzodiazepine (Nitrazepam)
    Zytostatika (Cytosin-Arabinosid, 5-Fluoro-Uracil)
    Nitrofurantoin
    Alkohol
    Metalle (Blei, Thallium, Quecksilber, Lithium)
    Chemikalien, Lösungsmittel (Carbontetrachlorid, Trichlorethylen, Ethylacetat, Toluol, Thiophen, Nitrogenchlorid, Trimethyltin, organisches Quecksilber)
- Metabolische Kleinhirnatrophien
    Vitamin E-Mangel
    Vitamin B 12-Mangel
- Nutritive Kleinhirndegeneration
    (z. B. Malabsorption, Pellagra, Zöliakie, Sprue)
    Thiaminmangel (Alkohol)
    M. Wilson
    Hypothyreose
    Lipoidosen
- Paraneoplastische Kleinhirndegeneration
    (Bronchialkarzinom, Ovarialkarzinom, M. Hodgkin)
- Infektiöse Kleinhirnerkrankungen
    (z. B. Echo-, Epstein-Barr-Virus, Coxsackie, Jakob-Creutzfeld-Krankheit, Leptospiren, TBC, Kryptokokkus, Toxoplasmose, para-, postinfektiös)

2 Methoden

2.1 Patientengut und Stichprobe

In Zusammenarbeit mit den neurologischen Kliniken in Heidelberg[12], Ludwigshafen, Tübingen und dem Heinrich Lanz Krankenhaus - Mannheim - untersuchten wir 32 Patienten mit Kleinhirnerkrankungen. Da aufgrund des zwischen 55- und 65 Jahren zu erwartenden Altersgipfels der Kleinhirnpatienten vergleichbare Normalpersonen als Kontrollgruppen ohne Honorar nur schwer zu gewinnen waren, wurden als Kontrollpersonen Patienten mit außerhalb des ZNS lokalisierten angiologischen Erkrankungen und Patienten nach einem orthopädischen Eingriff gewählt. 27 stationär behandelte Patienten mit peripheren Durchblutungsstörungen (Arteriovenöse Claudicatio (AVK)) nahmen in Kooperation mit der Abteilung für Gefäßchirurgie des Theresienkrankenhauses in Mannheim und des Klinikums Ludwigshafen teil. Aus der orthopädischen Klinik des Klinikums Mannheim wurden 22 stationär behandelte Patienten nach Wechsel einer Totalendoprothese (TEP) untersucht (vgl. Tabelle 5, S. 68).

Ausgeschlossen waren alle Patienten mit Verschlußhydrocephalus, Bewußtlosigkeit über 48 Stunden bei stationärer Aufnahme oder im Verlauf der Erkrankung, Hirnstammbeteiligung, zentralen Paresen oder Sensibilitätsstörungen, schwerem Psychosyndrom, Multipler Sklerose, deutlicher Polyneuropathie, kortikalen Defekten, Demenz, Epilepsie, Alkohol- oder Medikamentenabusus, Vorbehandlung mit kleinhirntoxischen Pharmaka (z.B. Lithium) oder Elektrokrampftherapie. Beide Kontrollgruppen enthielten keine Patienten mit internistische Begleiterkrankungen, die selbst psychische Veränderungen hervorrufen oder verzerren können (Lebererkrankungen, Diabetes im fortgeschrittenen Stadium, Nierenerkrankungen). Diese zusätzliche Einengung mußte bei Patienten mit Durchblutungsstörungen insofern gelockert werden, als bei ihnen meist ernährungsbedingt ein leichter bis mäßiger Diabetes Typ II vorliegt. Patienten mit insulinpflichtigem Diabetes sind jedoch in keiner Gruppe enthalten.

---

[12] im Rahmen der Studie "Klinische und klinisch-neuropsychologische Untersuchung von rekonvaleszenten Patienten nach raumfordernden Kleinhirninfarkten und - blutungen" (Dr. D. Krieger, Neurol. Universitätsklinik, Heidelberg).

Tabelle 5 Beschreibung der Untersuchungsstichprobe Teil I, Soziodemographische Variablen.

DIAGNOSEGRUPPEN		KLEINHIRN ERKRANKUNGEN N= 32		ORTHOPÄDISCHE ERKRANKUNGEN N= 22		GEFÄß ERKRANKUNGEN N= 27	
		Männer N= 15	Frauen N= 17	Männer N= 7	Frauen N= 15	Männer N= 20	Frauen N= 7
ALTER zum Untersuchungszeitpunkt	MDN	55,00	61,00	59,00	65,00	55,00	59,00
	MW	54,27	58,35	59,42	66,18	56,57	59,42
	SD	15,00	12,68	10,07	7,45	9,00	11,48
ALTER bei Beginn der Erkankung	MDN	52,00	55,00	52,00	54,00	48,00	52,00
	MW	49,53	53,06	50,28	55,78	50,30	50,42
	SD	16,91	12,37	14,70	5,65	7,81	11,48
ERKRANKUNGS-DAUER in Jahren	MDN	3,00	4,00	7,00	7,00	3,50	6,00
	MW	4,73	5,29	9,14	6,67	4,67	9,00
	SD	4,15	4,28	7,82	3,74	3,74	7,00
ALTER bei Stellung der Diagnose	MDN	52,00	58,00	52,00	54,00	48,50	53,00
	MW	49,53	53,77	52,83	55,78	50,61	54,40
	SD	16,94	12,38	14,31	5,65	7,69	12,30
PRÄMORBIDER IQ (MWT)	MDN	101,00	112,00	101,00	101,00	89,00	104,00[1])
	MW	105,80	107,07	110,43	111,60	91,68	103,85
	SD	17,57	18,64	15,35	19,76	15,32	18,86

1) Gruppenunterschied p < 0.008

Tabelle 6 Beschreibung der Untersuchungsstichprobe Teil II, Ausbildung.

DIAGNOSEGRUPPEN	KLEINHIRN ERKRANKUNGEN N= 32		ORTHOPÄDISCHE ERKRANKUNGEN N= 22		GEFÄß ERKRANKUNGEN N= 27	
	Männer N= 15	Frauen N= 17	Männer N= 7	Frauen N= 15	Männer N= 20	Frauen N= 7
SCHULBILDUNG						
KEIN ABSCHLUß	1	3	0	0	0	0
HAUPTSCHULE	7	8	4	13	16	5
MITTELSCHULE	1	5	2	1	1	2
FACHHOCHSCHULE	1	0	0	0	1	0
ABITUR	5	1	1	1	2	0
BERUFSTÄTIGKEIT						
ARBEITSLOS	2	6	0	2	0	1
REGULÄRER ARBEITSPLATZ	9	2	4	1	8	1
RENTE/ANDERE GRÜNDE	4	9	3	12	12	5
LEBENSVERHÄLTNISSE						
LEDIG	6	1	0	4	3	1
VERHEIRATET	9	12	6	6	15	3
GETRENNT/GESCHIEDEN	0	2	1	1	0	1
VERWITWET	0	2	0	2	2	2

Tabelle 7 Beschreibung der Untersuchungsstichprobe Teil III, Krankheitsdaten.

DIAGNOSEGRUPPEN	KLEINHIRN ERKRANKUNGEN N= 32		ORTHOPÄDISCHE ERKRANKUNGEN N= 22		GEFÄß ERKRANKUNGEN N= 27	
	Männer N= 15	Frauen N= 17	Männer N= 7	Frauen N= 15	Männer N= 20	Frauen N= 7
KLEINHIRN-DIAGNOSEN						
INFARKT	9	8				
BLUTUNG	1	3				
HEREDITÄRE ATAXIEN	1	4				
IDIOPATHISCHE ATAXIEN	1	2				
ASTROZYTOM	1	0				
KARZINOM	1	0				
DEFEKTSYNDROM	1	0				
ORTHOPÄDISCHE DIAGNOSEN						
TEP Hüfte rechts			4	1		
TEP Hüfte links			2	5		
TEP Hüfte bilateral			1	6		
TEP Knie rechts			0	2		
TEP Knie links			0	1		
AVK-DIAGNOSEN					3)	
BECKENART.-STENOSE re.					2	3
BECKENART.-STENOSE li.					2	0
BECKENART.-STENOSE bil.					2	3
BECKENART.-VERSCHLUß re.					1	0
BECKENART.-VERSCHLUß li.					5	6
BECKENART.-VERSCHLUß bil.					2	2
AORTENANEURYSMA					1	0

2) Unterschiedliche Zellenbesetzungen gehen auf teilweise fehlende Angaben zurück
3) z.T. Kombinationen verschiedener Lokalisationen

Die Stichprobenerhebung gestaltete sich schwieriger als erwartet, da trotz intensiven Bemühens der kooperierenden Arbeitsgruppen organisatorische Schwierigkeiten, z.B. durch den häufige Wechsel der Assistenzärzte, den Zugang zu den Patienten erschwerten. Zusätzlich führte ein anfänglich unvorbereitetes Ansprechen von Patienten zu starker Abwehr und Mißtrauen. Durch "Vorbereitung" der Patienten über ihren jeweiligen Arzt, Verteilung von Informationsmaterial über die Teilnahme an den Untersuchungen und die Gewährung eines Probandengeldes von DM 20.- gelang es, Mißtrauen und Abwehr zu reduzieren.

Eine Aufnahme der Patienten in die Untersuchung erfolgte nach ihrer Information und Zustimmung sowie nach Feststellung und Bestätigung der Diagnosen durch klinische Untersuchung und ein bildgebendes Verfahren (CT, NMR, Angiographie).

Tabelle 8 Symptomatik der Kleinhirnpatienten

SYMPTOME		GESAMTGRUPPE		INFARKTE		ATAXIEN	
		FRAUEN N=12	MÄNNER N=14	FRAUEN N=5	MÄNNER N=8	FRAUEN N=4	MÄNNER N=2
Zentrale Parese							
	Arm rechts	+	(+)	+	(+)	-	-
	Bein rechts	++	+	++	+	-	-
Dysmetrie							
	bilateral	+	+	-	+	+++	++
	Arm rechts	(+)	-	+	-	-	-
	Arm links	+	-	+	-	-	-
Intentionstremor							
	bilateral	-	+	-	+	-	-
	Arm rechts	(+)	+	+	-	-	++
	Arm links	(+)	+	+	-	-	++
	Bein rechts	-	(+)	-	-	-	++
Dysdiadochokinese							
	bilateral	+	++	-	++	+++	+++
	Arme rechts	+	+	+	+	-	-
	Arm links	+	+	+	-	-	-
	Bein links	-	+	-	+	-	-
Extremitätenataxie							
	bilateral	+	+	-	++	+++	-
	Arm rechts	+	+	++	+	-	-
	Arm links	+	+	++	-	-	-
	Bein links	+	+	+	+	-	++
Gangataxie		++	++	++	++	+++	++++
Rumpfataxie		+	+	+	++	++	-
Standataxie		++	++	++	++	+++	++
Dysarthrie		++	+	-	+	+++	+++
Sakkaden		+	+	-	-	+++	+++
Minderung des OKN		+	+	-	-	++	+++
Dysmetrische Sakkaden		(+)	+	-	(+)	+	-
Gesteigerte Fixationssuppression des VOR		+	+	(+)	(+)	+++	+++
Suppression des VOR							
Blickrichtungsnystagmus		+	++	-	++	++	++
Sensibil.-Minderung							
	Arm rechts	-	+	-	+	-	-
	Bein rechts	-	+	-	+	-	-
Vibrationsminderung							
	Bein rechts	-	(+)	-	(+)	-	-
	Bein links	-	(+)	-	(+)	-	-

[1]) Codierung entsprechend Mittelwerte einer 5-stufigen klinischen Ratingskala (0= nicht vorhanden, 5 extreme Ausprägung) (x)=0,00 - 0,20 x= 0,21-1,00 xx=1,01-2,00 xxx=2,01-3,00

Die Probanden waren zwischen 54 und 66 Jahre alt und litten durchschnittlich 5 Jahre an ihrer Erkrankung (vgl. Tabelle 5, S. 66). Hinsichtlich der Erkrankungsdauer ergab sich zwischen den verschiedenen Diagnosegruppen und dem Geschlecht der Patienten aufgrund der großen Streubreite kein signifikanter Unterschied. Der scheinbar niedrigere Mittelwert der Kleinhirnpatienten kommt durch die relativ kurze Krankheitsdauer der Patienten mit akuten Kleinhirninfarkten (MW 3,29 Jahre) zustande. Insgesamt ist davon auszugehen, daß es sich mit Ausnahme dieser Patienten um eine homogene Stichprobe von Patienten handelt, die an chronischen und belastenden Krankheiten litten.

Hinsichtlich der mit dem MWT erfaßten prämorbiden intellektuellen Leistungsfähigkeit ergibt sich jedoch ein signifikanter Gruppenunterschied. Hierbei wird deutlich, daß die Patienten mit Durchblutungsstörungen mit einem durchschnittlichen IQ von 94.4 sich deutlich negativ von den beiden anderen Gruppen abheben. Dies ist vor allem auf den besonders niedrigen prämorbiden IQ der männlichen Gefäßerkrankten (IQ=91,6) zurückzuführen. Dieser Unterschied kommt vermutlich dadurch zustande, daß in dieser Gruppe die meisten Patienten Hauptschulabschlüsse aufweisen. Gleichzeitig ist der unterschiedliche prämorbide IQ insofern wenig aussagekräftig, da in der aktuellen intellektuellen Leistungsfähigkeit (WIP, vgl. Tabelle 34, S. 120) kein signifikanter Unterschied zwischen den Gruppen mehr besteht.

In der Gruppe der Kleinhirnerkrankten finden sich folgende Diagnosen: 17 Infarkte, 8 Ataxien (hereditär: 5/ idiopathisch: 3), 4 Blutungen, 1 Karzinom, 1 Astrozytom, 1 Residualzustand nach Cerebellitis. In Anhang A1, S. 238, sind die im CT abgebildeten Läsionen des Kleinhirns, soweit Bilder verfügbar waren, dargestellt. Aus der ursprünglichen Stichprobe mußten 2 Patienten nachträglich ausgeschlossen werden, da das zu Beginn der Studie als Olivopontocerebelläre Atrophie diagnostizierte Krankheitsbild inzwischen als Multisystematrophie (MSA) erkannt wurde, die auch andere Hirnstrukturen wie die Substantia nigra erfaßt und zu Rigor, Akinese oder dem Shy-Drager-Syndrom führt (vgl. BRANDT, 1993). Art und Ausprägung der Symptomatik der Kleinhirn-Patienten sind in Tabelle 8, S. 70, dargestellt.

Bei der Kontrollgruppe mit orthopädischen Erkrankungen bzw. Operationen war der Wechsel einer Totalendoprothese (TEP) des linken Hüftkopfes in 7 Fällen, des rechten in 5 Fällen und ein bilateraler TEP-Wechsel in 7 Fällen vorangegangen.

Die Gefäßerkrankten litten in 13 Fällen an Verschlüssen der linken Beckenarterien, hauptsächlich der Äste der A. iliaca communis. 7 Patienten hatten bilaterale Stenosen oder Verschlüsse der Beckenarterien, 6 Patienten Verschlüsse der rechten Beckenarterien, 1 Patient ein Aortenaneurysma. Diese Patientengruppe wurde mit Ausnahme eines Patienten (Aortenaneurysma) einer Gefäßdilatation über Ballonkatheder unterzogen oder sie erhielten einen oder mehrere Bypässe.

2.2 Untersuchungsinstrumente

Im Sinne einer Replikation und aufgrund der Vergleichsmöglichkeit mit den anderen Studien wurden Teile der neuropsychologischen Untersuchungsverfahren entsprechend der Untersuchungen von BRACKE-TOLKMITT et al.1989 und DAUM et al. (1993) ausgewählt. Durch die z.T. erheblichen motorischen Beeinträchtigungen und Sprechstörungen akut erkrankter Kleinhirnpatienten war dies jedoch auf Verfahren zu beschränken, bei denen die Patienten nicht schreiben müssen und die zeitlich nicht zu belastend sind. Wie die Erfahrungen aus Vorarbeiten zeigten, konnten bei einigen Patienten bestimmte Verfahren, wie z.B. der Aufmerksamkeitsbelastungstest d2 oder die vollständige Bearbeitung der Testbatterie, nicht durchgeführt werden. Da ein Teil der neuropsychologischen Untersuchungsverfahren zu Beginn der Studie noch nicht zur Verfügung stand, konnte erst seit Kooperation mit der Arbeitsgruppe in Heidelberg die Kleinhirn- und Kontrollpatienten mit der im folgenden beschriebenen Testbatterie untersucht werden. Hierdurch erklären sich auch die im Ergebnisteil zu bemerkenden oft wechselnden Zellenbesetzungen bei der tabellarischen Darstellung.

2.2.1 Fragebogen zur Diagnostik von Kleinhirnerkrankungen

Die von der Arbeitsgruppe Prof. Dichgans (Tübingen) freundlicherweise zur Verfügung gestellten Erhebungsliste diente zur Erfassung der neurologischen Diagnose, der diagnostischen Verfahren sowie der Lokalisation und Ätiologie der Erkrankung. Anhand einer 5-stufigen Skala ließ sich die Schwere der Erkrankung anhand von Symptomen in den Bereichen Motorik, Ataxiespezifische Kleinhirnsymptome, Okulomotorik, Sensibilität und sonstige Störungen wie z.B. des Visus einschätzen. Aus der Summe der Anzahl und Ausprägung der jeweiligen Einschätzungen wurde ein globaler Indikator für die Schwere der Erkrankung gewonnen (vgl. Tabelle 5, S. 68).

2.2.2 Soziodemographische Parameter

Die Erfassung soziodemographische Parameter, familiärer Belastungen insbesondere durch psychiatrische Erkrankungen, Informationen über den Krankheitsverlauf und zeitliche Zusammenhänge zwischen Kleinhirn- und psychischen Erkrankungen geschah teilweise nach eigenen Vorlagen und unter Zuhilfenahme von Materialien aus dem "INTERVIEW ZUR EINSCHÄTZUNG DES ERKRANKUNGSBEGINNS BEI SCHIZOPHRENIE" (IRAOS, Häfner et al., 1990), das von Herrn Dr. K. Maurer freundlicherweise zur Verfügung gestellt wurde.

2.2.3 Psychopathologischer Status

Bis vor kurzer Zeit bestand ein Problem bei der Erstellung psychiatrischer Diagnosen darin, daß die Krankheitsbilder zumeist anhand von diagnostischen Leitlinien oder von Fallbeispielen beschrieben waren und damit Unsicherheit und Unschärfe bei der Zuordnung zu diagnostischen Kategorien auftraten. Zusätzlich bestand auch transkulturell das Problem einer international uneinheitlichen Verwendung der Kassifikationskategorien (MAURER et al.,1991). Um Validität und Reliabilität der psychiatrischen Diagnostik zu verbessern, wurde versucht, diese Probleme durch Entwicklung und Einsatz operationaler bzw. kriterienorientierter Klassifikationssysteme zu verbessern. Standarisierte Instrumente sollten dabei vor allem die Beobachtungs- und Kriterienvarianz bei der Diagnosenstellung durch hauptsächlich halbstrukturierter Interviewsysteme erhöhen. Diesen Anforderungen kamen die in den letzten Jahren entwickelten Systeme wie das DSM-III/III-R (APA, 1980) und das inzwischen abgeschlossene ICD-10 (DILLING et al., 1991) nahe. Da diese operationalen Systeme zur Erstellung der Diagnose einen definierten "Symptomkatalog" mit entsprechenden Ein-/Ausschlußkriterien besitzen, benötigen sie auch jeweils spezifische Erhebungsinstrumente wie das SCID (WITTCHEN, 1987) für die DSM-III oder das PSE-10 (v. CRANACH, 1987) für ICD-10. Aufgrund der durchgehende Operationalisierung beider Systeme ist es möglich, durch entsprechende Computerprogramme automatisch aus dem entsprechenden Interview klinische Diagnosen zu erstellen.

Um bei der Erfassung der Psychopathologie der Kleinhirnpatienten den obigen Kriterien zu genügen, wurde uns freundlicherweise von der Arbeitsgruppe von Dr. K. Maurer die im Zentralinstitut für Seelische Gesundheit (ZISG) bearbeitete SCHEDULE for ASSESSMENT in NEUROPSYCHIATRY (SCAN, WING et al, 1990) zur Verfügung gestellt. Die SCAN ist eine hauptsächlich auf die ICD-10 bezogene Fortentwicklung des PSE-9 (WING et al., 1974), das auf eine frühere Initiative der WHO, der ADAMAH und des LIP zurückgeht. Das SCAN-System enthält verschiedene Instrumente zur diagnostischen Erhebung und Beurteilung sowie ein Computerprogramm (CATEGO V) für die standardisierte Auswertung (vgl. Tabelle 9, S. 75 und 10, S. 76).

In Teil I des SCAN werden allgemeine Angaben zur Person, verschiedene Bereiche der neurotischen Störungen und körperliche Veränderungen erfaßt sowie ein Screening für Teil II (Psychosen) durchgeführt. Spezifische Störungen wie die ICD-10 Kategorien F52 (sexuelle Funktionsstörungen), F6 (Störung der Persönlichkeit), F7 (Intelligenzminderung) sind als systemfremde Zusatzmodule vorgesehen. Zusätzlich fließt als Teil III in das Diagnostikinterview die Verhaltensbewertung des Patienten in der Untersuchungssituation ein. Verschiedene Spezialteile, wie die IGC-Liste, ermöglichen die Erhebungen und Diagnosenstellung aus Akten. Das CLIINFO erfaßt Informationen über besondere körperliche und psychische Erkrankungen während Kindheit und Adoleszenz bzw. Aspekte der Krankheitsbewältigung wie die Einschränkung verschiedener sozialer Rollen und Funktionen.

Das für die Auswertung des PSE entwickelte CATEGO-V-Programm ermöglicht eine Datenaufbereitung mit verschiedenen Formen der Datenaggregierung (Item-Gruppenprofil, Syndrom-Profil) mit Summenwerten und Wahrscheinlichkeiten. Schließlich können Diagnosen verschiedener Systeme (ICD-8 bis ICD-10 oder DSM-III-R) errechnet werden.

Tabelle 10, S. 76 zeigt, die in den einzelnen Systemteilen untersuchten Bereiche. Durch seine Konstruktion erlaubt das SCAN-System zusätzlich die Beurteilung und Diagnosenstellung unter verschiedenen zeitlichen Gesichtspunkten:

- Derzeitiger Zustande "Present state" = PS: Letzter Monat vor dem Interview,
- Gegenwärtige Episode "Present episode" = PE: Reicht bis maximal 1 Jahr zurück, Abgrenzung: mindestens 3 Monate,
- Repräsentative Episode = RE: die klinische Episode, in der die stärksten Symptome auftraten (maximal 1 Jahr Dauer),
- Gesamter Erkrankungszeitraum = LB: Zeitspanne von der Ersterkrankung bis zum Beginn von PS oder PE,
- Gesamte Lebenssymptomatik = LE: Alle im Leben des Patienten aufgetretenen psychiatrischen Symptome.

Tabelle 9 Instrumente und Struktur des SCAN (aus MAURER et al., 1991)

Instrumente und Struktur des SCAN-Systems

SCAN-System

Standard-Erhebung

Present State Examination (PSE-10)

Teil I   Nicht-psychotische Symptome

Screening für psychotische Symptome
(bei Verzicht auf Teil II)

Teil II   Psychotische Symptome

Verhaltensrating

Optionale Erhebung		**Zusatzmodule**
Pathologie-Fragebogen	PATHEP	Personality Disorder Examination (PDE)
Item-Group Checklist (ersatzweise für PSE-10)	IGCLIST	Disability Assessment Schedule (DAS)
Klinische Informationsskala incl. spezieller Fragebögen	CLX SCAN-SF SCAN-SD	Cambridge Examination for Mental Disorders of the Elderly (CAMDEX)

Auswertung

CATEGO-V-Computerprogramm

Aggregierung der Items/Symptome

Itemgruppen

Syndrom-Profile

Diagnosen: ICD-8, ICD-9, ICD 10, DSM-IIIR

Tabelle 10 Bereiche und Itemzahl im PSE10 (aus MAURER et al., 1991)

	Bereiche und Itemzahl im PSE-10	
	Teil I: Nicht psychotische-Symptome	Zahl der Items
1.	Körperliche Gesundheit	18
2.	Sorgen und seelische Anspannung	10
3A.	Angst mit vegetativen Begleiterscheinungen	20
3B.	Phobien	20
4.	Zwangssymptome	7
5.	Depressive Stimmung und Gefühlsverlust	25
6.	Denken, Konzentration, Antrieb und Interessen	6
7.	Körperfunktionen (einschließlich Schlafstörungen)	13
7A.	Anorexie	6
7B.	Bulimie	4
8.	Expansive Stimmung und Gedanken	9
8A.	Alkohol	27
8B.	Drogen	28
	Anhaltende leichtere affektive Störungen	3
	Summe der Items in Teil I:	196
	Teil II: Psychotische Symptome	
9A.	Beim Interview vorhandene Sprachdefizite	8
9B.	Wahrnehmungsstörungen	15
10A.	Subjektiv beschriebene Denkstörungen	11
10B.	Gefühle des Kontrolliertwerdens	6
11A.	Akustische Halluzinationen	13
11B.	Optische Halluzinationen	8
11C.	Sonstige Halluzinationen und somatische Wahninhalte	7
12A.	Bedeutungs- und Beziehungswahn, Personenverkennung	10
12B.	Verfolgungswahn	2
12C.	Sonstige Wahninhalte	6
12D.	Erklärungen psychotischer Phänomene (Krankheitseinsicht)	3
12E.	An anderer Stelle beurteilte Wahninhalte	7
12F.	Anamnestische Beurteilung von Wahninhalten	8
	Summe der Items in Teil II:	104
	Verhaltensrating	
13.	Kognitive und Verhaltensauffälligkeiten	50
14.	Motorik und Verhalten	47
15.	Affekt	10
16.	Sprachauffälligkeiten	28
	Rating-Adäquatheit	2
	Summe der Verhaltensrating-Items:	137
	Summe aller PSE-10-Items:	437

Die Ratingstufen zur Beurteilung der Symptomausprägung werden in Teil I des SCAN nach Dauer und Schwere festgelegt mit der Ausnahme einiger bestimmter Items z.B. Gewichtsverlust. In Teil II sind sie nur nach ihrem Schweregrad beurteilt. Es werden für Teil I vier Schwerestufen vergeben und in 5 Stufen die Beurteilbarkeit oder Zuordnungsmöglichkeit der Symptomatik eingeschätzt. In Teil II ist eine 5-stufige Häufigkeitsskala vorgegeben, 3 itemspezifische Stufungen sind möglich sowie 2 Stufen zur Beurteilung der Zuordnungssicherheit. In Teil 3 wird eine 3 stufige Quantifizierung der Stärke der Symptomatik vorgenommen. Zusätzlich sind zwei weitere Zuordnungsstufungen und zwei Beurteilungsstufungen vorgesehen. Durch diese Systemkonstruktion und Beurteilungsmöglichkeiten lassen sich die Symptome unter verschiedenen Untersuchungsansätzen auswerten: Auf Item-Ebene und im Bereich der klinischen Diagnosen ist jeweils ein Intergruppenvergleich möglich, intraindividuell, aber auch interindividuell kann die zeitliche Veränderbarkeit von Symptomatik und Diagnose in Bezug auf die gewählten Beurteilungszeitpunkte ausgewertet werden.

Die vorliegende Untersuchung war darauf angelegt, durch das halbstrukturierte Interview die Symptomatik der drei Patientengruppen zu erfassen und unter den aufgeführten Gesichtspunkten auf Einzelebene, aber auch über das CATEGO-V-Programm auf Diagnoseebene auszuwerten. Im Verlauf der Untersuchung wurde jedoch deutlich, daß eine Implementierung des CATEGO-V-Programms im Rechenzentrum der Universität Mannheim nicht zufriedenstellend gelang, so daß mit geringer diagnostischer Sicherheit zu rechnen gewesen wäre. Da das PSE-10-Interview zu PSE-9 "abwärts kompatibel" ist, war es aber möglich, durch Recodierung die Aussagen eines auf PSE-9 basierenden Systems zu gewinnen und mit dem inzwischen stabilen CATEGO IV zu sichern und vernünftigen diagnostischen Aussagen nach ICD 8 zu gelangen.

2.2.4 Emotionales Befinden

2.2.4.1 Eigenschaftswörterliste (EWL-K)

Die EWL-K ist ein von JANKE und DEBUS (1978) konstruierter Selbstbeantwortungsfragebogen zur Einschätzung des momentanen, emotionalen Befindens. Sie enthält 161 Adjektive, die vom Probanden mit "trifft zu" oder "trifft nicht zu" bezeichnet werden sollen. Nach JANKE (1961) und DEBUS (1969) werden Mitteilungen von Eigenschaften zu wissenschaftlich verwertbaren Indikatoren für allgemeine Aspekte der augenblicklichen Funktion und der Orientierungsweise des Organismus, z.B. der Aktiviertheit, der sozialen Orientierung, der

Stimmung, der motorischen Erregtheit oder der Aggressivität. Voraussetzung für die Verwertbarkeit solcher verbaler Reaktionen ist, neben der Beherrschung der Sprache und der relativen Einigkeit über den Inhalt der angeführten Begriffe, die Bereitschaft des Probanden, aufrichtige Mitteilungen über den eigenen Zustand zu machen. In der Normalform (EWL-N) befinden sich 161 Adjektive, die faktorenanalytisch auf 15 Einzelskalen, zurückgeführt werden können (vgl. Tabelle 11, S. 79).

Tabelle 11 Einzelskalen der EWL-N

Nummer	Sub-Skalen	Item-Anzahl	Beispielwörter
1	Aktiviertheit	19	energisch, aktiv
2	Konzentriertheit	6	gründlich
3	Desaktiviertheit	16	langsam, passiv
4	Müdigkeit	7	schläfrig
5	Benommenheit	9	benebelt, dösig
6	Extravertiertheit	9	kontaktfreudig
7	Introvertiertheit	8	verschlossen
8	Selbstsicherheit	8	unbekümmert
9	gehobene Stimmung	16	freudig, lustig
10	Erregtheit	16	aufgeregt, nervös
11	Empfindlichkeit	5	verletzbar
12	Ärger	6	wütend, gereizt
13	Ängstlichkeit	7	ängstlich
14	Deprimiertheit	20	düster, mutlos
15	Verträumtheit	10	romantisch

Die 15 Subskalen der EWL-N lassen sich auf folgende sechs Faktoren zurückführen:
1. "Leistungsbezogene Aktivität" im Sinne einer positiven, lustbetonten Aktiviertheit (Subskalen 1/2),
2. "Allgemeine Desaktiviertheit" als emotionale dysphorische Desaktiviertheit (Subskalen 3, 4 und 5),
3. "Extra/Introversion", wobei die Extraversion im Gegensatz zur Introversion als Tendenz zur besseren Stimmung zu verstehen ist (Subskalen 6/7),
4. "Allgemeines Wohlbehagen" im Sinne von gehobener Stimmung und Selbstsicherheit (Subskalen 8/9),

5. "Allgemeine Gereiztheit" mit der Tendenz, Äger und Aggression zu zeigen (Subskalen 10/11/12),
6. "Aktuelles Angstgefühl" (Subskalen 13/14/15).

Die in dieser Studie verwendete Kurzform EWL-K enthält ohne Einschränkung der Aussagekraft die folgenden Skalen (Tabelle 12, S. 79):

Tabelle 12 Einzelskalen der EWL-K

Nummer	Sub-Skalen	Item-Anzahl	Beispielwörter
1	Aktiviertheit	19	energisch, aktiv
3	Desaktiviertheit	16	langsam, passiv
4	Müdigkeit	7	schläfrig
5	Benommenheit	9	benebelt, dösig
6	Extravertiertheit	9	kontaktfreudig
7	Introvertiertheit	8	verschlossen
8	Selbstsicherheit	8	unbekümmert
9	gehobene Stimmung	16	freudig, lustig
10	Erregtheit	16	aufgeregt, nervös
11	Empfindlichkeit	5	verletzbar
12	Ärger	6	wütend, gereizt
13	Ängstlichkeit	7	ängstlich
14	Deprimiertheit	20	düster, mutlos
15	Verträumtheit	10	romantisch

Aufgrund der subjektiven Befindlichkeitseinschätzungen kann eine Umrechnung der Skalenpunktwerte in Normen nicht vorgenommen werden. Die Ergebnisse wurden jedoch eine Transformation in über die Skalen hinweg identische Intervalle vergleichbar gemacht.

2.2.4.2 Semantische Differentiale

Ein anderer Weg zur Analyse der Bedeutung von Begriffen, in diesem Fall von gefühlsmäßig gefärbten Begriffen, führt über ein "semantisches Differential" (OSGOOD et al., 1957). Dieses erlaubt es, für jeden Begriff spezielle und vergleichbare Bedeutungskomponenten zu entwickeln. Es hat zusätzlich den Vorteil, daß es für alle Probanden in gleicher Weise benutzt werden kann und den üblichen testtheoretischen Anforderungen entspricht.[13]

Zur Differenzierung des affektiven Befindens und der affektiven Wahrnehmung der Kleinhirnpatienten sowie zum Vergleich mit den Kontrollgruppen wurden die von SCHALLER (1973) konstruierten und in SCHMIDKE et al. (1978) dargestellten siebenstufigen semantischen Differentiale verwendet. Sie beinhalten eine Selbsteinschätzung der positiven und negativen Eigenschaften der eigenen Person im Sinne eines Selbst- und Idealbildes und im Vergleich zur Sichtweise der Umwelt.[14] Dieses semantische Differential erfaßt die emotionale Wahrnehmung aus folgenden fünf Blickwinkeln:

- Selbstwahrnehmung ("Bitte beurteilen Sie sich auf diesem Blatt selbst"),
- Positive Idealbeurteilung ("Bitte beurteilen Sie sich auf diesem Blatt, wie sie gerne sein möchten"),
- Negativen Idealbeurteilung ("Bitte beurteilen Sie auf diesem Blatt, wie sie nicht sein möchten"),
- Beurteilung der Familie ("Bitte beurteilen Sie auf diesem Blatt, wie sie glauben, von Ihrer Familie gesehen zu werden"),
- Allgemeinen Umweltbeurteilung ("Bitte beurteilen auf diesem Blatt, wie, nach Ihrer Meinung, Ihre Umwelt Sie sieht").

Die Fragestellungen sind dabei vom Probanden hintereinander anhand von jeweils 36 Adjektiv-Polen z.B. "Sympathisch/unsympathisch", "Frei/unfrei" einzuschätzen.

Über die Konzepte hinweg wurden für die Probandengruppen typische Mittelwerts-Profile errechnet. Da eine Beantwortung in Richtung sozialer Erwünschtheit nicht ausgeschlossen werden kann, sind die Rohwerte pro Proband und Konzept in Distanzen von einem gemeinsamen Anker, d. h. dem Mittelwert über alle Probanden, Konzepte und Adjektive transformiert worden. Zusätzlich läßt sich die Anzahl der Extremwerte pro Konzept und Probandengruppe als Indikator für Beantwortungstendenzen im Sinne einer unrealistisch/euphorischen Stimmungslage oder anderen Einstellungstendenzen errechnen.

---

13 Zur Konstruktion und Auswertung von semantischen Differentialen vgl. z.B. KERLINGER (1979).
14 Die Materialien wurden freundlicherweise von Dr. H. Schmidke und Dr. S. Schaller zur Verfügung gestellt.

2.2.5 Persönlichkeit

2.2.5.1 Minnesota Multiphasic Personality Inventory

Hier handelt es sich um einen Selbstbeantwortungs-Fragebogen, in dem alle wesentlichen Persönlichkeitsbereiche eines Patienten erfaßt werden sollen (BRIKKENKAMP, 1975). Laut Manual des Tests, werden als Persönlichkeitszüge "charakteristisch für krankhafte oder in anderer Weise störende psychische Auffälligkeiten" definiert und diese aus Vergleichen zwischen "Normalpersonen" und "klinischen diagnostizierten Probanden" gewonnen. Dementsprechend ist es möglich, aus den Persönlichkeitsskalen an die psychiatrische Klassifizierung angelehnte Diagnosen oder Syndrome abzuleiten. Der Fragebogen besteht dabei aus 566 Items, aus denen sich 13 Standardskalen ergeben. werden. Sie beinhalten Hypochondrie (Hd), Depression (D), Hysterie (Hy), Psychopathie (Pp), maskuline/feminine Interessenskala (Mf), Paranoia (Pa), Psychasthenie (Pt), Schizoidie (Sc), Manie (Ma), soziale Introversion- Extraversion (Si). Zur Kontrolle des ermittelten Persönlichkeitsprofils ist eine Einschätzung an Hand von vier Validitätsskalen möglich: Anzahl der nicht beantworteten Fragen (?), Lügenskala (L), klinische Skala (K) und allgemeine Validitätsskala (F).

Beim MMPI handelt es sich um ein objektives, reliables und valides Verfahren (Retest-Reliabilität Koeffizienten zwischen .46 und .89). Hinsichtlich der Validität konnten bei Überprüfung des Tests an einer deutschen Stichprobe mit bekannter klinischer Diagnose, eine der amerikanischen Stichprobe ähnliche Konfigurationen gefunden werden. Eine Faktor-Revaliditätsuntersuchung fand zwar stabile Faktorenlösungen, die jedoch nicht den MMPI-Skalen entsprachen (BRICKENKAMP, S. 501). Durch die Möglichkeit, Rohwerte in T-Werte umzurechnen, ist für einen Intergruppenvergleich eine ausreichend methodisch gesicherte Grundlage geschaffen.

Um die Patienten durch ein entsprechend umfangreiches Verfahren nicht übermäßig zu belasten, wurde in der vorliegenden Studie die von GEHRING und BLASER (1982) entwickelte Kurzform des Verfahrens angewandt, die der oben beschriebenen Form des Originalinstrumentes entspricht, jedoch nur 214 Fragen enthält. Nach dem auf empirischen Profilauswertungen basierenden Auswertungsschlüssel von WEBB et al. (1981) lassen sich aus der jeweiligen Profilform Rückschlüsse auf das Vorliegen bestimmter psychischer Störungen und Erkrankungen ziehen.

2.2.6 Kognitive Funktionen

2.2.6.1 Frontalhirn-Funktionen

2.2.6.1.1 Matching Familiar Figures (MFF)

Aus den im Kapitel 1.4 dargestellten Befunden ergab sich die Annahme, daß Kleinhirnpatienten in ihren kognitiven Prozessen, speziell der Informationsverarbeitung, eingeschränkt sind. Während dies auf der rein kognitiven Ebene durch entsprechende Leistungstests (siehe unten) erfaßt werden kann, ist anzunehmen, daß auf der Verhaltensebene ein im Vergleich zu Kontrollgruppen unterschiedliches Problemlösungsverhalten zu beobachten sein müßte.

Nach KAGAN et al. (1964) werden zur Problemlösung drei unterschiedliche, aufeinanderfolgende Schritte benötigt: 1. die initiale Kategorisierung der Information, 2. die Speicherung der kodierten Information und 3. die Durchführung von Transformation oder anderen ideatorischen Abläufen mit den kodierten Informationen. KAGAN zeigte, daß eine Zunahme der kognitiven Problemlösefähigheiten im Verlauf der kindlichen und jugendlichen Entwicklung nicht nur von der Differenzierung und dem Vorhandensein eines Klassifikationsvokabulars oder Transformationsregeln abhängt, sondern auch von individuellen Unterschieden, die die Informationsverarbeitung beeinflussen. Zu individuellen Unterschieden können unterschiedliche Wahrnehmungs- und Verarbeitungsgeschwindigkeit und die Art der Auswahl der zu verarbeitenden Stimuli oder der Reflektion bei der Auswahl unterschiedlicher Lösungshypothesen gehören. In zahlreichen Studien, hauptsächlich mit Kindern, fand der gleiche Autor, daß sich individuelle Unterschiede hauptsächlich in der Art der angewendeten Lösungskonzepte - analytisch versus impulsiv - ausdrückte. Eine impulsive Problemlösestrategie bedeutet die Ausführung von inkorrekten Lösungshypothesen, da auf den ersten Hinweis mit minimaler Überlegung gehandelt wird, falsche Hypothesen mental weitergetragen werden und eine Antwort bzw. Lösung ohne kritische Überprüfung der Genauigkeit oder des Zutreffens präsentiert wird. Ein analytisches Lösungskonzept dagegen würde die interne Generierung verschiedener Lösungshypothesen auf der Grundlage einer Zerlegung des Problemes in verschiedene Aspekte voraussetzen, deren Überprüfung zu Verwerfung oder Bestätigung der verschiedenen Hypothesen und damit zur richtigen Antwort führt. KAGAN zeigte, daß das eine oder andere Problemlösungsverhalten im Sinne eines lang überdauernden Persönlichkeitszuges generalisiert bei einer großen Anzahl verschiedener intellektueller Anforderungen auftritt, unabhängig von Wortschatz oder vom IQ ist, jedoch immer die Fähigkeit zur Kontrolle der eigenen

Impulsivität voraussetzt. Impulsive kognitive Stile finden sich verstärkt bei hyperaktiven Kindern, hirngeschädigten oder geistig behinderten Kindern. Der auf diesem Hintergrund entwickelte "Matching Familiar Figures" -Test versucht das "konzeptuelle Tempo" und die Ausprägung kognitiver Prozesse in den Dimensionen "Impulsivität/Reflexion" zu erfassen. Dies ist operationalisiert als Latenz bis zur ersten Antwort und als Genauigkeit der Wahl bzw. Gesamtzahl der Fehler beim Herausfinden der Kopie einer Vorlage unter acht fast identischen Zeichnungen. Geringe Fehlerzahl und lange Latenz sind bei Problemlösungsprozessen als reflektiver kognitiver Stil zu betrachten, viele Fehler und kurze Latenz als impulsiver kognitiver Stil.

2.2.6.1.2 Farb-Wort-Interferenztest (FWIT)

Beim Farb-Wort-Interferenztest handelt es sich um ein auf dem "Stroop'schen Interferenzprinzip" aufbauendes sensomotorisches Testverfahren, das darauf abzielt, kognitive Grundfunktionen wie "Lesegeschwindigkeit", "Benennungsgeschwindigkeit" (Nomination), "konzentrativer Widerstand gegenüber dominierenden Reaktionstendenzen" (Selektivität bzw. Interferenzneigung) und die "sensomotorische Aktionsgeschwindigkeit" zu erfassen (BÄUMLER, 1985). In den FWIT-Variablen sind die in Tabelle 13, S. 84, dargestellten Leistungsfaktoren enthalten: Der Faktor "Aktionstempo" repräsentiert nicht die einfache Reaktionsgeschwindigkeit auf einzelne Reize, sondern stellt eine sogenannte "allgemeine sensomotorische Informationsverarbeitungsgeschwindigkeit" dar. Sie ist als Folge eines zentralen Entscheidungsprozesses auf die Wahrnehmung der Farbwörter, zu verstehen. Konstrukte, die nach BÄUMLER dem "Aktionstempofaktor" ähnlich sind, beinhalten: psychische Agilität, Vigilität, allgemeine Konzentrationsleistungsfähigkeit bzw. sensomotorische Grundgeschwindigkeit. Der Vorgang, zu einem entsprechenden Reiz eine zugehörigen Sprachbegriff möglichst rasch zu finden, wird als "Nomination" oder "allgemeine Benennungsfähigkeit" bezeichnet. Da es sich hierbei um ein begriffliches Bezugssystem (Farben) handelt, liegt die Funktion dieser Variablen wegen der notwendigen Sinn- und Bedeutungsauffassung in Wahrnehmungs- und Gedächtnisfunktionen. Die "Interferenzneigung" bezeichnet die Beeinflussung des Farbenbenennens durch fehlende Übereinstimmung zwischen Wort und Farbe. Nach BÄUMLER kann diese Beeinflussung auf folgenden Gründe zurückgeführt werden:
1. unterschiedlich stark ausgeprägte Lese- und Benennungsfunktionen,
2. unterschiedliche individuelle kognitive Organisation,
3. unterschiedlich starke Perseverationstendenzen und
4. unterschiedliche willentliche Steuerung (Konzentration).

Die Ursache der individuellen Interferenzneigung ist noch nicht vollständig geklärt und wird daher von BÄUMLER auf die Fähigkeit zur "Trennfähigkeit und Gestaltbindung" oder auf den "konzentrativen Widerstand" zurückgeführt. Beim "Lesefaktor" handelt es sich um die Erfassung der "sinnfreien/-optomotorischen Lesefertigkeit", da zum Lesen der Farbwörter nicht unbedingt eine Sinngebung oder ein Verständnis notwendig sind.

Tabelle 13 Die fünf FWIT-Variablen und die in ihnen enthaltenen Leistungsfaktoren (Speedleistungen) (aus BÄUMLER, 1985).

FWIT-Variable	Enthaltene Leistungsfaktoren
1. Farbwörterlesen (FWL)	a. allgemeines Aktionstempo (AKT) b. Lesefähigkeit (LEF), soweit in der Stichprobe relevant
2. Farbstrichebenennen (FSB)	a. allgemeines Aktionstempo (AKT) b. Benennungsfähigkeit (NOM)
3. Interterenzversuch (INT)	a. allgemeines Aktionstempo (AKT) b. Benennungsfähigkeit (NOM) c. Selektivität (vs. Interferenzneigung) (SEL)
4. Nomination (NOM)	a. Benennungsfähigkeit (NOM) b. Lesefähigkeit negativ, soweit in der Stichprobe relevant (LEF)
5. Selektivität (SEL)	a. Selektivität (vs. Interferenzneigung) (SEL)

Das Testverfahren besteht aus einer Übungstafel, auf der die drei Aufgabenarten erklärt werden, und neun Testtafeln mit je 72 in über je drei Spalten angeordneten Testitems. Auf der jeweils ersten Testtafel sind dabei die in schwarzer Farbe gedruckten Farbwörter zu lesen (FWL) und auf der zweiten Tafel die Farbstriche mit den Farben rot, grün, gelb und blau zu benennen (FSB). Auf der jeweils dritten Testtafel muß die Farbe der in einer inkongruenten Farbe gedruckten Farbwörter benannt werden (INT) ("das Wort blau ist in Rot gedruckt").

Nach Abklärung der Voraussetzungen wie normale Sehschärfe, normalem Farbensehen und Lesefertigkeit wird der Proband anhand der Übungstafel instruiert, das Verständnis überprüft und mit ihm die drei Aufgabentechniken durchgesprochen. Anschließend erfolgt der Testdurchgang, bei dem für jede Übungstafel der drei Aufgabenarten die Bearbeitungszeit in Sekunden, die Anzahl der Wiederholungen und jeweils für die INT-Aufgabentafel die Anzahl der korrigierten und unkorrigierten Fehler festgehalten wird. Aus den Rohwerten der drei Durchgänge werden die Medianwerte der Grundvariablen FWL, FSB und INT gebildet. Aus den entsprechenden Normtabellen sind dann die entsprechenden T-Werte zu ermitteln. Um die Variablen Nomination (NOM, bereinigte Benennungsgeschwindigkeit) und Selektivität (SEL, bereinigter Interferenzneigung), zwei regressionsbereinigte Residualwerte, zu berechnen, wird zunächst eine logarithmische Meßwerttransformation durchgeführt. Danach werden die Erwartungswerte für NOM und SEL aus den log FSB und log INT ermittelt und schließlich aus den Differenzen der empirischem log-Werte zu den Erwartungswerten T-Normen für Nomination und Selektivität errechnet.

Da BRACKE-TOLKMITT et al. (1989) und DAUM et al. (1993) nicht die verwendeten Normtabellen angaben, wurde in dieser Studie für die Stichprobe die allgemeine Bevölkerungsnorm (18-84 Jahre) zugrundegelegt.

Beim FWIT handelt es sich um ein objektives, zuverlässiges und valides Instrument. BÄUMLER gibt für eingearbeitetes Testpersonal eine Gesamtobjektivität von ca .98 an, die Reliabilitätskoeffizienten bewegen sich für interne Konsistenz bzw. Retest Reliabilität zwischen .93 und .97. Über die Validität des Verfahren liegen differenzierte Untersuchungen vor, von denen hier nur einige für diese Untersuchungen wichtige angeführt werden. Die empirisch faktorenanalytisch gewonnenen Struktur des FWIT legt nahe, daß der "Generalfaktor" des FWIT (FWL, FSB, INT) in positiver Korrelation zur Merkfähigkeit, Intelligenz sowie im stabilen Zusammenhang zu Konzentrations- und Aufmerksamkeitstests sowie zu der sensumotorischen Aktionsgeschwindigkeit steht. Der Benennungsfaktor (NOM) bildet Leistungen im Bereich der Auffassung und Reproduktion von Sinnzusammenhängen und des schlußfolgernden Denkens, besonders im gegenständlichen oder figuralen Bereich ab. Die gefundenen Korrelationen des Interferenzenfaktors (INT) beziehen sich auf Leistungen, in denen komplexe Vorgaben und Zusammenhänge geordnet und selektiert werden müssen und damit ebenfalls auch auf schlußfolgerndes Denken bzw. Konzeptbildung. Nach verschiedenen Autoren z.B. GOLDEN (1979) werden dabei Dysfunktionen im Bereich des Frontallappens erfaßt.

Für diese Untersuchung besonders relevant sind die von BÄUMLER dargestellten varianzanalytisch gewonnenen differentiellen FWIT-Testleistungen für verschiedene psychopathologische Untergruppen wie Depression, Schizophrenie und Involutionserkrankungen. Im Rahmen der Diskussion der Ergebnisse werden die Befunde der einzelnen Untersuchungsgruppen nach diesen Normtabellen eingeordnet.

2.2.6.1.3 Wisconsin Card Sorting Test (WCST)

Hier handelt es sich um ein Testverfahren, das sich als hoch sensitiv bei Frontalhirnläsionen erwiesen hat. Es erlaubt zusätzlich, differenzierte Störungsmuster in diesem Bereich - fehlende Konzeptbildung, Perseveration, Störungen des Lernvermögens oder Schwierigkeiten, einmal gebildete Konzepte zu halten - darzustellen (MILNER, 1963). In einer Reihe von Studien (vgl. HEATON, 1981) wurde die Sensitivität dieses Tests gegenüber fokalen frontalen Hirnläsionen deutlich. MILNER (1963) untersuchte mit dem WCST 71 Patienten vor und nach kortikalen Exzissionen zur Behandlung epileptischer Anfälle und fand, daß die nach Alter- und Intelligenz gematchten Gruppen nach der Operation sich in ihren Leistungen zur Konzeptbildung deutlich unterschieden: Patienten mit frontalen dorsolateralen Läsionen wiesen die größten Defizite im Bereich der Konzeptbildung auf. Dieser Befund konnte von DREWE (1974) oder ROBINSON et al. (1980) repliziert werden. Bei psychiatrischen Erkrankungen fand MALMO (1974), daß eine Subgruppe neurotisch erkrankter Patienten im Vergleich zu akut erkrankten Schizophrenen, chronifizierten Schizophrenen und einer gemischt psychotischen Gruppe am besten abschnitten, alle psychiatrischen Patienten sich jedoch signifikant positiv von den klassischen Frontalhirnpatienten aus der Studie von MILNER (1963) abhoben.

Das WCST-Testverfahren besteht aus vier Stimuluskarten und zwei identischen Sets von jeweils 64 Reaktionskarten. Diese Karten zeigen jeweils eine unterschiedliche Anzahl von vier Symbolen (Dreiecke, Kreuze, Sterne und Kreise) in vier Farben (rot, grün, gelb und blau). Die Abfolge der Reaktionskarten ist durch Numerierung festgelegt, so daß aufeinanderfolgende Reaktionskarten niemals die gleiche Farbe, Form oder Anzahl der Symbole aufweisen. Die Aufgabe des Probanden besteht darin, das vom Untersucher ausgewählte und in der Anleitung vorgeschriebene Konzept Farbe, Form oder Anzahl der Symbole pro Karte herauszufinden. Dazu muß er nach entsprechender Instruktion jeweils eine Antwortkarte einer Stimuluskarte zuordnen und erhält als Rückmeldung "richtig" oder "falsch" . Nach zehn richtigen Zuordnungen wird das Konzept gewechselt, bis alle drei Konzepte zweimal durchlaufen sind. Gleichzeitig wird jede Reaktion des Probanden hinsichtlich Farbe, Form und Anzahl der Symbole protokolliert. Aus den protokollierten Reaktionen des Probanden lassen sich folgende Indikatoren ableiten:
1. die Gesamtzahl der korrekten Reaktionen,
2. die Gesamtzahl aller Fehler,
3. die Anzahl der erkannten Konzepte "abgeschlossene Kategorien" ,
4. die Anzahl der perseverativen Reaktionen,

5. die Anzahl der nicht-perseverativen Reaktionen,
6. die Anzahl der perseverativen Fehler.

Eine perseverative Reaktion ist als eine Reaktion definiert, die zum vorangegangenen Konzept gehören würde, d. h. nach dem Wechsel von Farbe auf Form eine Reaktion auf die Farbe der jeweiligen Stimuluskarte. Perseverative Fehler sind perseverative Reaktionen, die zusätzlich als Fehler zu bewerten sind. Die Anzahl der nicht-perseverativen Fehler kann dann durch Subtraktion der Menge der perseverativen Fehler von der Gesamtzahl der Fehlern gewonnen werden.

2.2.6.2 Gedächtnis

2.2.6.2.1 Recurring Words/Figures Test (RCW/RCF)

Diese beiden Testverfahren (KIMURA, 1963) prüfen verbal und nonverbal Gedächtnisleistungen als Funktionen des rechten Temporallappens. Anhand von zwei Sets zu 160 Karten mit gemischt sinnhaften und sinnlosen Figuren bzw. Worten wird im Sinne der Recognition-Gedächtnisfunktion die Anzahl der sich wiederholenden und richtig/falsch vom Probanden wiedererkannten Karten entsprechend der Normen von HARTJE und RIXECKER (1978) als Indikator der Gedächtnisleistung benutzt. Der Patient hat sich die Zielreize einzuprägen, die unter einer größeren Anzahl von Distraktoren in zufälliger Reihenfolge wiederzuerkennen sind.

Die Testvorlage besteht aus Testkarten mit geometrischen oder sinnfreien Figuren bzw. sinnfreien Wortbildungen. Die 160 Karten sind dabei in einem Block zu 20 Karten, der zum Einprägen der Reize dient, und 7 Blöcke zu 20 Karten unterteilt. Jeder Block enthält 10 geometrische und 10 freie Figuren. In den Karten des ersten Blocks befinden sich 8 Zielreize (8 Figuren bzw. Wortschöpfungen), die sich in den folgenden Blöcken stets wiederholen (recurring words/figures). Die restlichen 12 Reize jeden Blocks kommen im gesamten Test nur einmal vor, d. h. sie sind die Distraktoren. Nach KIMURA errechnet sich der Testrohwert aus der Summe aller richtigen (geometrisch und sinnfrei richtig) abzüglich aller falschen (geometrisch und sinnfrei falschen) Reaktionen, so daß sich beim Recurring-Figure-Test maximal 56 richtige und 84 falsche Reaktionen ergeben können.

Zur Normierung für den Recurring-Word-Test (RCW) standen je nach Schultyp und Alter korrigierte Prozent-Rang- und T-Werte der neurologischen Klinik der RWTH-Aachen zur Verfügung. Für den Recurring-Figures-Test (RCF) überließ uns die Arbeitsgruppe von Prof. Gattaz freundlicherweise Normen der Hardtwaldklinik in Zwesten.

2.2.6.2.2 Digit-Span (DS)

Dieser Test entspricht dem Subtest "Zahlennachsprechen" des HAMBURG-WECHSLER-INTELLIGENZTEST FÜR ERWACHSENE (HAWIE, BONDY, 1964). Er ist eine einfaches und reliables Verfahren zur Feststellung der Kurzzeitgedächtnisspanne für Zahlen über die Reproduktion einer immer länger werdenden Zahlenreihe. Jede Durchführung wird mit "Achtung" angekündigt, dann werden dem Patienten die festgelegten Zahlen im Abstand von jeweils einer Sekunde vorgesprochen. Der Patient hat diese Reihenfolge sofort zu reproduzieren. Die Sequenzlänge, bei der zumindest ein Versuch zu einem richtigen Ergebnis führt, wird als "Zahlenmerkspanne" oder "Digit-Span" definiert. Nach zwei aufeinander folgenden fehlerhaft reproduzierten Sequenzen wird der Test beendet.

2.2.6.2.3 Corsi Block-Tapping Span (CBT)

Dieses Verfahren (MILNER, 1971) überprüft analog zur "Digit-Span" die Gedächtnisspanne für räumliche Positionen. Er besteht aus einer schwarzen Platte mit 9 schwarzen Blöcken, die unregelmäßig verteilt sind. Das Berühren verschiedener Blocks in bestimmten jeweils verlängerten Reihenfolgen muß durch den Patienten jeweils vorwärts und rückwärts wiederholt werden. Für die Durchführung des Testverfahrens werden die zufällig festgelegten Blöcke vom Versuchsleiter in der vorgegebenen Sequenz - im Abstand von einer Sekunde - angetippt. Anschließend muß der Patient die Sequenz direkt reproduzieren. Als "Block-Tapping-Spanne" wird die Sequenzlänge definiert, bei der zwei Versuche zu einem falschen Ergebnis führten. Nach einer Untersuchung des Arbeitskreises "Lernen und Gedächtnis" der Gesellschaft für Neuropsychologie liegt die Unterscheidung "gesund/pathologisch" beim Übergang von vier zu fünf reproduzierbaren Würfel-Positionen.

2.2.6.3 Konzentration

2.2.6.3.1 Aufmerksamkeitsbelastungstest (d2)

Die Schnelligkeit und Genauigkeit der Unterscheidung ähnlicher individueller Reize wird als Indikator der kurzfristigen Konzentrationsfähigkeit im Aufmerksamkeitsbelastungstest d2 (BRICKENKAMP, 1972) benutzt. Der d2 stellt eine Weiterentwicklung des von BOURDON (1895/1902) entwickelten "Durchstreichetest" dar. Ursprünglich diente dieses Verfahren der Auslese ungeeigneter Autofahrer, wird aber in der neueren Zeit auch in verschiedenen Gebieten der

Psychologie, z.B. bei der Pharmakopsychologie zur Messung der psychischen Leistungsfähigkeit angewendet.

Bei der Testung muß der Proband aus einer Reihe ähnlicher Zeichen jedes "d" durchstreichen, das mit insgesamt zwei Strichen (unten, oben oder sowohl oben und unten) versehen ist. Für die Bearbeitung einer Testzeile mit 40 Reizen ist die Zeit auf 20 Sekunden begrenzt, so daß die Durchführungszeit insgesamt 4 Minuten und 40 Sekunden beträgt.

2.2.6.4 Intelligenz

2.2.6.4.1 Mehrfachwahl-Wortschatztest (MWT)

Dieses Verfahren (LEHRL, 1993) läßt durch die Überprüfung der Kenntnis von Worten steigender Schwierigkeit und Spezifität einen Rückschluß auf die "cristalized Intelligence" bzw. die prämorbide Intelligenz zu. Die Unterscheidung zwischen "kristallisierter" und "fluider" Intelligenz bezieht sich auf die Untersuchungen von CATTELL (1963), der unter "fluider" Intelligenz die durch Anlagen vorgegebene und erfahrungsfreie geistige Leistungsfähigkeit versteht, während die "kristallisierte" Intelligenz Erfahrungen und Gedächtnisinhalte mit einbezieht. Diese Unterteilung, wie auch andere Gliederungen z.B. Verbal- versus Handlungsintelligenz im HAWIE ist sinnvoll, da sie präzise definierbar sind und wesentlich mehr Aussagen als ein Global-IQ ermöglichen.

LEHRL versuchte die psychometrische Globalintelligenz informationspsychologisch auf der Grundlage des sogenannten Psychosestrukturmodelles zu operationalisieren. Das Psychosestrukturmodell soll Aussagen über Orte und Richtungen der Informationsverarbeitung im Menschen ermöglichen. Es beinhaltet, daß über die Sinnesorgane etwa 10^9-10^{11} Bits pro Sekunde an Information über Umwelt oder Körper aufgenommen werden. Nach Vorfilterung werden ca. 10^7 Bit pro Sekunde über die Sinnesnerven weitergeleitet. Im Rahmen der weiteren Verarbeitung gelangen schließlich 15 Bit pro Sekunde bei normalgesunden Erwachsenen in den Kurzzeitspeicher, der in diesem Modell als Ort des Bewußtseins aufgefaßt wird. Die Information bleibt etwa 5 bis 6 Sekunden (Gegenwartsdauer) bestehen, so daß eine Kurzzeitspeicherkapazität für einen normalen Erwachsenen von etwa 80 Bit erwartet werden kann (15 Bit x 5 bzw. 6 Sek.). Aus der Verarbeitung der Information im Kurzspeicher werden beispielsweise Handlungen abgeleitet, über die das Individuum auf die Umwelt einwirken kann. Ein Teil der im Kurzspeicher befindlichen Informationen wird regelmäßig in das Gedächtnis übertragen. Man rechnet mit ca. 1 Bit/s, über längere Zeit reduziert sich die Menge jedoch auf ungefähr 0,01 Bit/s. Für kognitive Leistungen, hauptsächlich Gedächtnisleistungen, ist weniger die Gedächtniskapazität von Bedeutung, als die Größe des Kurzzeitspeichers, die die Grundlage der Fähigkeit bildet, Lern- und Verhaltensstrategien zu bilden (LEHRL, 1993). Nach neueren Forschungen nimmt LEHRL an, daß die Kurzspeicherkapazität und die sie bildende Gegenwartsdauer sowie die zentrale Informationsverarbeitungsgeschwindigkeit biologisch vorgegebene Grundgrößen sind. Sie bestimmen damit die intellektuelle Leistungsfähigkeit. Die auf Erfahrung und Gedächtnisinhalten beruhende "kristallisierte" Intelligenz ergibt einen Indikator für "gespeicherte Gedächtnisinhalte und somit vergangene Leistungen der Kurzzeitspeicherkapazität" (LEHRL, 1993, S. 29). Durch Erfassung der "kristallisierten" Intelligenz ist eine Aussage über das prämorbide intellektuelle Leistungsniveau möglich. Sie kann, wie im MWT, durch die Überprüfung des Wortschatzes geschehen, da die Aufgabe, aus vier sinnlosen, ähnlichen Worten ein richtiges Wort herauszufinden, nur geringe aktuelle intellektuelle Leistungsfähigkeit benötigt. Bei pathologischen Prozessen ergibt sich der Verweis auf die frühere Kurzspeicherkapazität, da die aktuelle intellektuelle Leistungsfähigkeit, nicht die "kristallisierte" Intelligenz vermindert ist (vgl. Abbildung 18, S. 90).

Abbildung 18 Orte und Richtungen des Informationsumsatzes im Psychose-Struktur-Modell (aus Lehrl, 1993).

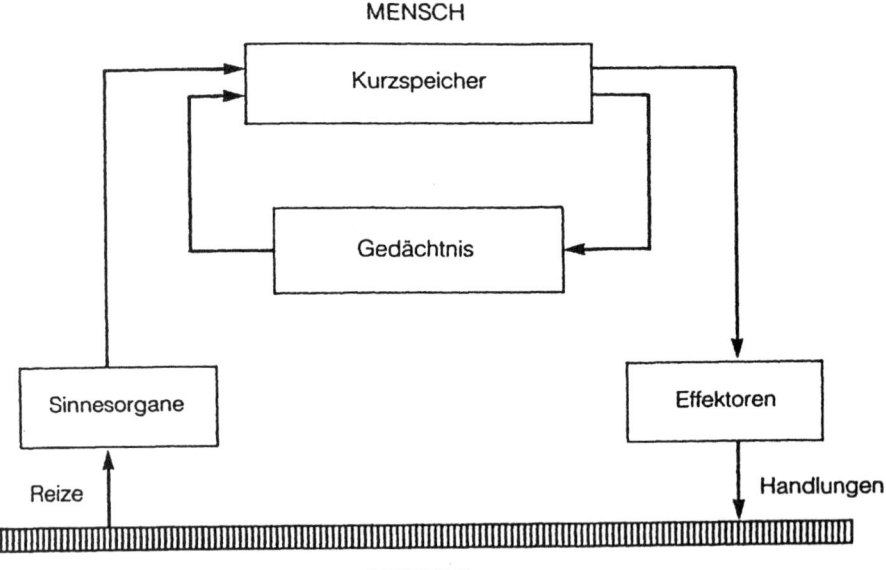

Bei der Durchführung des MWT hat der Patient in einem Selbstbeantwortungsfragebogen 37 Wörter steigender Schwierigkeit innerhalb von jeweils 4 vergleichbaren Distraktoren zu erkennen. Der daraus errechenbare Rohwert ist in verschiedene typische Normen umzurechnen, die sich auf eine repräsentative Stichprobe von 1952 Erwachsenen bezieht. Validität, Reliabilität und Objektivität können als gesichert angenommen werden. Der durchschnittliche Korrelationskoeffizient liegt als Median von 32 Untersuchungen für den Vergleich zwischen MWT und anderen globalen Intelligenztests bei r = .71. Für die Aussagekraft des Verfahrens spricht ebenfalls, daß nach verschiedenen Untersuchungen mit einer guten Altersstabilität und mit keiner Änderung der prämorbiden Intelligenz nach dem 20. Lebensjahr mehr zu rechnen ist.

2.2.6.4.2 Reduzierter Wechsler Intelligenztest für Erwachsene (WIP)

Der WIP (DAHL, 1972) besteht aus vier Untertests, von denen zwei aus dem Verbalteil und zwei aus dem Handlungsteils des Hamburg-Wechsler-Intelligenz-Test für Erwachsene (HAWIE) entnommen sind. Bei den Subtests handelt es sich um "Allgemeines Wissen", "Gemeinsamkeiten finden", "Bilder ergänzen" und den "Mosaiktest" . Diese als WIP vorliegenden Kurzform wurde aufgrund verschiedener Unzulänglichkeiten des HAWIE (mangelnde Ökonomie, Testdurchführungsdauer ca. 1,5 Stunden, hohe Subtestinterkorrelationen und damit geringe Verläßlichkeit der Profilinterpretation) entwickelt (BRICKENKAMP, 1975). Mit statistischen Methoden zur Selektion von Untertests stellte DAHL (1968) die vorher erwähnten Tests zusammen. Der Autor konnte an einer Stichprobe psychiatrischer Patienten (N = 300) einen multiplen Korrelationskoeffizienten zwischen WIP und HAWIE von r = .89 nachweisen.

Die Subtests des WIP haben folgende Bedeutung:
- "Allgemeines Wissen" (AW): Abbildung der Wissensbreite und damit des bisherigen Lern- und Lebensmillieus des Patienten; er besitzt eine relativ hohe Korrelation zum Gesamt-IQ.
- "Gemeinsamkeiten finden" (GF): am besten geeignet, das abstrakt logische Denken zu erfassen, das nach verschiedenen Autoren am stärksten zum G-Faktor beiträgt und damit das beste Maß für allgemeine Intelligenz darstellt.
- "Bilder ergänzen" (BE): Ausdruck für nicht verbale Wahrnehmungsfähigkeiten. "Mosaiktest" (MT): direktes Maß für Formwahrnehmung, logisches Denken und Organisationsfähigkeiten.

Insgesamt handelt es sich um ein objektives, reliables und valides Verfahren (Objektivität: r_{aa} = .97, interne Konsistenz zwischen .53 und .89, Validität r_{tc} =.83) zur Bestimmung der allgemeinen Intelligenz.

Die Durchführung der gesamten Testbatterie nahm ca. 3 Stunden in Anspruch und wurde je nach Belastbarkeit des Patienten an zwei Terminen durchgeführt.

2.2.7 Statistik

Die Testungen auf signifikante Gruppenunterschiede sind je nach Skalenniveau der Variablen mit parameterfreien Verfahren - Chi^2-Test und Kruskal-Wallis ANOVA - gewonnen worden (Programm SPSS-PC), die post hoc gepaarten Gruppenunterschiede mit wiederholten Mann-Whitney U-Tests. Da eine Gruppentrennung nach Diagnose und Geschlecht die Zellenbesetzungen durch fehlende Werte zu weit reduziert hätte, wurde auf diese Differenzierung dieser Effekte verzichtet.

Um eine Überschätzung der Signifikanzen durch Überprüfung der Gruppenunterschiede bei zahlreichen Variablen mit vielfach wiederholtem Testen an der gleichen Stichprobe zu vermeiden, wurde eine ALPHA-Adjustierung nach BONFERRONI (LIENERT, 1978) durchgeführt. Da diese in der strengen Anwendung jedoch eine Teilung der Wahrscheinlichkeiten durch die Anzahl der untersuchten Variablen verlangen würde, käme man zu unsinnig kleinen Grenzwahrscheinlichkeiten. Daher sind die üblichen Signifikanzgrenzen durch die jeweilige Anzahl der Untersuchungsinstrumente innerhalb der verschiedenen Untersuchungsebenen geteilt (vgl. Tabelle 14, S. 92). Die entsprechenden Signifikanzniveaus werden in der jeweiligen Tabelle dargestellt.

Tabelle 14 Vorgenommene Alpha-Adjustierung

EBENE 1:	PSCHOPATHOLOGIE	x	$P \leq 0.016$
	3 Verfahren: PSE1, PSE3, LE/PS	xx	$P \leq 0.003$
		xxx	$P \leq 0.0003$
EBENE 2:	EMOTIONALES BEFINDEN	x	$P \leq 0.016$
	3 Verfahren: EWL-K, MMPI,	xx	$P \leq 0.003$
	Semantische Differentiale	xxx	$P \leq 0.0003$
EBENE 3:	KOGNITIVE FUNKTIONEN	x	$P \leq 0.00625$
	8 Verfahren: WIP, D2, RCF/RCW	xx	$P \leq 0.00125$
	MWT, CBT, DS, WCS, FWIT	xxx	$P \leq 0.00013$

3 Ergebnisse

3.1 Psychopathologie

Zur Erfassung der Psychopathologie und Erstellung einer psychiatrischen Diagnose diente die "Schedule for Clinical Assessment in Neuropsychiatry" (WING et al., 1990). Dabei wurde mit den Patienten zuerst über das strukturierte und kriterienorientierte Interview Informationen zu psychiatrischen Erkrankungen für die Zeit von Beginn der Erkrankung bis zum Interviewzeitpunkt (Present State = PS) und getrennt für die gesamte vorherige Lebenszeit (Lifetime ever = LE) erhoben. Zusätzlich wurde das Verhalten der Patienten in der Untersuchungssituation über die Sektionen 14-16 des SCAN erfaßt und sowohl mit in die CATEGO Diagnose einbezogen, als auch einzeln hinsichtlich der Gruppenunterschiede ausgewertet. Der CATEGO IV Programmlauf erbringt für die drei Patientengruppen unter beiden Beurteilungsperspektiven (LE/PS) nur vereinzelt ICD-8 Diagnosen (vgl. Tabellen 15, 16, S. 93).

Tabelle 15 Häufigkeiten ICD8-Diagnosen für "Lifetime-Ever (LE)"

ICD9 - DIAGNOSEN "LE"	KLEINHIRN	ORTHOPÄDIE	AVK	GESAMT
0	28	14	18	60
296.1	0	0	0	0
296.2	2	1	0	3
300.4	0	1	2	3

Tabelle 16 Häufigkeiten ICD8-Diagnosen für "Lifetime-Ever (LE)"

ICD9 - DIAGNOSEN "PS"	KLEINHIRN	ORTHOPÄDIE	AVK	GESAMT
0	16	15	13	44
296.1	2	0	1	3
296.2	4	0	2	6
300.4	8	1	4	13

Unter der Beurteilungsperspektive "LE" finden sich für die Gesamtgruppe jedoch nur in 9,1 % der Fälle Diagnosen, unter der Beurteilungsperspektive "PS" sind es 33,3 %, - ein deutlicher Zuwachs.

Die gefundenen Diagnosen stammen, wie nach der Literatur erwartet, für beide Beurteilungsperspektiven und für die drei Patientengruppen aus dem Bereich der affektiven Erkrankungen (Endogene Depression (ICD8 296.1), Endogene Manie (ICD8 296.2), Neurotische Depression (ICD8 300.4)).

Bei der Betrachtung der Übergänge der Diagnosen-Verteilungen und Häufigkeiten bei den Probanden und Kontrollgruppen vom Beurteilungszeitraum "LE" zum Interviewzeitpunkt "PS" (vgl. Tabelle 17, S. 96, Tabelle 18, S. 97, Abbildungen 19 bis 22, S. 94 ff.) fällt auf, daß die Kleinhirngruppe zahlenmäßig - wenn auch nicht signifikant - die größte Zunahme an psychiatrischen Erkrankungen aufweist, gefolgt von der Gruppe der Gefäßerkrankten. Allein die Gruppe der orthopädischen Patienten weist keine nennenswerte Veränderung auf.

Abbildung 19 Veränderung der ICD 8 Diagnosen von LE zu PS für die Gesamtgruppe.

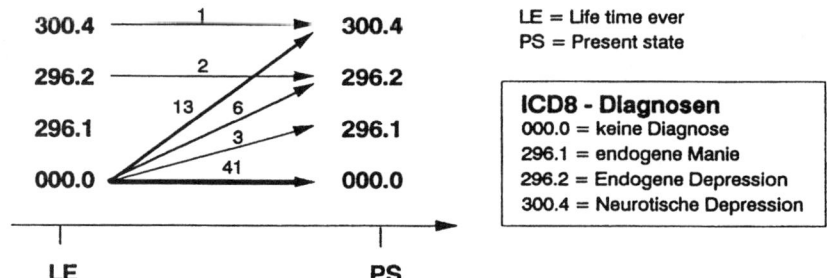

Abbildung 20 Veränderung der ICD 8 Diagnosen von LE zu PS für die Kleinhirnpatienten.

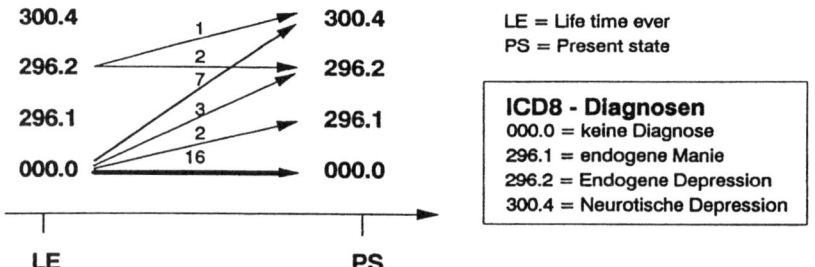

Abbildung 21 Veränderung der ICD 8 Diagnosen von LE zu PS für die Orthopädiepatienten.

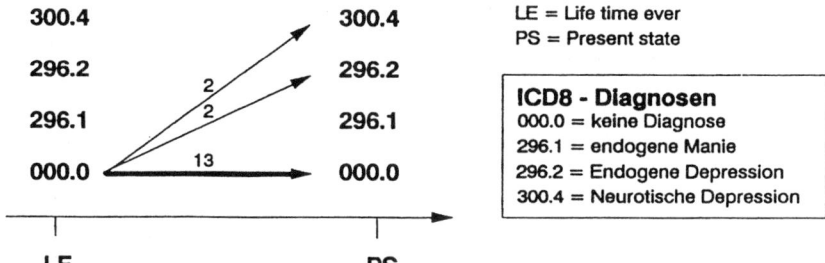

Abbildung 22 Veränderung der ICD 8 Diagnosen von LE zu PS für die Gefäßerkrankten.

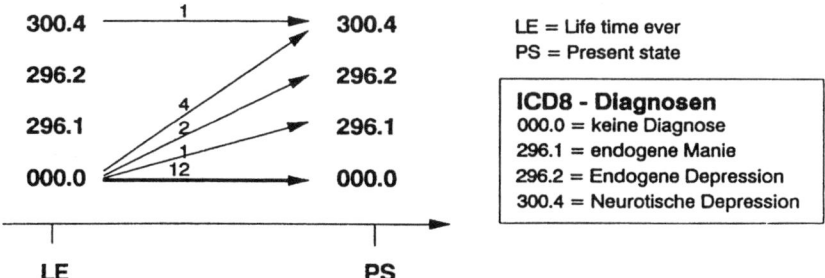

Die Betrachtung der Einzelitems erbrachte, wie auch schon die Verteilung der Diagnosehäufigkeiten, nach Alpha-Adjustierung keine signifikanten Unterschiede. Hinsichtlich des Verhaltensratings in der Untersuchungssituation sind einige signifikante Gruppenunterschiede (vgl. Tabelle 18, S. 97) zu finden. Dabei fällt auf, daß bei Außerachtlassung des Items P14A2 "Steife Bewegungen", bei dem die orthopädischen Patienten aufgrund ihrer Erkrankung die höchste Ausprägung aufweisen, die Kleinhirnpatienten die höchste Ausprägung bei Symptomen zeigen, die am ehesten im Rahmen eines manischen oder hirnorganischen Krankheitsbildes zu verstehen sind.

Signifikante Unterschiede der einzelnen Interviewitems zwischen den beiden Beurteilungszeitpunkten (vgl. Tabelle 17, S. 96) sind bei der Gesamtgruppe nur hinsichtlich unspezifischer Symptome wie Müdigkeit, Erschöpfung, Geräuschempfindlichkeit, Nachlassen von Konzentration und Verlangsamung der Bewegung zu finden. Diese Symptome sind zum Untersuchungszeitpunkt "PS" am stärksten ausgeprägt.

Tabelle 17 Signifikante Symptomübergänge im Scan LE zu PS

SYMPTOM [1])		KLEINHIRN		P	ORTHOPÄDIE		P	GESAMT		P
		LE	PS		LE	PS		LE	PS	
I12	MW	1,30	18,80	xx				2,00	12,50	x
Dauer der Beschwerden	SD	4,70	38,90					8,23	30,11	
I117	MW	1,06	2,46	xxx				1,67	5,46	xxx
Anzahl Beschwerden	SD	1,66	1,72					1,67	1,72	
I118	MW	0,69	0,83	xxx	0,56	2,00	xxx	0,45	1,30	xxx
Anzahl konsultierter Ärzte	SD	0,37	1,17		0,96	1,41		0,79	1,72	
I25	MW	0,41	1,47	xx	0,00	2,12	xxx	0,27	0,75	xxx
Müdigkeit & Erschöpfung	SD	1,03	1,25		0,00	2,72		1,08	1,01	
I27	MW	0,12	0,46	(x)				0,18	0,56	x
Geräuschempfindlichkeit	SD	0,42	0,87					0,55	0,82	
I28	MW							0,13	0,54	xxx
Gereiztheit	SD							0,57	0,84	
I61	MW	0,00	1,06	xxx				0,15	0,76	(x)
Nachlassen Konzentration	SD	0,00	1,00					0,89	1,02	
I62	MW	0,00	0,67	xxx				0,13	0,60	(x)
Gestörtes Denken	SD	0,00	1,01					0,88	1,18	
I64	MW	0,19	2,22	xxx				0,09	1,86	xxx
Verlangsamung der Bewegungen	SD	1,07	2,20					0,73	2,36	
I65	MW	0,64	1,06	xxx				0,45	0,78	xxx
Antriebsverminderung	SD	0,35	1,18					0,27	1,19	
I5A1	MW	0,35	1,16	xx						
Depressive Verstimmung	SD	0,87	1,18							

1) Mittelwerte kategorialer Variablen   LE = LIFETIME EVER   PS = PRESENT STATE
x = p <= 0.016
xx = p <= 0.0033
xxx= p <= 0.00033
xxx= p <= 0.00033

Dies ist hauptsächlich auf die von der Gruppe der Kleinhirnpatienten vermehrt berichteten Symptome (z.B. Item I61, I64) zurückzuführen. Die von den Kleinhirnpatienten berichtete Zunahme der Beschwerden (Items I27 bis I5A1) legt die Entwicklung eines depressiven Syndroms nahe, dies läßt sich jedoch wegen fehlender signifikanter Gruppenunterschiede für die beiden Interviewzeitpunkte nicht erhärten. Die signifikanten Gruppenunterschiede in der Verhaltensbeobachtung entsprechen eher einem, dem manischen Syndrom ähnlichen, expansiven Verhalten. Dies wird auch durch die Gruppenunterschiede im Bereich des Persönlichkeitsprofils (Skala Manie, vgl. Abbildung 29, S. 108) gestützt. Die Gefäßerkrankten weisen keine signifikante Symptomveränderung auf, die Gruppe der orthopädischen Patienten nur hinsichtlich unspezifischer Ermüdung und Erschöpfung und der Anzahl von ihnen konsultierter Ärzte.

Tabelle 18 Signifikante Symptomübergänge im Scan

ITEM [2])		KLEINHIRN	ORTHOPÄDIE	AVK	SIGNIFIKANZ	
		N=28	N=17	N=25	Gesamt [1])	Gruppen
P14A2	MW	0,04	0,47	0,16	xx	KO: xx/OA: x
Steife Bewegungen	SD	0,19	0,51	0,37		KA:
P153	MW	0,21	0,00	0,00	(x)	KO: /OA:
Gehobener Affekt	SD	0,49	0,00	0,00		KA:
P154	MW	0,18	0,00	0,00	x	KO: /OA:
Feindselige Irritierbarkeit	SD	0,39	0,00	0,00		KA:
P162	MW	0,00	0,29	0,16		KO: x/OA:
Leises Sprechen	SD	0,00	0,46	0,37	x	KA:
P167	MW	0,39	0,11	0,00		KO: /OA:
Weitschweifige Sprache	SD	0,62	0,33	0,00	(x)	KA: x
P168	MW	0,14	0,00	0,00		KO: xx/OA: x
Perseverationen	SD	0,35	0,00	0,00	(x)	KA:

		KO: Unterschied Kleinhirn/Orthopädie	1) Chi 2 -Test
x	$p <= 0.016$	OA: Unterschied Orthopädie/AVK	2) Mittelwerte kategorialer Variablen
xx	$p <= 0.003$	KA: Unterschied Kleinhirn/AVK	
xxx	$p <= 0.0003$	NS = nicht signifikant	

3.2 Emotionales Befinden

3.2.1 Eigenschaftswörterliste

Dieser Selbstbeantwortungsfragebogen dient der Selbsteinschätzung des emotionalen Befindens über zuzuordnende Adjektive. Beim Vergleich der Gruppenprofile der EWL-K (vgl. Tabelle 19, S. 98, Abbildung 23, S. 99) fällt auf, daß die Profile über alle Skalen hinweg völlig parallel verlaufen, mit wenigen, jedoch nicht signifikanten, Ausnahmen.

Tabelle 19 Gruppenunterschiede Eigenschaftswörterliste

		KLEINHIRN	ORTHOPÄDIE	AVK	SIGNIFIKANZ [1]	
		N=29	N=19	N=24	Gesamt	Gruppen
EWL1	MDN	0,28	0,55	0,28		
Aktiviertheit	MW	0,33	0,53	0,38	NS	
	SD	0,28	0,31	0,34		
EWL2	MDN	0,80	0,08	0,19		
Desaktiviertheit	MW	0,15	0,16	0,24	NS	
	SD	0,20	0,22	0,21		
EWL3	MDN	0,15	0,15	0,28		
Müdigkeit	MW	0,19	0,19	0,28	NS	
	SD	0,23	0,16	0,25		
EWL4	MDN	0,00	0,00	0,00		
Benommenheit	MW	0,05	0,07	0,12	NS	
	SD	0,14	0,14	0,17		
EWL5	MDN	0,29	0,86	0,72		KO: xxx
Extravertiertheit	MW	0,35	0,83	0,71	xxx	OA:
	SD	0,29	0,15	0,31		KA: x
EWL6	MDN	0,00	0,00	0,13		
Introvertiertheit	MW	0,17	0,11	0,20	NS	
	SD	0,25	0,18	0,26		
EWL7	MDN	0,13	0,38	0,25		KO: (x)
Selbstsicherheit	MW	0,18	0,42	0,33	x	OA:
	SD	0,25	0,24	0,31		KA:
EWL8	MDN	0,18	0,71	0,37		KO: xxx
Stimmung	MW	0,23	0,69	0,41	xxx	OA: x
	SD	0,22	0,24	0,36		KA:
EWL9	MDN	0,13	0,20	0,33		
Erregtheit	MW	0,23	0,28	0,30	NS	
	SD	0,25	0,25	0,23		
EWL10	MDN	0,25	0,50	0,37		
Empfindlichkeit	MW	0,34	0,49	0,46	NS	
	SD	0,37	0,40	0,38		
EWL11	MDN	0,00	0,00	0,00		
Ärger	MW	0,17	0,16	0,20	NS	
	SD	0,26	0,28	0,27		
EWL12	MDN	0,15	0,25	0,15		
Ängstlichkeit	MW	0,19	0,31	0,26	NS	
	SD	0,26	0,34	0,26		
EWL13	MDN	0,13	0,07	0,22		
Deprimiertheit	MW	0,21	0,17	0,25	NS	
	SD	0,24	0,24	0,24		
EWL14	MDN	0,17	0,34	0,34		
Verträumtheit	MW	0,26	0,36	0,39	NS	
	SD	0,24	0,25	0,29		

1) Kruskal Wallis ANOVA, Mann-Whitney U-Test
x $p <= 0.016$ KO: Unterschied Kleinhirn/Orthopädie
xx $p <= 0.0033$ OA: Unterschied Orthopädie/AVK
xxx $p <= 0.00033$ KA: Unterschied Kleinhirn/AVK
NS   nicht signifikant

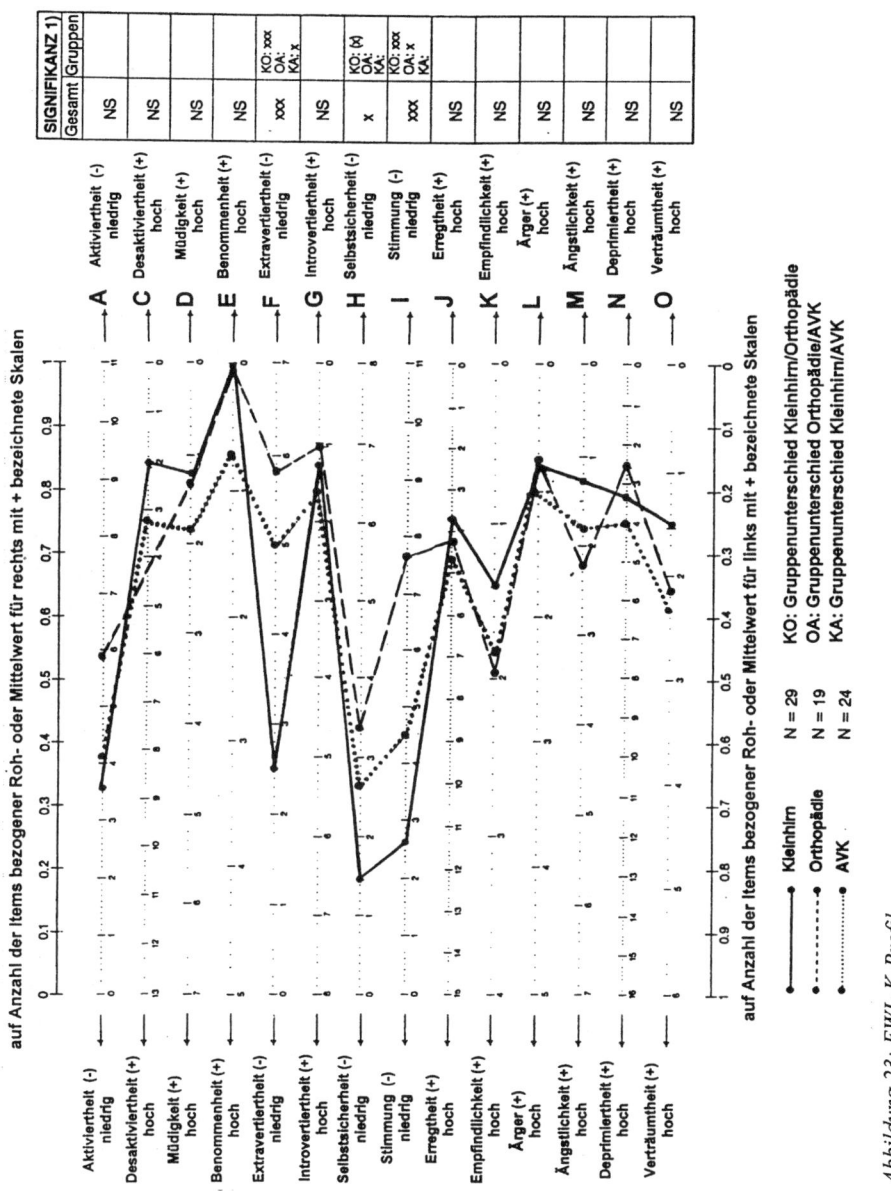

Abbildung 23: EWL-K-Profil.

Die Kleinhirnpatienten heben sich gesichert nur quantitativ, aber nicht qualitativ vom Profil der Gefäßerkrankten und orthopädischen Patienten in den

Skalen EWL 5-"Extravertiertheit", EWL 7-"Selbstsicherheit" und EWL 8-"Stimmung" ab. Diese Gruppenunterschiede sind für die Dimension "Extravertiertheit" auf die Unterschiede zwischen Kleinhirn- und orthopädischen Patienten bzw. Kleinhirn- und Gefäßerkrankten zurückzuführen. Bei der Dimension "Stimmung" gehen sie auf Unterschiede zwischen Orthopädie- und Gefäßerkrankten zurück. Die Kleinhirnpatienten weisen in den genannten drei Skalen somit die negativste Ausprägung auf, d.h. die niedrigste "Extravertiertheit", die niedrigste "Selbstsicherheit" und die niedrigste ".Stimmung". Sie schildern sich als eine Patientengruppe, die, wie die Gefäßerkrankten, am ehesten in ihrem Befinden beeinträchtigt ist, die geringste Lustkomponente des Befindens verspürten und von daher Tendenzen zu geringer sozialer Initiative (Kontaktfreudigkeit und Überschwenglichkeit) aufweist. Dies stellt auch insofern ein konsistentes Ergebnis dar, als die drei Skalen von JANKE und DEBUS (1978, S.59) zu einem Faktor mit der Bezeichnung "Leistungsbezogene Aktivität und Allgemeines Wohlbehagen" zusammengefaßt werden konnten. Die zusätzlich auf diesem Faktor ladende Skala "Aktiviertheit" (EWL 1) trennt zwar nicht signifikant zwischen den Gruppen, vom Betrag der Zahlenwerte ergibt sich jedoch ein vergleichbarer Zusammenhang, in dem die Kleinhirnpatienten die zahlenmäßig niedrigste Aktiviertheit aufweisen (JANKE und DEBUS, 1978, S. 14/15). Es ist zu betonen, daß eine im engen Sinn der EWL-K negative Befindlichkeit nicht bei den drei Patientengruppen festgestellt werden konnte, da sie in den Bereichen "Allgemeine Desaktiviertheit" (Skalen: Desaktiviertheit, Müdigkeit, Benommenheit), "Emotionale Gereiztheit" (Skalen: Erregtheit, Empfindlichkeit, Ärger) und "Angst" (Skalen: Ängstlichkeit, Deprimiertheit und Verträumtheit) keine signifikante Unterschiede aufwiesen.

3.2.2 Semantische Differentiale

Um die aus den Literaturhinweisen entwickelte Hypothese, daß sich Kleinhirnpatienten aufgrund ihrer Erkrankung möglicherweise in ihrer affektiven Selbstwahrnehmung und in der Richtung der Affektivität von anderen Diagnosegruppen unterscheiden, zu überprüfen, wurde nach der von SCHMIDTKE et al. (1978) dargestellten Methode über semantische Differentiale die Selbsteinschätzung der positiven und negativen Eigenschaften der eigenen Person unter verschiedenen Blickwinkeln vorgenommen. Um die soziale Erwünschtheitsvarianz zu reduzieren, wurde vor der Testung auf Gruppenunterschiede die Einschätzungen der Einzelitems in Abstände von einem gemeinsamen Anker (Mittelwerte über alle Probanden und Konzepte = + 0,73) umgewandelt.

Tabelle 20: Gruppenunterschiede in den einzelnen Konzepten des semantischen Differentials

KONZEPT		KLEINHIRN	ORTHOPÄDIE	AVK	SIGNIFIKANZ GESAMT	GRUPPE
"REAL"						
"Aggressiv/sanftmütig"	MW	0,33	0,28	-0,56	NS	KA: x /OA:
	SD	0,90	1,03	1,17		KO:
"Mißmutig/vergnügt"	MW	0,20	0,87	0,92	NS	KA: x/OA:
	SD	0,85	0,93	0,94		KO:
"Krank/gesund"	MW	0,04	0,58	-0,89	xx	KA: /OA: xx
	SD	1,52	0,76	1,10		KO:
"Mitleidlos/barmherzig"	MW	0,53	1,43	1,15	x	KA: x/OA:
	SD	0,92	0,75	0,76		KO: x
"Zurückgezogen/gesellig"	MW	-0,04	1,15	1,01	x	KA: x /OA:
	SD	1,24	1,14	0,89		KO: x
"Gewissenlos/gewissen-	MW	1,41	1,92	1,52	x	KA: x /OA:
haft"	SD	0,74	0,92	0,69		KO: xx
"IDEAL"						
"Aggressiv/sanftmütig"	MW	-0,25	-0,53	-1,10	NS	KA: x /OA:
	SD	1,19	1,17	0,91		KO:
"Unausgeglichen/ausgegli-	MW	2,05	1,37	1,20	NS	KA: x /OA:
chen"	SD	0,43	1,35	1,22		KO:
"NEGATIVES IDEAL"						
"Albern/Ernst"	MW	0,09	1,22	-0,38	NS	KA: /OA: x
	SD	1,74	1,35	1,69		KO:
"FAMILIE"						
"Traurig/fröhlich"	MW	0,08	1,31	0,85	x	KA: x /OA:
	SD	1,30	0,75	0,86		KO: x
"Aggressiv/sanftmütig"	MW	0,07	-0,52	-0,43	x	KA: x /OA:
	SD	0,54	0,51	0,61		KO: x
"Krank/gesund"	MW	0,02	1,06	-0,52	x	KA: /OA: xx
	SD	1,49	0,78	1,37		KO: x
"Zurückgezogen/gesellig"	MW	-0,33	1,04	0,85	x	KA: x /OA:
	SD	1,49	1,06	0,97		KO: x
"UMWELT"						
"Traurig/fröhlich"	MW	0,41	1,16	1,37	NS	KA: x /OA:
	SD	1,13	0,86	0,81		KO:
"Krank/gesund"	MW	0,18	1,13	-0,12	NS	KA: /OA: x
	SD	1,53	0,78	1,38		KO: x
"Zurückgezogen/gesellig"	MW	0,08	1,29	1,30	x	KA: xx /OA:
	SD	1,26	0,84	0,81		KO: x

x	$p \leq 0.016$	KO: Unterschied Kleinhirn/Orthopädie
xx	$p \leq 0.0033$	OA: Unterschied Orthopädie/AVK
xxx	$p \leq 0.00033$	KA: Unterschied Kleinhirn/AVK
NS	nicht signifikant	1) Kruskal Wallis ANOVA, Mann-Whitney U-Test

Abbildung 24: Realkonzept.

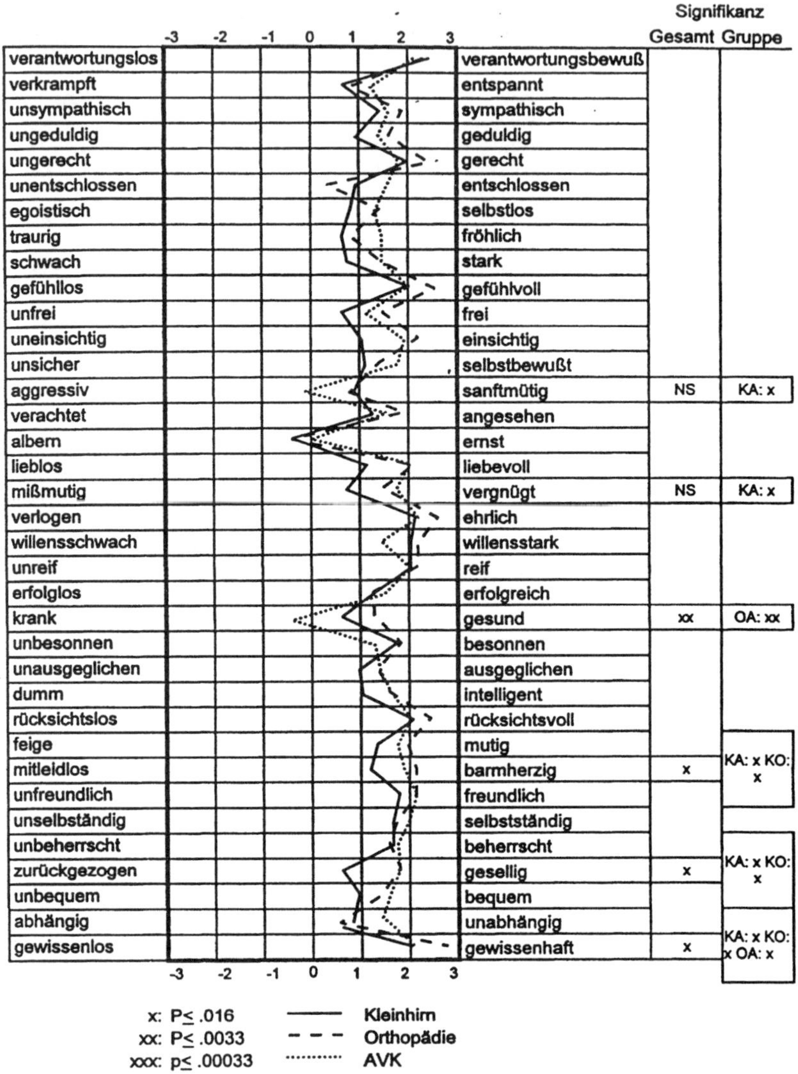

	-3	-2	-1	0	1	2	3		Signifikanz Gesamt Gruppe	
verantwortungslos								verantwortungsbewußt		
verkrampft								entspannt		
unsympathisch								sympathisch		
ungeduldig								geduldig		
ungerecht								gerecht		
unentschlossen								entschlossen		
egoistisch								selbstlos		
traurig								fröhlich		
schwach								stark		
gefühllos								gefühlvoll		
unfrei								frei		
uneinsichtig								einsichtig		
unsicher								selbstbewußt		
aggressiv								sanftmütig	NS	KA: x
verachtet								angesehen		
albern								ernst		
lieblos								liebevoll		
mißmutig								vergnügt	NS	KA: x
verlogen								ehrlich		
willensschwach								willensstark		
unreif								reif		
erfolglos								erfolgreich		
krank								gesund	xx	OA: xx
unbesonnen								besonnen		
unausgeglichen								ausgeglichen		
dumm								intelligent		
rücksichtslos								rücksichtsvoll		
feige								mutig		KA: x KO: x
mitleidlos								barmherzig	x	
unfreundlich								freundlich		
unselbständig								selbstständig		
unbeherrscht								beherrscht		KA: x KO: x
zurückgezogen								gesellig	x	
unbequem								bequem		
abhängig								unabhängig		KA: x KO: x OA: x
gewissenlos								gewissenhaft	x	
	-3	-2	-1	0	1	2	3			

x: P≤ .016 — Kleinhirn
xx: P≤ .0033 – – – Orthopädie
xxx: p≤ .00033 ·········· AVK

Bei der Betrachtung der Einschätzungen der drei Probandengruppen über fünf Konzepte hinweg (vgl. Tabelle 20, S. 101, Abbildungen 24 - 28, S. 102 ff. fällt, wie auch schon bei EWL und MMPI, der parallele Verlauf der Profile auf. Deutliche, konsistente und signifikante Gruppenunterschiede finden sich beim

Abbildung 25: Idealkonzept.

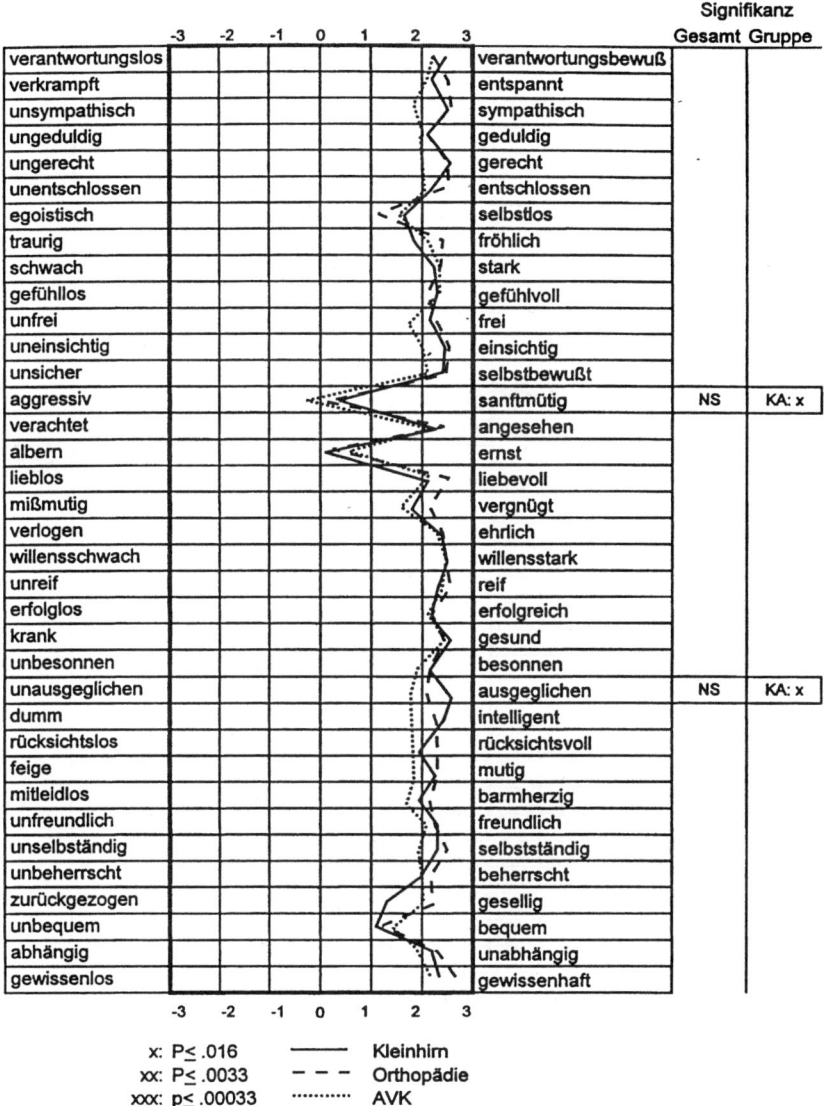

Konzept der "Realen Wahrnehmung" nur auf den Dimensionen "Gesund/ Krank", "Mitleidlos/ Barmherzig", "Zurückgezogen/ Gesellig" und "Gewissen-

103

Abbildung 26: Negativkonzept.

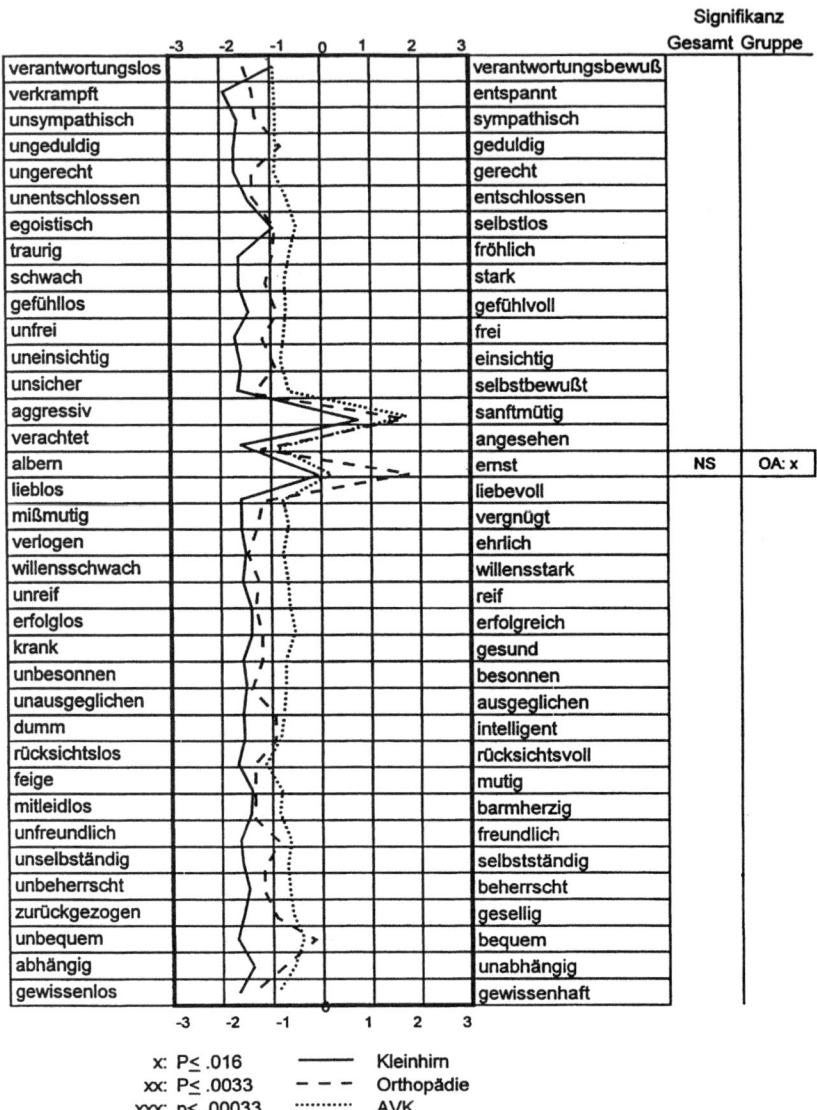

los/Gewissenhaft". Dies deckt sich mit der Einschätzung des Idealbildes oder der Sichtweise der Umwelt. In ihrem "Idealbild" (Abbildung 25, S. 103) schildern

Abbildung 27: Umweltkonzept.

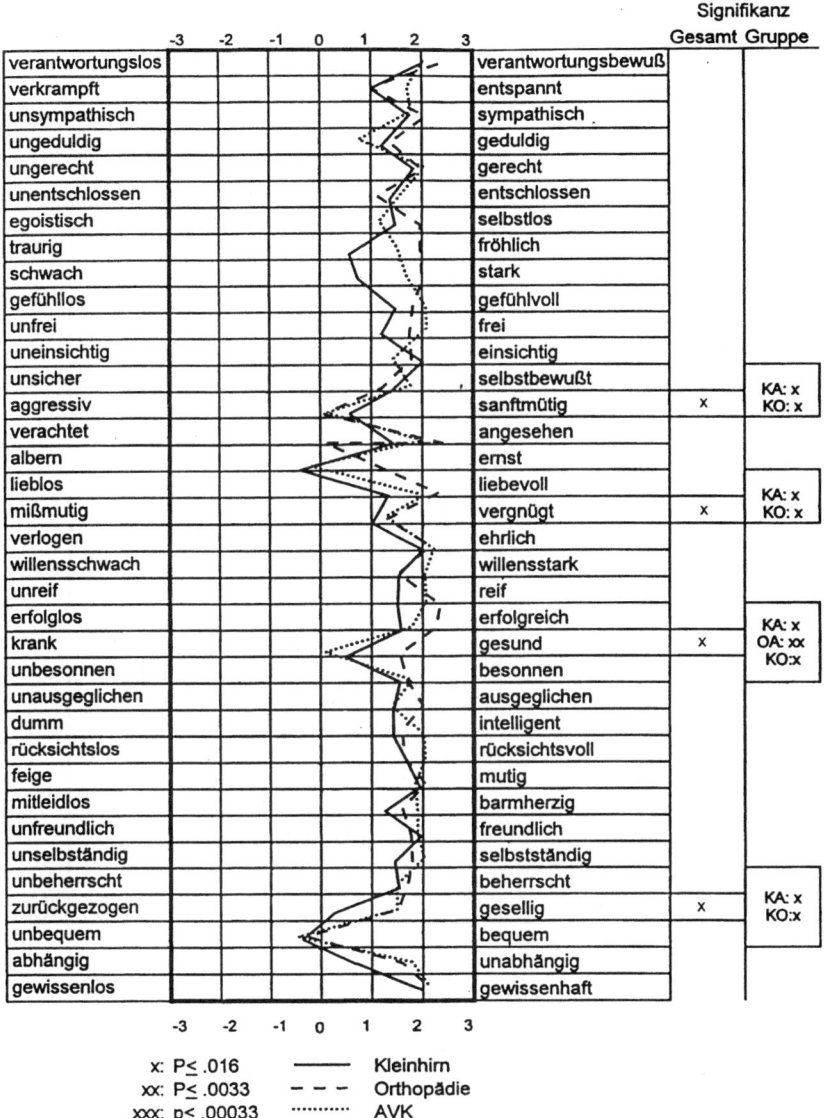

x: P≤ .016 —— Kleinhirn
xx: P≤ .0033 - - - Orthopädie
xxx: p≤ .00033 .... AVK

sich die Gruppen fast identisch. Es gibt nur tendenzielle Unterschiede in den Dimensionen "Aggressiv/Sanftmütig" und "Unausgeglichen/Ausgeglichen", bei

Abbildung 28: Familienkonzept

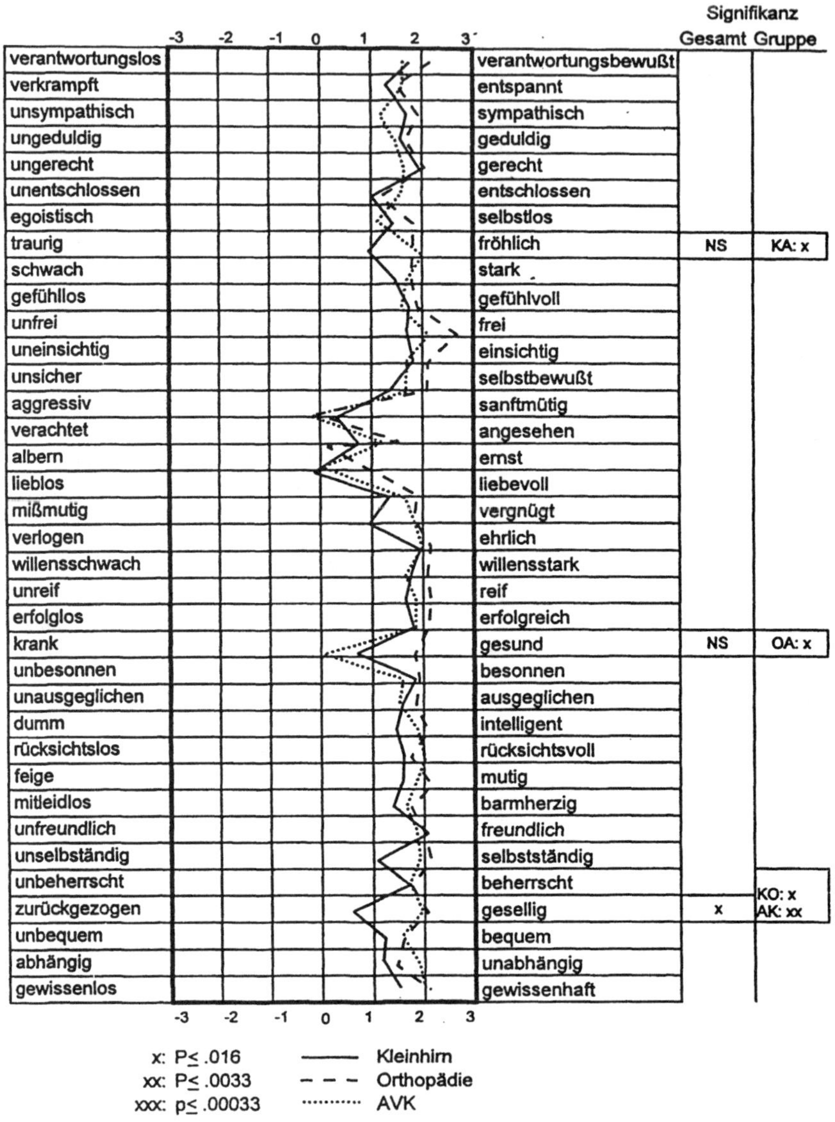

	-3	-2	-1	0	1	2	3		Signifikanz Gesamt Gruppe	
verantwortungslos								verantwortungsbewußt		
verkrampft								entspannt		
unsympathisch								sympathisch		
ungeduldig								geduldig		
ungerecht								gerecht		
unentschlossen								entschlossen		
egoistisch								selbstlos		
traurig								fröhlich	NS	KA: x
schwach								stark		
gefühllos								gefühlvoll		
unfrei								frei		
uneinsichtig								einsichtig		
unsicher								selbstbewußt		
aggressiv								sanftmütig		
verachtet								angesehen		
albern								ernst		
lieblos								liebevoll		
mißmutig								vergnügt		
verlogen								ehrlich		
willensschwach								willensstark		
unreif								reif		
erfolglos								erfolgreich		
krank								gesund	NS	OA: x
unbesonnen								besonnen		
unausgeglichen								ausgeglichen		
dumm								intelligent		
rücksichtslos								rücksichtsvoll		
feige								mutig		
mitleidlos								barmherzig		
unfreundlich								freundlich		
unselbständig								selbstständig		
unbeherrscht								beherrscht		KO: x
zurückgezogen								gesellig	x	AK: xx
unbequem								bequem		
abhängig								unabhängig		
gewissenlos								gewissenhaft		

```
x:   P≤ .016        ――――― Kleinhirn
xx:  P≤ .0033       ― ― ― Orthopädie
xxx: p≤ .00033      ········· AVK
```

denen die Kleinhirnpatienten sich gegenüber den Gefäßerkrankten am positivsten einschätzen.

Ein entsprechend konsistentes Ergebnis findet sich beim "Negativen Ideal" (Abbildung 26, S. 104). Auch hier liegen die Patientengruppen in ihrer Einschätzung eng nebeneinander, nur die Orthopädie-Patienten schätzen sich tendenziell "ernster" als die Gefäßerkrankten ein.

In der "Sichtweise der Umwelt" (Abbildung 27, S. 105) fühlen sich die Kleinhirnpatienten signifikant am meisten "zurückgezogen, mißmutig" und nach den Gefäßerkrankten am stärksten "krank". Diese Einschätzung entspricht der "Sichtweise der Familie" (Abbildung 28, S. 106), z.B. in der Dimensionen "Krank/Gesund" oder "Zurückgezogen/Gesellig". Zusätzlich fühlten sich die Kleinhirnpatienten aber auch im Hinblick auf die Sichtweise der Umwelt signifikant "trauriger". Die Umweltsicht der drei Patientengruppen deckt sich mit ihrer Realeinschätzung, Kleinhirn- und Gefäßerkrankten schildern sich kränker und zurückgezogener als die orthopädischen Patienten.

Unterschiede in den Extremeinschätzungen, die die aus der Literatur zu erwartenden affektiven Veränderungen widerspiegeln könnten, finden sich in allen Konzepten zwischen den drei Diagnosegruppen nicht. Die Selbsteinschätzungen durch Semantische Differentiale ergeben somit wenig signifikante Unterschiede zwischen den Patientengruppen und den Konzepten. Es fällt jedoch auf, daß die Gefäßerkrankten sich trotz besserer Prognose und z.T. geringerer Einschränkung durch ihre Erkrankung am stärksten durch Krankheit in ihrer Selbst- und Fremdwahrnehmung beeinträchtigt fühlen. Für eine typische Verzerrung von Wahrnehmung und Affekt lassen sich bei den Kleinhirnpatienten keine Hinweise finden.

3.3 Persönlichkeit

Die Ergebnisse der MMPI-Kurzform entsprechen auch der EWL-K und der Semantischen Differentiale im Profilverlauf (vgl. Tabelle 21, S. 109, Abbildung 29, S. 108). Auch hier weisen die drei Gruppen identische Profilverläufe auf, die sich nach Alpha-Adjustierung nur in zwei Skalen "Manie" und tendenziell "Schizoidie" unterscheiden.

Das Gesamtgruppenprofil (WEBB et al., 1981) hätte nach der internationalen Kodierung die Formel '13 5234 7890, hypochondrische Verhaltenstendenzen (Skala 1, "Hypochondrie") sind damit am stärksten ausgeprägt. Wird die Auswirkung der Skala "Hypochondrie", die auch die Wahrnehmung körperlicher Symptome umfaßt, aufgrund der bei den Orthopädie- und Gefäßerkrankten tatsächlich vorhandenen Schmerzsymptomatik außer Acht gelassen, verbleibt als höchste Ausprägung des Profils die Skala "Hysterie". Die drei Patientengruppen

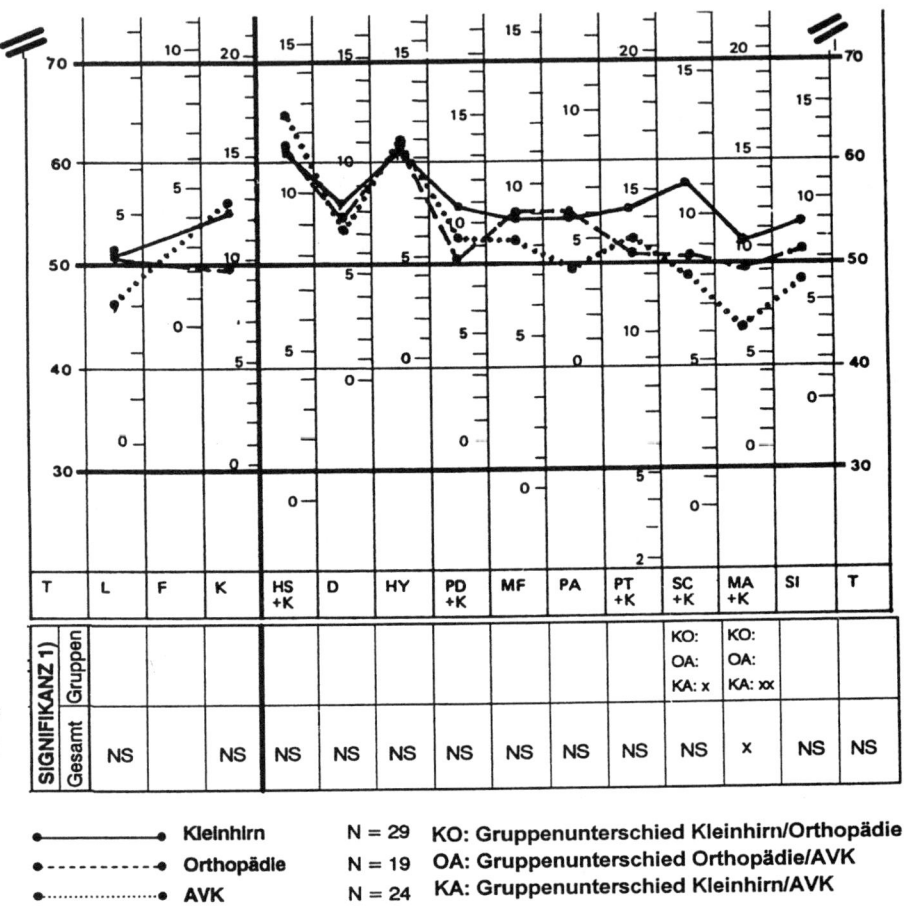

Abbildung 29 MMPI-Profil. Skalen = Lügenskala, F = Kontrollskala 1, K = Kontrollskala 2, Hs = Hypochondrie, D = Depression, Hy = Hysterie, Mf = Maskulinität/Feminität, A = Paranoia, Pt = Psychasthenie, Sc = Schizoidie, Ma = Manie, Si = soziale Introversion, x $P < 0.016$, xx $P < 0.0033$, NS = nicht signifikant.

beschreiben sich darin vorwiegend als konformistisch, unreif und selbstbezogen. Damit gehen starke Forderungen nach Zuwendung oder Unterstützung einher, verbunden mit klagsamen Verhaltenstendenzen und grüblerischer Beschäftigung mit der eigenen Gesundheit, wie sie im Rahmen der Erkrankung verständlich sind. Insbesondere bei Patientinnen gehört zu den ängstlichen Gefühlen eine starke vegetative Symptomatik, die depressiven Züge sind im Sinne einer Er-

Tabelle 21: Gruppenunterschiede im MMPI

		KLEINHIRN	ORTHOPÄDIE	AVK	SIGNIFIKANZ [1]	
		N=17	N=12	N=18	Gesamt	Gruppen
MMPI_L	MDN	56,00	59,00	55,00		
Lügenskala	MW	51,28	50,75	46,83	NS	
	SD	8,19	6,97	4,55		
MMPI_K	MDN	54,50	51,00	55,00		
F- Wert	MW	55,28	49,83	56,50	NS	
	SD	9,60	8,28	8,75		
MMPI_HS	MDN	61,50	61,00	65,00		
Hypochondrie	MW	60,56	61,58	64,39	NS	
	SD	5,45	6,17	10,39		
MMPI_D	MDN	54,00	57,00	54,50		
Depression	MW	56,33	55,75	53,94	NS	
	SD	9,71	6,24	6,61		
MMPI_HY	MDN	63,00	61,50	63,00		
Hysterie	MW	61,00	61,25	61,83	NS	
	SD	7,07	7,68	5,97		
MMPI_PP	MDN	54,00	50,00	51,50		
Psychopathie	MW	56,22	50,50	52,50	NS	
	SD	7,95	6,27	5,94		
MMPI_MF	MDN	56,50	55,00	54,00		
Männlich/	MW	54,28	54,83	53,22	NS	
Weiblich	SD	7,70	7,98	9,58		
MMPI_PA	MDN	54,00	50,00	49,50		
Paranoia	MW	54,12	54,58	49,44	NS	
	SD	9,71	8,57	7,09		
MMPI_PT	MDN	57,50	54,00	52,00		
Psychasthenie	MW	56,17	51,67	52,11	NS	
	SD	10,04	8,89	8,70		
MMPI_SC	MDN	55,50	51,00	48,50		KO:
Schizoidiie	MW	58,11	50,67	48,83	NS	OA:
	SD	10,91	7,06	5,97		KA: x
MMPI_MA	MDN	52,00	50,50	43,50		KO:
Manie	MW	52,59	49,33	44,00	x	OA:
	SD	6,89	7,54	8,11		KA: xx
MMPI_SI	MDN	52,50	53,00	52,00		
Soziale	MW	53,78	51,92	48,67	NS	
Unsicherheit	SD	8,57	6,54	13,67		

x	p <= 0.016	KO: Unterschied Kleinhirn/Orthopädie
xx	p <= 0.0033	OA: Unterschied Orthopädie/AVK
xxx	p <= 0.00033	KA: Unterschied Kleinhirn/AVK
NS	nicht signifikant	1) Kruskal Wallis ANOVA, Mann-Whitney U-Test

schöpfungsdepression zu verstehen. Dazu bestehen Schwierigkeiten, die eigenen Gefühle wahrzunehmen oder auszudrücken. Die angenommene Somatisierung von Angstgefühle bei Männern wird jedoch eher auf soziale Unsicherheit und das Streben nach sozialer Konformität zurückgeführt. Die Verbindung zu den gering erhöhten Durchschnittsskalen "Psychopathie" und "Maskulin/Feminine Interessenrichtung" weist bei männlichen Patienten auf eine verstärkte Passivität sowie als Abwehrstrategien auf die Verleugnung und Verdrängung von Problemen hin. Bei Patientinnen sind "psychosomatische Beschwerden" als Abwehrstrategien zu finden. Sie sind Zeichen, Überforderungsgefühle durch perfektionistisches und egozentrisches Verhalten zu bewältigen.

Die Kleinhirnpatienten heben sich in allen Skalen um durchschnittlich 5 bis 10 T-Punkte ab, was nur im Bereich der Skala "Manie" zu einem signifikanten Unterschied gegenüber den Gefäßerkranten führt. Dies weist bei Kleinhirnpatienten auf ein vermehrt expansives und weniger gehemmtes Verhaltensmuster hin, gleichzeitig aber auch auf nervöse Anspannung und Erregung bzw. Hyperaktivität. Gefäßerkrankte zeigen dagegen die niedrigste Ausprägung des Profils in der Skala "Manie". Dies ist im Kontrast zu den Verhaltenstendenzen der Kleinhirnpatienten als Hinweis auf Passivität, Verdrängung und Klagsamkeit zu verstehen.

Der tendenzielle Unterschied zwischen den Kleinhirnpatienten und den Kontrollgruppen in der Skala "Schizoidie" geht auf die signifikanten Differenzen zwischen Kleinhirnpatienten und Gefäßerkrankten zurück und weist für die Gefäßerkrankten auf Tendenzen zu passivem Anpassungsstreben hin. Eine mäßige Erhöhung der Skala "Schizoidiie" bei den Kleinhirnpatienten muß als Tendenz zu Denk- und Kommunikationsschwierigkeiten verstanden werden. Sie sind aber auch insgesamt ein Indikator für allgemeine Unzufriedenheit und soziale Entfremdungsgefühle.

Zusammenfassend findet sich bei der Persönlichkeitsbeschreibung trotz eines signifikanten Unterschiedes zwischen den drei Patientengruppen nur ein quantitativer, aber kein qualitativer Unterschied. Ein nur für Kleinhirnpatienten typisch verändertes Persönlichkeitsprofil läßt sich den Ergebnissen nicht entnehmen.

3.4 Kognitive Funktionen

Bei den kognitiven Funktionen finden sich nach Alpha-Adjustierung signifikante Unterschiede zwischen den Kleinhirnpatienten und den Kontrollgruppen nur beim Farb-Wort Interferenztest (FWIT). Angedeutete schlechtere Leistungen der

Kleinhirnpatienten, z.B. im Corsi-BlockTest (CBT), dem Aufmerksamkeitsbelastungstest d2 und dem Digitspan-Test verschwinden bei Alpha-Adjustierung.

3.4.1 Frontalhirn-Funktionen

3.4.3.1 Matching Familiar Figures

Dieses Testverfahrens diente explorativ der Untersuchung kognitiver Stile bei Kleinhirnpatienten. Wie aus Tabelle 22, S. 111, ersichtlich ist, fanden sich zwischen den drei Diagnosegruppen hinsichtlich der Durchschnittslatenz (Zeitdauer bis zur ersten Reaktion) und Durchschnittsfehlerzahl nach Alpha-Adjustierung keine signifikanten Unterschiede. Kleinhirnpatienten weisen aber Tendenzen zu längeren Reaktionszeiten auf.

Tabelle 22: Gruppenunterschiede MFF-Test

		KLEINHIRN	**ORTHOPÄDIE**	**AVK**	**SIGNIFIKANZ** [1]
		N=32	N=23	N=27	Gesamt
MFF_DD	MDN	44,60	37,40	42,01	
Latenz	MW	62,57	37,00	42,47	NS
	SD	38,90	16,99	20,63	
MFF_DF	MDN	0,15	0,20	0,22	
Durchschnittsfehler	MW	0,20	0,23	0,24	NS
	SD	0,20	0,12	0,11	

x $p <= 0.0055$
xx $p <= 0.0011$
xxx $p <= 0.00011$

1) Kruskal Wallis ANOVA, Mann-Whitney U-Test

NS = nicht signifikant

Die beiden kognitiven Stile "Impulsivität" und "Reflektion" sollen sich in typischen Kombinationen von kurzer Antwortlatenz mit vielen Fehlern (Impulsivität) bzw. langer Antwortlatenz mit wenig Fehlern (Reflektion) zeigen. Zur Überprüfung dieses Konzeptes wurden die drei Stichproben hinsichtlich "Latenz" und "Fehlerzahl" medianhalbiert und mittels eines Vierfelder-Chi^2-Tests überprüft (vgl. Tabellen 23 bis 25, S. 112 ff.).

Tabelle 23: Häufigkeitsverteilung der MFF-Variablen "Latenz" und Fehler" für Kleinhirn-Patienten

	Kurze Latenz	Lange Latenz	Reihen-Summen
Wenig Fehler	5	9	14 73,30%
Viel Fehler	2	3	5 26,30%
Spalten-Summen	7 36,80%	12 63,20%	19 100%

Fisher's Exakter Test p=.63

Tabelle 24: Häufigkeitsverteilung der MFF-Variablen "Latenz" und Fehler" für A V K - Patienten

	Kurze Latenz	Lange Latenz	Reihen-Summen
Wenig Fehler	5	3	8 50,00%
Viel Fehler	5	3	8 50,00%
Spalten-Summen	10 62,50%	6 37,50%	16 100,00%

Fishers Exakter Test p=.69

Tabelle 25: Häufigkeitsverteilung der MFF-Variablen "Latenz" und Fehler" für Orthopädie-Patienten

	Kurze Latenz	Lange Latenz	Reihen-Summen
Wenig Fehler	2	6	8 38,00%
Viel Fehler	8	5	13 61,90%
Spalten-Summen	10 47,60%	11 52,40%	21 100%

Fishers Exakter Test p=.2387

Zwischen den drei Diagnosegruppen ergeben sich keine signifikanten Unterschiede. Bei den Orthopädie- und Gefäßerkrankten weisen jedoch zahlenmäßig die meisten Patienten nach KAGAN's Definition (KAGAN et al., 1964) einen impulsiven kognitiven Stil auf, während die Kleinhirnpatienten eher über einen reflektiven Stil verfügen (vgl. Tabellen 26, 27, S. 113).

Tabelle 26: Gruppenunterschiede in der Häufigkeitsverteilung der MFF-Variablen "Latenz"

	KLEIN-HIRN	ORTHO-PÄDIE	AVK	Reihen-Summen
Wenig Fehler	14	8	8	30 48,40%
Viel Fehler	5	8	14	27 51,60%
Spalten-Summen	19 35,50%	16 27,40%	22 37,10%	57 100%

Fisher's Exakter Test p=.05

Tabelle 27: Gruppenunterschiede in der Häufigkeitsverteilung der MFF-Variablen "Fehler

	KLEIN-HIRN	ORTHO-PÄDIE	AVK	Reihen-Summen
Kurze Latenz	9	10	11	30 48,40%
Lange Latenz	13	7	12	32 51,60%
Spalten-Summen	22 35,50%	17 27,40%	23 37,10%	62 100%

Fisher's Exakter Test p=.53

Nach den hier vorliegenden Ergebnissen unterscheiden sich die drei Diagnosegruppen hinsichtlich ihres kognitiven Verarbeitungsstiles nicht signifikant voneinander.

3.4.1.2 Farb-Wort-Interferenz Test

In diesem Verfahren ergeben sich nach Alpha-Adjustierung nur in der Anzahl "korrigierter Fehler" signifikante Unterschiede, die auf tendenziell signifikante Gruppenunterschiede zwischen Kleinhirnpatienten und orthopädischen Patienten zurückzuführen sind.

Tabelle 28 Gruppenunterschiede Farb-Wort-Interferenztest(FWIT)

		KLEINHIRN	ORTHOPÄDIE	AVK	SIGNIFIKANZ [1]	
		N=25	N=21	N=27	Gesamt	Gruppen
FWIT_FWL	MDN	43,00	44,00	42,00		
Farbworte lesen	MW	42,20	43,86	43,82	NS	
(T-Werte)	SD	8,71	7,64	7,30		
FWIT_FSB	MDN	45,00	49,00	47,00		
Farbstriche	MW	43,72	49,19	46,63	NS	
benennen	SD	8,74	6,62	9,75		
FWIT_INT	MDN	48,00	48,00	47,00		
Interferenztest	MW	46,36	46,10	46,04	NS	
	SD	7,41	6,94	7,81		
FWIT_NOM	MDN	50,00	62,00	56,00		
Nomination	MW	55,28	59,38	54,15	NS	
	SD	13,55	9,80	11,72		
FWIT_SEL	MDN	54,00	47,00	48,00		
Selektion	MW	54,80	45,48	48,00	NS	
	SD	12,52	12,77	10,76		
FWIT_FUN	MDN	0,00	0,00	1,00		
Fehler	MW	1,72	1,95	2,23	NS	
unkorrigiert	SD	4,21	5,64	2,54		
FWIT_FK	MDN	3,00	1,00	2,00		KO: xx
Fehler	MW	3,24	1,38	2,31	(x)	
korrigiert	SD	2,44	1,80	2,06		

x	$p \leq 0.0055$	KO: Unterschied Kleinhirn/Orthopädie
xx	$p \leq 0.0011$	OA: Unterschied Orthopädie/AVK
xxx	$p \leq 0.00011$	KA: Unterschied Kleinhirn/AVK
NS	nicht signifikant	1) Kruskal Wallis ANOVA, Mann-Whitney U-Test

Aus dieser Tabelle 28, S. 114, geht somit deutlich hervor, daß Kleinhirnerkrankungen nicht die Interferenzneigung bzw. den konzentrativen Widerstand beeinflussen.

3.4.1.3 Wisconsin Card Sorting Test

Dieser Test mißt die Fähigkeit, aus Reizen und Reaktionen Konzepte zu entwikkeln, zu überprüfen und wechseln zu können. Er hat sich als valider Test zur Diagnose von Frontalhirnschädigungen erwiesen.
Trotz der Tendenzen der Kleinhirnpatienten zu deutlich schlechterer Gesamtleistung (höchste Fehlerzahl, zahlreichste perseverative Reaktionen und Fehler, geringste Anzahl abgeschlossener Kategorien), ergeben sich nach Alpha-Adjustierung keine signifikanten Unterschiede (vgl. Tabelle 29, S. 115).

Tabelle 29 Gruppenunterschiede Wisconsin Card Sorting Test (WCST)

		KLEINHIRN	ORTHOPÄDIE	AVK	SIGNIFIKANZ 1)	
		N=13	N=14	N=16	Gesamt	Gruppen
WCS_CORR	MDN	64,0	63,5	64,5		
Korrekte	MW	61,6	63,3	63,8	NS	
Reaktionen	SD	14,3	15,4	7,3		
WCS_ERRORS	MDN	52,0	26,5	21,5		
Fehler	MW	49,0	37,3	37,9	NS	
	SD	29,9	26,5	29,1		
WCS_PERR	MDN	54,0	20,0	12,5		
Perseverative	MW	49,5	25,5	25,1	NS	
Reaktionen	SD	35,7	19,6	24,4		
WCS_NPER	MDN	18,0	12,0	8,5		
Nonperseverative	MW	18,8	14,4	12,8	NS	
Reaktionen	SD	13,3	12,9	11,9		
WCS_PERS	MDN	34,0	19,5	11,0		
Perseverative	MW	32,9	22,9	20,8	NS	
Fehler	SD	27,4	16,5	19,1		
WCS_CAT	MDN	6,0	6,0	6,0		
Abgeschlossene	MW	3,9	4,4	4,6	NS	
Kategorien	SD	2,6	2,3	2,1		

1) Kruskal Wallis ANOVA, Mann-Whitney U-Test
NS = nicht signifikant

3.4.2 Gedächtnis

Die Ergebnisse dieser Testverfahren sind in den Tabellen 30 - 32, S. 118/119 dargestellt. Mit Ausnahme eines fraglich zufällig signifikanten Unterschiedes bei

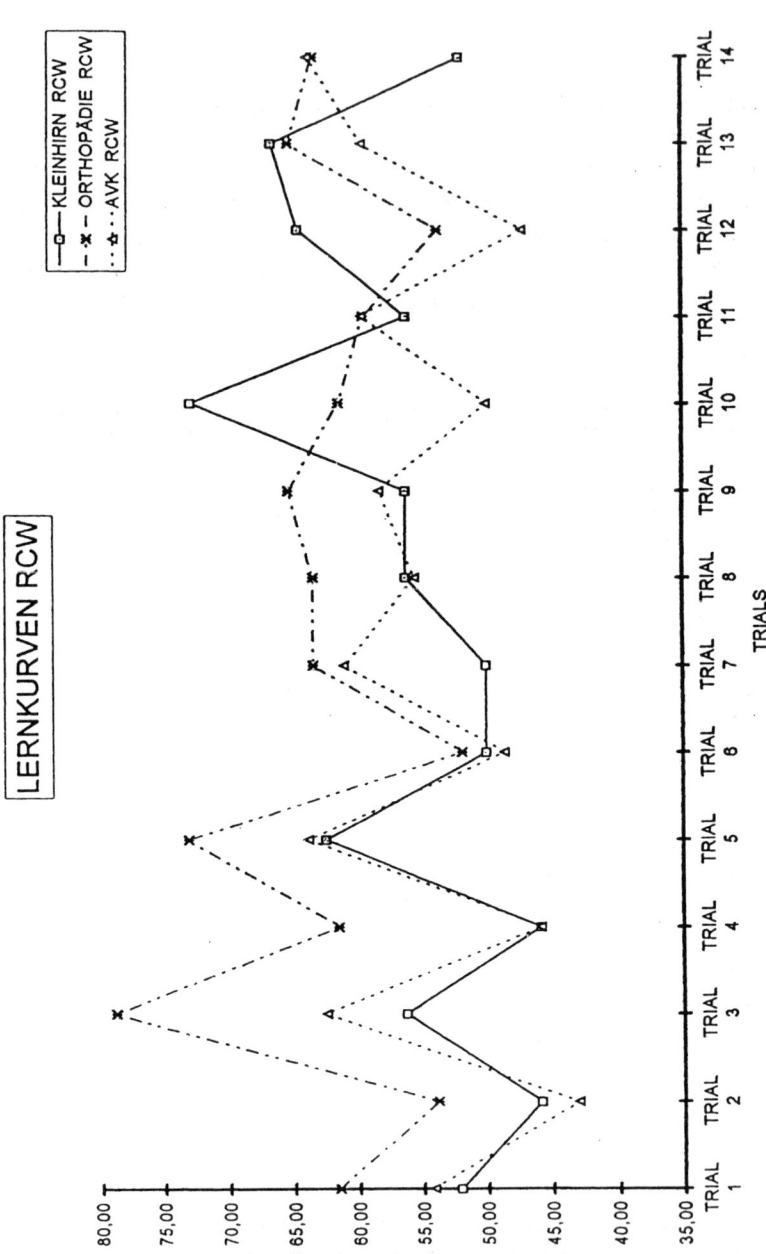

Abbildung 30: Lernkurve RCW

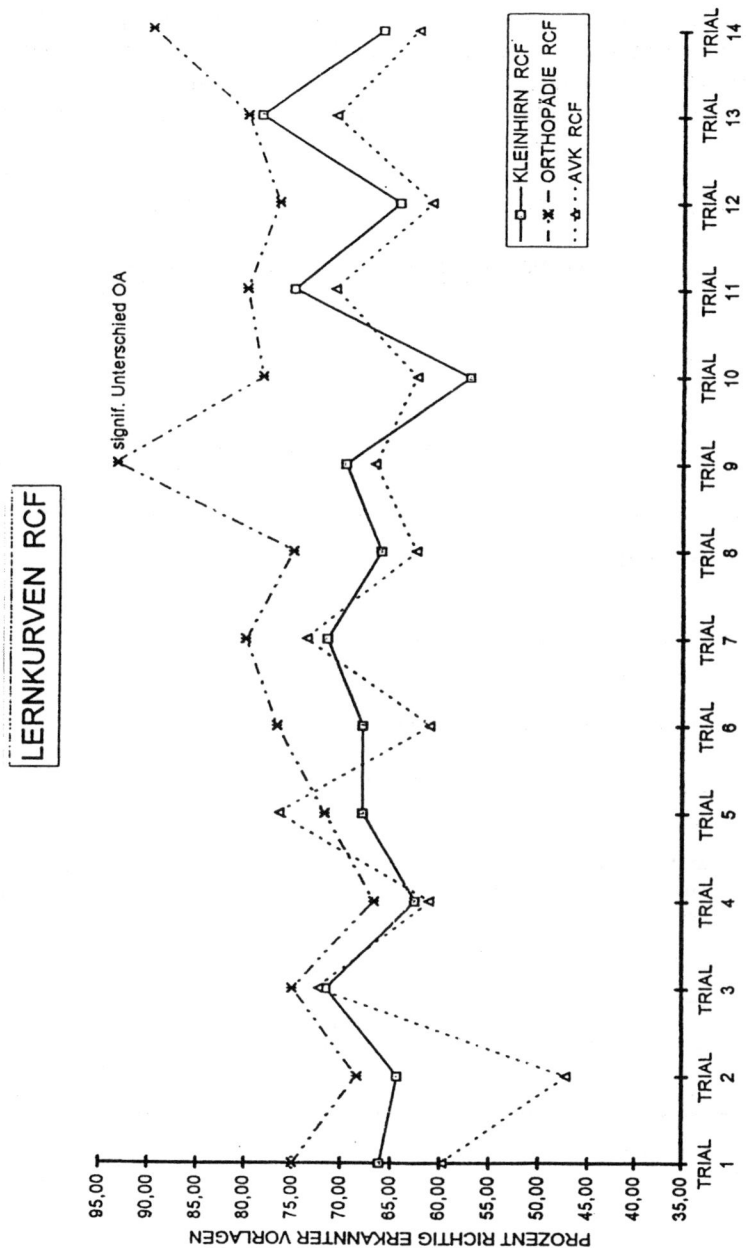

Abbildung 31: Lernkruve RCF

den Lernkurven des RCW bzw. des RCF stellen sich die Patientengruppen auch im Bereich der Gedächtnisfunktionen gleich dar. Aus dem Verlauf der Lernkurven beim RCW/RCF (Abbildungen 30/31, S. 116/117), wird deutlich, daß sich die Kleinhirnpatienten nur quantitativ von den anderen Diagnosegruppen unterscheiden.

Tabelle 30 Gruppenunterschiede im Recurring Wordes/Figures Test (RCW/RFT)

		KLEINHIRN	**ORTHOPÄDIE**	**AVK**	**SIGNIFIKANZ** [1]	
		N=14	N=15	N=18	Gesamt	Gruppen
RFT_GES	MDN	39,50	41,00	40,00		
Rec. Figures Test	MW	41,31	41,69	41,60	NS	
Ges.-leistung (T)	SD	11,21	7,04	8,70		
RCW_GES	MDN	42,57	48,00	42,00		
Rec. Words Test	MW	41,50	46,00	42,30	NS	
Ges.-leistung (T)	SD	10,99	8,77	10,46		

1) Kruskal Wallis ANOVA, Mann-Whitney U-Test
NS = nicht signifikant

Die Ergebnisse der Probanden im CBT und DIGISPAN sind in Tabellen 31/32, S. 123, dargestellt.

Tabelle 31 Gruppenunterschiede im Corsi Block Test (CBT)

		KLEINHIRN	**ORTHOPÄDIE**	**AVK**	**SIGNIFIKANZ** [1]	
		N=16	N=19	N=20	Gesamt	Gruppen
CORSIB_V	MDN	5,00	5,00	5,00		
VorwÄrts	MW	5,00	5,26	5,40	NS	
	SD	1,10	1,15	1,14		
CORSIB_R	MDN	4,00	5,00	5,00		
Rückwärts	MW	4,13	4,68	4,85	NS	
	SD	1,31	0,95	0,88		
CORSIB_G	MDN	9,00	10,00	10,00		
Gesamt	MW	8,88	9,95	9,27	NS	
	SD	1,41	1,68	1,69		

1) Kruskal Wallis ANOVA, Mann-Whitney U-Test
NS = nicht signifikant

Tabelle 32: Gruppenunterschiede im Zahlennachsprechen (DIGISPAN)

		KLEINHIRN	**ORTHOPÄDIE**	**AVK**	**SIGNIFIKANZ** [1]	
		N=16	N=23	N=24	Gesamt	Gruppen
ZA_NA_V	MDN	5,00	6,00	6,00		
Vorwärts	MW	4,94	5,87	5,75	NS	
	SD	1,00	0,97	0,90		
ZA_NA_R	MDN	4,00	4,00	4,00		
Rückwärts	MW	3,69	4,17	4,04	NS	
	SD	0,87	1,07	1,04		
ZA_NA_G	MDN	8,50	10,00	10,00		
Gesamt	MW	8,63	10,04	9,79	NS	
	SD	1,63	1,85	1,59		

1) Kruskal Wallis ANOVA, Mann-Whitney U-Test
NS = nicht signifikant

Nach den Ergebnissen dieser Testreihen sind die Kleinhirnpatienten weder in der aktuellen Gedächtnisleistung in verschiedenen Modalitäten und Gedächtnisarten (Recall und Recognition), noch in ihrer Lernfähigkeit von anderen Patientengruppen zu unterscheiden.

Tabelle 33: Gruppenunterschiede im Aufmerksamkeitsbelastungstest D2

		KLEINHIRN	**ORTHOPÄDIE**	**AVK**	**SIGNIFIKANZ** [1]
		N=13	N=13	N=15	Gesamt
D2_GZ	MDN	34,50	57,90	61,80	
d2 Gesamtzahl (PR)	MW	38,59	51,67	55,66	NS
	SD	27,06	24,63	29,79	
D2_FPROZ	MDN	50,00	58,00	50,00	
d2 Fehlerprozent (PR)	MW	42,69	57,84	45,73	NS
	SD	28,68	28,08	25,77	
D2_GZ_F	MDN	38,20	61,80	54,00	
d2 Gesamtfehler (PR)	MW	34,92	53,10	52,53	NS
	SD	17,09	24,16	28,27	
D2_SB	MDN	50,00	58,00	58,00	
d2 Schwankungsbreite (PR)	MW	44,22	53,52	48,67	NS
	SD	26,02	28,07	28,19	

1) Kruskal Wallis ANOVA, Mann-Whitney U-Test
NS = nicht signifikant

3.4.3 Konzentration und Intelligenz

Die nicht signifikanten Gruppenunterschiede im Bereich der kurzfristigen Konzentration (Aufmerksamkeitsbelastungstest d2, vgl. Tabelle 33, S. 119 sowie der aktuellen Intelligenz (Reduzierter Wechsler Intelligenztests WIP, Tabelle 34, S. 120) weisen ebenfalls nicht auf eine Beeinflussung der kognitiven Leistungen durch Kleinhirnerkrankungen hin.

Tabelle 34: Gruppenunterschiede im Reduzierter Wechsler Intelligenztest (WIP)

		KLEINHIRN	**ORTHOPÄDIE**	**AVK**	**SIGNIFIKANZ** [1]	
		N=16	N=19	N=25	Gesamt	Gruppen
WIP_AW	MDN	100,00	102,50	105,00		
Allgemeines	MW	99,69	101,55	103,08	NS	
Wissen	SD	12,85	12,98	12,39		
WIP_GF	MDN	111,00	111,00	113,00		
Gemeinsamkeiten	MW	111,88	114,33	110,38	NS	
finden	SD	10,35	13,88	13,27		
WIP_BE	MDN	108,50	112,00	112,00		
Bilder ergänzen	MW	108,56	111,68	115,28	NS	
	SD	7,80	15,91	12,92		
WIP_MT	MDN	107,00	112,00	103,00		
Mosaiktest	MW	106,13	109,42	103,04	NS	
	SD	11,33	13,36	12,72		
WIP_GIQ	MDN	108,50	113,00	108,00		
Gesamt IQ	MW	108,56	112,28	109,04	NS	
	SD	11,18	15,18	11,84		

1) Kruskal Wallis ANOVA, Mann-Whitney U-Test
NS = nicht signifikant

4 Diskussion

Untersuchungen zur Neurobiologie des Menschen innerhalb der letzten 15 bis 20 Jahre zeigen, daß das Kleinhirn neben der Modifikation der motorischen Steuerung auch nichtmotorische Hirnfunktionen im kognitiven und emotionalen Bereich beeinflussen kann. Darauf weisen die neuroanatomisch belegten Verbindungen zwischen den Kleinhirnkernen, Thalamus, Frontalhirn und Assoziationsarealen hin. Im Tierversuch waren bei Stimulations- und Läsionsexperimenten, im klinischen Bereich bei Beobachtung von Patienten mit Kleinhirnerkrankungen zahlreiche Veränderungen psychischer Funktionen nachweisbar.

Das Ziel der vorliegenden explorativen Studie bestand daher in der Überprüfung der Frage, ob Kleinhirnerkrankungen beim Menschen zu Veränderungen der psychischen Funktionen, vor allem der seelischen Gesundheit, des emotionalen Befindens, der Persönlichkeit und der kognitiven Funktionen führen können.

4.1 Allgemeine Bemerkungen zum Problem der Einordnung der Untersuchungsergebnisse

Bei der Interpretation der Ergebnisse dieser Studien sind grundsätzliche Probleme zu beachten:
- Durch den bei Tumoren, Infarkten und Blutungen möglicherweise gesteigerten Hirndruck sind diffuse Schädigungen oder vorübergehende Veränderungen verschiedener Großhirnfunktionen möglich. Sie können die isolierten Effekte von Kleinhirnerkrankungen überdecken. Allgemeine cerebrale Störungen durch erhöhten Hirndruck sind im vorliegenden Krankengut jedoch berücksichtigt, da alle Patienten mit Kleinhirninfarkten oder -blutungen bei Anzeichen von Ödemen zuvor eine operative Entlastung oder kombinierte Entlastungstherapien erhielten. In vergleichbaren Studien wurde dies nur von WALLESCH und HORN (1990) kontrolliert, die bezeichnenderweise auch eine aus der Kleinhirnfunktion ableitbare Funktionseinschränkung bei dreidimensionalen, räumlichen Operationen nachwiesen.
- Es ist nicht auszuschließen, daß die Erkrankungsdauer oder der Untersuchungszeitpunkt einen moderierenden Einfluß ausübten. Die bei Kleinhirnin-

farkten klinisch beobachtbaren, z.T. verblüffend raschen und langfristig vollständigen Besserungen der Motorik werfen die Frage nach einer schnellen, möglicherweise individuell unterschiedlichen Kompensationsfähigkeit und Wiederherstellung der Kleinhirnfunktionen auf, wodurch die eigentlich interessierenden neuropsychologischen Defizite oder Veränderungen des Affektes überdeckt werden können. Dieser Zusammenhang ist bisher nicht untersucht worden, er wird jedoch in der vorliegenden Studie im Bereich Psychopathologie erörtert, da hier retrospektiv ein Vergleich der psychischen Symptomatik vor Beginn der Kleinhirnerkrankung mit der nach Beginn der Erkrankung vorgenommen werden konnte.

- Ein weiteres Problem ergibt sich bei der Auswahl der Testverfahren. Zwar können aus den Literaturbefunden Theorien über Funktionsveränderungen abgeleitet werden, spezifische Testverfahren fehlen jedoch meist, so daß auf bekannt reliable und valide Verfahren (z.B. BENTON-TEST, WIP, D2) zurückgegriffen werden muß. WALLESCH und HORN benutzten entsprechend den von LEINER, LEINER und DOW (1986) vorhergesagten Defiziten den Würfelabwicklungstest des IST (räumliche Manipulation in der Vorstellung!) und konnten bisher als einzige deutliche und signifikante Leistungseinbußen bei den Kleinhirnpatienten beobachten. Die in Analogie zur BRAITENBERG's Modell der Kleinhirnfunktion als biologische Uhr (vgl. Kap. 1.3.4., S. 33) erhobenen chronometrischen Daten von POSNER et al. (1988), LUNDY-EKMAN et al. (1991), IVRY und KEELE (1988) zeigten signifikante Defizite der Kleinhirnpatienten im Zeitschätzungs- und Reaktionsvorbereitungsbereich. Die in Kap. 1.3.2.5, beschriebenen Theorien über die Beteiligung des Kleinhirns an Konditionierungsphänomenen sowie beim Assoziationslernen lassen Defizite im Humanbereich erwarten. LYE et al. (1988) konnte bei einem männlichen Patienten im Rahmen eines rechtshemisphärischen Infarktes eine stabile Reduktion der Konditionierbarkeit des Lidschlagreflexes beobachten. BRACKE-TOLKMIT et al. (1989) überprüften die Fähigkeit zum Assoziationslernern mit Wortpaarlisten nach POWELL (1979) und fanden für die Kleinhirn-Patienten signifikante Defizite gegenüber den gesunden Kontrollen. DAUM et al. (1993) berichten im Rahmen der Anwendung der assoziativen Wortpaar-Liste der Wechsler Memory Scale jedoch nicht über einen signifikanten Gruppenunterschied zwischen Kleinhirnpatienten und Kontrollen. Die zu beobachtende, gesichert differentielle Leistungsfähigkeit der Probanden war nur bei Interaktionen höherer Ordnung, d.h. bei Berücksichtigung der Faktoren Wortschwierigkeit, Anzahl der Lerndurchgänge oder Hilfestellung durch eine semantische Vorstrukturierung des Materials, vorhanden. Die Autoren schließen damit mehr auf Defizite der Kleinhirnpatienten in verbalen Gedächtnisfunktionen als auf Störungen des Assoziationslernens. Über PET bzw. rCBF-Untersuchungen wiesen LEINER, LEINER und DOW (1989) nach, daß unter verschiedenen sprachlichen Aufgaben, z.b. "Worte nachsprechen" oder Bildung von Assoziationspaaren ohne lautes Aussprechen, nach Subtraktion der Abbildung der motorischen Komponenten das rechte untere laterale Kleinhirn aktiviert war. Es projiziert zur linken Großhirnhemisphäre, wo das Sprachzentrum angesiedelt ist. Diese Befunde bestätigen die schon vermutete Beteiligung des Kleinhirns an sprachlichen Funktionen und damit den Einfluß auf kognitive Funktionen. Analog zur Argumentation von ACKERMANN und DAUM (1995) ergibt sich, daß nur bei Anwendung von theoriengeleiteten Untersuchungsverfahren, bei genaueren und gut kontrollierten Stichprobenselektionen Veränderungen auf Kleinhirnläsionen zurückgeführt werden können.

- Die bei klinischen Studien erhobenen Befunde zu affektiven Veränderungen nach Kleinhirnläsionen setzten immer eine direkte Beeinflussung, z.B. des limbischen Systems durch das Kleinhirn, voraus, vernachlässigten jedoch psychische Veränderungen durch die Verarbeitung der jeweiligen Erkrankung. Es ist bekannt, daß z.B. Patienten mit kardialen Erkrankungen Phobien und neurotische Verarbeitungen entwickeln. Engegefühle und Erwartungsängste können hier zu psychischen Phänomenen führen, die nicht organisch bedingt sind, aber mit der Art der zugrundeliegenden kardialen Erkrankung eng korrelieren. Es ist daher nicht auszuschließen, daß die auffälligen Organmanifestationen bei cerebellären Erkrankungen im Rahmen der Krankheitsverarbeitung auch zu sekundären psychischen Störungen führen können, die primär nicht durch cerebellocerebrale Strukturen zustande kommen und die "organisch" verursachten Veränderungen überdecken.

4.2 Psychopathologie

Der psychopathologische Status war trotz einer auffälligen Häufung psychiatrischer Diagnosen bei Kleinhirn- und Gefäßerkrankten nicht signifikant unterschiedlich zwischen den drei Probandengruppen ausgeprägt. Ein Einfluß der aktuellen Erkrankung auf die Häufigkeit oder Art der Psychopathologie war nicht nachzuweisen.

Die wenigen signifikanten Unterschiede auf Symptomebene betreffen unspezifische Beschwerden wie Nachlassen der Konzentration, Müdigkeit und Erschöpfung oder spezifisch krankheitsbezogene Krankheitszeichen, z.B. "steife Bewegungen" (P142A) für die Gruppe der orthopädisch Erkrankten. Auffallend war jedoch der klinischen Eindruck in der Untersuchungssituation, in der die Kleinhirnpatienten eine teilweise signifikante Tendenz zu expansivem Verhalten mit "Gehobenem Affekt", "Feindseeliger Irritierbarkeit", "Weitschweifiger Sprache" und "Perseverationen" gegenüber den Kontrollgruppen zeigten. Dies deckt sich mit ähnlichen Tendenzen in der Befindlichkeitseinschätzung (EWL-K) und der Persönlichkeitsbeschreibung (MMPI).

Für ein Verständnis der Befunde als Ausdruck der Krankheitsbewältigung kann ebenfalls die Untersuchung der signifikanten Symptomübergänge im SCAN (vgl. Tabelle 17, S. 96) sprechen. Hier wird deutlich, daß die meisten der für die Gesamtgruppe gefundenen signifikanten Veränderungen von "Lifetime Ever" (LE) zu "Present State" (PS) durch die Veränderungen bei der Gruppe der Kleinhirnerkrankten verursacht wird. Bei ihnen nehmen Anzahl und Dauer der Beschwerden am stärksten zu. Diese Patienten schildern die typischen Symptome eines depressiven Syndromes mit "Antriebsverminderung", "Verlangsamung der Bewegungen", "Gestörtem Denken" sowie mit "Nachlassen der Konzentration". Unklar bleibt, inwiefern medikamentöse Einflüsse, z.B. die Behandlung der Ataxie-Patienten mit dem Serotonin-Präkursor 5-Hydroxy-tryptophan (Levothym$^{(r)}$) selbst stimmungsmodulierend wirken.

4.2.1 Literaturhinweise zu psychopathologischen Veränderungen bei Kleinhirnläsionen

4.2.1.1 Befunde bei cerebellärer Stimulation

Bereits 1861 entdeckte WAGNER, daß die aus einer Decerebration resultierende muskuläre Rigidität durch Kleinhirnstimulation inhibiert werden kann und schloß daraus, daß die Funktion des Kleinhirns inhibitorisch sei. Dieser Befund wurde von SHERINGTON et al. (1897) bestätigt. Zusätzlich zu deren frühen Abtragungsexperimenten führten in den 50er Jahren unternommene Untersuchungen über die Verarbeitung und Modulation sensorischer Informationen durch das Kleinhirn zu der genauen Darstellung der Effekte elektrischer Kleinhirnstimulation. Nachdem sich aus einzelnen Untersuchungen Hinweise auf die Inhibition epileptiformer Entladungen durch cerebelläre Stimulation ergaben, wurde dieses Verfahren als eine der Behandlungsmöglichkeit schwerer Epilepsien, während der 70er und 80er Jahre weiterentwickelt und angewandt.

Die Stimulationstechniken bauten auf der Erkenntnis auf, daß das Kleinhirn neben den Zuflüssen aus den von DUUS (1987) genannten drei großen Regelkreisen auch zusätzlich exterozeptive Informationen aus dem taktilen, auditorischen und visuellen Bereich erhält. Diese Zuflüsse sind notwendig, damit das Kleinhirn die "bewußte" Kontrolle von Haltung und Gleichgewicht, die beispielsweise zusätzliche visuelle Information benötigt, leisten kann.[15] WHITESIDE und SNIDER (1953) wiesen Projektionen vom Kleinhirn zu Thalamus und Diencephalon sowie zu den Kernen der Formatio reticularis nach, so daß das Kleinhirn über eine Modulation des aufsteigenden retikulären aktivierenden Systems (ARAS) Wahrnehmungsschwellen und die für die Verarbeitung der Informationen notwendige Aktivierung bestimmter Hirngebiete modulieren kann.[16] Nach MARR's Theorie (1969), (vgl. Kap. 1.3.2.1) würde eine Verarbeitung emotionaler, motivationaler und visueller Informationen im Kleinhirn von Bedeutung sein, da diese Reize über Konditionierungsprozesse Auslöser zur Initiation oder Beendigung von Bewegungen darstellen könnten (Parallele: "Verhaltenshemmungssystem" nach GRAY, 1970).

Obwohl bereits COOKE und SNIDER (1955) im Tierversuch nachwiesen, daß Kleinhirnstimulation zu einer Veränderung oder sogar Inhibition experimentell induzierter kortikaler epileptischer Foci führen konnte, wurden erst 1965 durch NASHOLD und SLAUGHTER Versuche unternommen, Bewegungsstörungen bei Patienten durch Stimulation oder Abtragung cerebellären Gewebes zu verändern. Dabei wurden auch neben Veränderungen der Augenbewegungen, der Haltung und des Muskeltonus erstmals gefühlsmäßige Auffälligkeiten in Richtung einer Induktion von Beunruhigung, allgemeinem Unwohlsein und Benommenheit beschrieben, ohne daß höhere Funktionen wie Gedächtnis oder Sprache beeinträchtigt waren. Vorangegangen waren erste Untersuchungen von EEG-Veränderungen bei Kleinhirnstimulation beim Menschen durch SNIDER und WETZEL (1965), als beide Autoren nach standardisierten Methoden zur Erleichterung von Schmerzen suchten. Hierbei war zu beobachten, daß sich in den meisten Fällen eine reversible Erhöhung der Spannung und eine Veränderung der Frequenz des EEG fand. 1973/74 begannen erste Arbeitsgruppen, vor allem COOPER et al. (1973) sowie DAVIS et al. (1976), tierexperimentelle Studien von DOW und MORUZZI (1958) bzw. SNIDER (1967) fortzusetzen. Das Ziel war, die Genese der Epilepsie aufzuklären bzw. bisher unbeeinflußbare

---

15 Nach RIKLAN (1978) fanden CHAMBERS und SPRAGUE (1955), daß Katzen auf die Entfernung von Tuber - und Folium vermis cerebelli auf akustische und visuelle Stimuli kaum noch Reaktionen zeigen und nicht mehr in der Lage waren, Distanzen und Abstände beim Springen richtig einzuschätzen.
16 Nach SNIDER (1967) geschieht die Modulation auf zwei Arten, indem einerseits ein tonischer Einfluß über das ARAS und andererseits ein phasischer Einfluß über Teile des Thalamus ausgeübt wird.

Epilepsie durch elektrische Stimulation des paleo- und neocerebellären Cortex zu behandeln.

Stellvertretend für die von verschiedenen Arbeitsgruppen angewandten Techniken wird nachfolgend das von HEATH et al. (1980) und anderen angewandte Verfahren beschrieben. Diese Autoren entwickelten aufbauend auf ihren Tierversuchen (vgl. HEATH et al., 1979) eine empirisch kontrollierte Elektrodenkonfiguration und Implantationsanordnung. Dabei werden drei Ketten mit Elektroden auf der vorderen Kleinhirnoberfläche entsprechend den Anordnungen von COOPER et al. (1976) oder LARSON et al. (1977) befestigt. Da in den Tierversuchen festgestellt wurde, daß die Stimulation der tieferen oder unteren Foliae des Vermis bzw. der Gebiete um den Nucleus fastigii besonders die Neurone des Septums und der Corpora amygdaloidea stimulieren aber auch gleichzeitig die Aktivität von Hippocampus und anderen Gebieten der Corpora amygdaloidea inhibieren, wurden im Bestreben, möglichst viele dieser Gebiete zu erreichen, mehrfach zwei Ketten mit Elektroden auf der Unterseite des Kleinhirns befestigt. Die Elektroden bestanden dabei aus in Silikon eingebettetes Platin.

Am effektivsten fanden die Autoren Stimulationsfrequenzen von 100 Hertz, bei einer Pulsweite von 150 bis 250 Mikrosekunden. Die Höhe der Spannung wurde individuell anhand sensorisch evozierter Potentiale bzw. der klinischen Reaktion des Patienten festgelegt. Die Stimulation dauert 5 Minuten, dazwischen lagen 5 Minuten Pause. Andere Autoren, z.B. WRIGHT und McLELLAN (1981), benutzen Stimulationsraten von 10 Hertz mit einer Pulsweite von 500 Millisekunden, Rechteckpulsform und einer Spannung von ca. 40 Millivolt jedoch ohne nennenswerten Effekt, was aber auch auf die ungenaue Patientenselektion zurückgeführt werden kann. Elektrisch versorgt werden die Eletroden über subkutan in der Brust unterhalb des Schlüsselbeines implantierte Antennen. Auf sie wird die Sendeantenne des Stimulationsgerätes gelegt und Strom und Spannung transdermal induktiv weitergeleitet.

Als neuroanatomisches Substrat der Beeinflussung des Mittelhirns durch das Kleinhirn nehmen exemplarisch HEATH et al. (1980) direkte Verbindungen der Kleinhirnkerne zu Septum, Hippocampus, Corpora amygdaloidea und Thalamus an (untersucht bei Katze und Affe; HEATH und HARPER, 1974, 1976). Die gleichen Autoren konnten 1978 zeigen, daß auch direkte Verbindungen vom Vermis zu den oben genannten Gebieten bestehen müssen, da durch Kleinhirnstimulation in diesen Gebieten evozierte Potentiale nach Läsion der Kleinhirnkerne bestehen bleiben bzw. die Spontanaktivität in diesen Gebieten durch vermale Stimulation modifiziert werden kann. Für das Vorhandensein eines den anderen Kleinhirnregelkreisen ähnlichen Mechanismus sprechen Befunde, wonach sich beim Affen nach Erzeugung künstlicher epileptischer Anfallsaktivität in den Kleinhirnkernen eine hochamplitudige rhythmische Aktivität einstellte, die noch einige Sekunden nach Beendigung des Anfalls abzuleiten war (HEATH, 1976). Bereits 1974 hatten JULIEN und LAXER aufgrund von Versuchen bei Katzen darauf hingewiesen, daß durch Penicillininjektionen hervorgerufene epileptische Foci im sensomotorischen Kortex ca. 15 Minuten nach der Injektion zu rhythmischen Entladungen der Purkinje-Zellen mit ca. 100 bis 140 Hertz führten. Diese Studie ist insofern ein weiterer Hinweis für die regulierenden inhibitorischen Einflüsse des Kleinhirns auf die elektrische Aktivität des Mittelhirns, da bei einem Aussetzen der Entladung der Purkinje-Zellen sich die fokalen Potentiale deutlich verlängerten und ein Maximum an Sychronisation und Spannung entwickelten, nach Beendigung der Anfallsaktivität sich jedoch keinerlei Aktivität in den Purkinje-Zellen mehr einstellte. In den Regelmechanismus mit einbezogen ist nach dieser Untersuchung der Nucleus dentatus, da gerade bei verlängertem epileptischen Geschehen, dieser Kern eine der Purkinje-Zelle entsprechende Funktion übernimmt.

Aus diesen Beobachtungen werden zwei zusätzliche Eigenschaften des Regelmechanismus deutlich, auch wenn es sich hierbei nicht um eine Beeinflussung des Zwischenhirns sondern des sensomotorischen Kortex handelt. Einerseits benötigt das Kleinhirn anscheinend eine relativ starke epileptische Aktivität bis zum Beginn der Gegenregulation. Die Beendigung der Aktivität der Purkinje-Zellen und eine Verlagerung der Aktivität auf die Zellen des Nucleus dentatus bedeutet im Zusammenhang mit einer Generalisierung des Anfallsgeschehens, daß andere Regelkreise eine Beeinflussung der Anfallsaktivität übernehmen und der oben beschriebene Kreis mehr zur Beeinflussung kurzer fokaler Aktivitäten dient, um eine Ausbreitung der Aktivität zu verhindern. Aus diesem Schema ergibt sich auch, daß erhöhte Aktivität im cerebellären Kortex zu einer Verringerung der epileptischen Aktivität, Inhibition der Aktivität im cerebellären Kortex zu einer Erhöhung der epileptischen Aktivität führt (vgl. z.B. DOW et al., 1961).

Eigenschaften und Funktionen der Regelkreise Kleinhirnvermis/Septum/ Hippocampus untersuchten HEATH et al. (1980) an zwei Affen und 21 Katzen durch Implantation von 10 mm^3 Kobalt in den linken Hippocampus. Die Stimulation erfolgte nach den oben dargestellten Techniken. Durch die Kobaltimplantation entwickelte sich innerhalb von 48 Stunden ein primärer Focus mit dysrhythmischen Verläufen, die denen von Patienten mit psychotischen Episoden oder interiktalen Perioden bei Epilepsie entsprachen. Zusätzlich bildeten sich sekundäre Foci im gegenüberliegenden Hippocampus und in den Corpora amygdaloidea sowie verschiedenen Großhirngebieten und in den Kernen des linken Kleinhirns. Eine Stimulation mit den gleichen Parametern zwischen Ober-

und Unterseite des Vermis durch das Gewebe hindurch führte konsequent zu einer Reduktion der dysrhythmischen Verläufe.

Bei Katzen fand sich eine gesteigerte Purkinje-Zellaktivität, ein Erhöhung der Entladungsrate im Septum, sowie gleichzeitig eine Inhibition der Entladungsrate im Hippocampus in Abhängigkeit von der Stärke der Stimulation. Bei Wiederholung der vermalen Stimulation entwickelte sich ein oszillatorisches Entladungsverhalten der Purkinje-Zellen, das in einem Fall bis zu einer Stunde nach Ende der Stimulation anhielt und zu einer erheblichen, zusätzlichen Purkinjezell-Aktivität und Inhibition von Zellen im Hippocampus führte.

Daraus wird deutlich, daß Nachentladungen im Septum und Hippocampus zu einer Aktivierung der Purkinje-Zellen im Kleinhirn und Zellen im Septum führen mit Inhibition der hippocampalen Nachentladung. Die Aktivität im Hippocampus allein kann dabei durch Stimulation sowohl des Vermis als auch des Septums erreicht werden.

Trotz dieser deutlichen Zusammenhänge und eines plausiblen Modells gibt es bis jetzt nur wenige gut kontrollierte exprimentelle Überprüfungen der Stimulationseffekte. Aufgrund der komplexen neuronalen Verschaltung lassen sich auch andere Regelkreise, z.B. über das ARAS, vorstellen, die noch einer experimentellen Überprüfung bedürfen.

MYERS et al. (1975) fanden bei ihrer Untersuchung des Einflusses akuter und chronischer Stimulation der anterioren Lobuli des Kleinhirns (Paleocerebellum) keinen Einfluß auf Grand-Mal Anfälle durch Enfluran oder Pentylenetetrazol, Petit-Mal Anfälle durch intramuskuläre Injektion von Penicillin sowie auf Induktion eines Myoclonus durch Alpha-Chloralose. Durch keinen der Stimulationsparameter (1 bis 250 Hertz, Konstantspannung, Konstantstrom, Stimulation mit durchschnittlichen Intensitäten von 8 mVolt und 2,5 mA) wurden bei den vorgenannten experimentellen Induktionen durchgängige und anhaltende Besserung der klinischen Symptomatik oder der EEG-Veränderungen hervorgerufen. Im Gegensatz zu den oben dargestellten Studien stehen Untersuchungen von HABLITZ et al. (1975), bei denen Kleinhirnstimulation nicht zu einer Reduktion der Anfallsaktivität führte, sondern diese förderte oder sogar auslöste. Bei chronisch epileptogenen Foci im Motorkortex von Rhesusaffen, die durch intrakortikale Injektion von Aluminiumhydroxyd erzeugt wurden, erwies sich niederfrequente Stimulation des paleocerebellären Kortex mit 5 bis 10 Hertz als völlig ineffektiv. Hochfrequente Stimulation von 100 Hertz führte jedoch regelmäßig zu generalisierten epileptischen Anfällen, die aufgrund des Fehlens von Spontananfällen, damit sicher auf einen den Einfluß der Stimulation zurückzuführen waren.

Bei Patienten, die an unbehandelbarer Epilepsie oder Verhaltensstörungen litten, waren bei Stimulationsexperimenten des paleo- und neocerebellären Kortex neben den günstigen Beeinflussung der epileptischen Aktivität korrelierende Verhaltensveränderungen zu beobachten (COOPER, 1976).

HEATH et al. untersuchten 1980 bei 38 Patienten mit verschiedenen unbehandelbaren psychiatrischen und neurologischen Erkrankungen (Epilepsie, organische Hirnschädigung, Depression/Schizophrenie) den Einfluß chronischer Kleinhirnstimulation. Die Lage der Elektroden sowie die Stimulationsparameter entsprachen der obigen Darstellung. Bei ca. 40 % der Patienten mit Epilepsie und Depressionen besserte sich die Erkrankung erheblich. In der Gruppe der epileptischen Patienten hatte die Stimulationsbehandlung bei 8 Patienten nur geringen Einfluß auf die Anfallsaktivität, führte aber zu erheblichen Verhaltensveränderungen, über deren Art nicht berichtet wird. Bei Patienten mit hirnorganischen Veränderungen ergaben entsprechend der unterschiedlichen Genese (Unfälle mit schwerem Schädelhirntrauma bzw. Schußverletzung mit nachfolgendem psychotischen Verhalten, schwere geistige und körperliche Behinderung durch eine Infektion in Utero und eine mäßige geistige Behinderung) eine differentielle Besserung des psychopathologischen Befundes. Vorrangig war eine Reduktion der psychotischen Symptomatik mit der Möglichkeit, die Medikation abzusetzen oder eine bessere Kontrolle des vorher unkontrollierbaren aggressiven oder antisozialen Verhaltens.

Im Vordergrund der Symptomatik bei den depressiven Patienten standen anhedonische Symptome, Zwänge oder ein paranoid/hypochondrischer Wahn. Bei allen, bis auf einen paranoid/hypochondrischen Patienten, wurde durch die elektrische Kleinhirnstimulation die psychotische Symptomatik erheblich gemildert, so daß die Medikation reduziert werden konnte. Besserungen in der Gruppe schizophrener Patienten fielen sehr unterschiedlich aus. Während zwei von 15 Patienten eine vollständige Remission aufwiesen, veränderte sich die Symptomatik bei sechs Patienten nur mäßig, doch konnte die neuroleptische Medikation reduziert werden. Andere Patienten zeigten unsystematische Besserungen. Bei vier Patienten wurden keine Erfolge durch die Stimulation bewirkt, was teilweise jedoch auf die Weigerung der Patienten, andauernd einen Stimulator zu tragen, zurückgeführt werden kann. Eine weitere Erklärung für das Versagen der Stimulation bei Schizophrenie wird von den Autoren auf die wegen der langen Medikamenteneinnahme vorgeschädigte oder konstant veränderte Aufnahmefähigkeit der Zellmembranen zurückgeführt. Für die Richtigkeit der Anwendung von Stimulatoren sprach die Beobachtung, daß die Patienten nur noch ein Zwanzigstel der präoperativen Neuroleptika-Dosis benötigten. Ein weiterer, jedoch schwer erklärbarer Einfluß waren die bei 21 % Patienten nach der Operation gefundenen Kleinhirnveränderungen, hauptsächlich "Vernarbungen" des Vermis, deren Ursache nicht zu ermitteln war.

Für einen therapeutischen Effekt spricht in dieser Studie auch die Tatsache, daß nach Kabelbrüchen in der Elektronik bei allen, außer den depressiven Patienten, die frühere Symptomatik rasch wieder auflebte. SMYTHIES (1981) fand bei Patienten mit geistiger Behinderung eine erhebliche Verringerung von Gewalttätigkeit und Aggression sowie eine Reduktion von Angst, Depression und Zwängen. In drei Fällen (neurotisch geformte Depression, zwanghaft masochistisches Verhalten mit erheblichen Mißbildungen des Kleinhirns sowie bei einem Zustand nach Drogenpsychose) erfolgte nur eine geringe Besserung.

Während die oben aufgeführten Studien eindrucksvoll Verbesserungen durch Kleinhirnstimulationen darstellen, sind sie methodisch betrachtet wenig aussagekräftig, da eine Operationalisierung der Behandlungs- und Untersuchungsmethoden sowie die Einbeziehung einer Kontrollgruppe fehlen. WRIGHT et al. unternahmen 1984 methodisch sinnvolle und saubere Doppelblindversuche zur Klärung des Einflusses cerebellärer Stimulation bei Patienten mit schwerer Epilepsie. Dabei handelte es sich um 12 Patienten im Alter zwischen 20 und 38 Jahren mit einer durchschnittlichen Erkrankungsdauer von 20,6 Jahren. Sie litten an einer schweren, unbehandelbaren Epilepsie unbekannter Genese. Neben Grand-Mal-Anfällen fanden sich bei sechs der Patienten im EEG außer der generalisierten paroxysmalen Aktivität fokale Aktivität im Frontal- oder Temporallappen. Im Gegensatz zur Elektrodenkonfiguration bei HEATH et al. erhielten die Patienten zwei Elektrodenstreifen, ca. 20 mm paramedian in die Kleinhirnhemisphäre implantiert und wurden mit Impulsen von 10 Hertz und 5 mA Strom stimuliert. Zur Überprüfung der Effektivität wandten die Autoren bei allen Patienten permutiert drei verschiedene Stimulationsbedingungen über zwei Monate an. In der ersten wurde kontinuierlich mit einem Hemisphärenwechsel jede Minute stimuliert, in der zweiten eine intermittierend kontingente Stimulation im Zusammenhang mit dem Anfallsgeschehen vorgenommen, in der dritten Gruppe wurde auf eine Stimulation (Kontrollgruppe) verzichtet. Zwischen den Gruppen ergab sich jedoch keine statistisch signifikante Reduktion der Häufigkeit von epileptischen Anfällen oder eine andere neurologische, psychiatrische oder psychometrische Veränderung. Diese Studie steht damit im Gegensatz zu den anderen Untersuchungen, die positive Effekte bei Kleinhirnstimulation zur Behandlung von Epilepsie berichten.

Nach der Literatur ergibt sich der Eindruck, daß die Effekte der Kleinhirnstimulation noch nicht ausreichend methodisch untersucht wurden. Aufgrund der uneinheitlich positiven Befunde und einer noch unklaren prognostischen Einschätzung sind Belastungen und Risiken durch die Operation ethisch nicht zu vertreten.

Gerade bei den Effekten der chronischen Kleinhirnstimulation fanden sich aber eine Reihe von Hinweise, die auf eine Beeinflussung höherer, integrativer Hirnfunktionen durch das Kleinhirn schließen lassen. RIKLAN et al. (1978) untersuchten die Auswirkungen der Kleinhirnstimulation bei 13 Epilepsie-Patienten auf Wahrnehmungs-, Denk- und Gedächtnisfunktionen. Als Kontrollgruppe dienten acht Patienten mit Zustand nach Schlaganfall und begleitender Spastiziät sowie fünf Patienten mit Anfallskrankheiten, die jedoch keine Stimulation erhielten. Alle Patienten wurden im gleichen zeitlichen Abstand mit folgenden Testverfahren untersucht: 1. Wechsler-Intelligenztest für Erwachsene (WAIS), 2. Wechsler-Gedächtnisskala (WMS), 3. Bender Visuell-motorischer-Gestalttest, 4. kritische Flimmerverschmelzungsfrequenz (CFF) sowie 5. tachistoskopische Untersuchungen.[17]

Wie Abbildung 32, S. 132, zeigt, findet sich nach durchschnittlich 25 Tagen als einziger, kurzfristiger und signifikanter Stimulationseffekt eine Verbesserung im Subtest "Allgemeines Verständnis" des HAWIE (WAIS). Ebenso ist ein Trend zur Verbesserung der verbalen Testteile zu erkennen (Subtest "Wortschatz", Verbal-IQ), die Unterschiede erreichen jedoch keine statistische Signifikanz. Auch bei der tachistoskopischen Untersuchung ergaben sich keine signifikante Unterschiede zwischen den beiden Gruppen, jedoch weisen die Stimulationsgruppen Tendenzen zur Verschlechterung ihrer Wahrnehmungsschwelle vornehmlich im Wort-Wort Bereich auf. Dieser Effekt war sogar lateralisiert nachweisbar, d. h. bei Stimulation in der rechten Hemisphäre trat auch eine entsprechende Verschlechterung für Wahrnehmung im rechten Gesichtsfeld auf. Bei der CFF oder bei der WMS ergaben sich keine signifikanten Unterschiede.

---

17 Beim Wechsler Intelligenztest für Erwachsene (WAIS) handelt es sich um die amerikanische Version des bekannten Intelligenztest, der im Verbal- und Handlungsbereich verschiedene kognitive und Wahrnehmungsfunktionen überprüft. Die Wechsler-Gedächtnisskala (WMS) ist ein standardisiertes Maß der Orientierung des Kurz- und des Langzeitgedächtnisses, was ebenfalls im Verbal- und Wahrnehmungsbereich überprüft wird. Der Bender Visuell motorische Gestalttest ist ein Maß der visuell motorischen Wahrnehmung und Integration, bei dem standardisierte komplexe graphische Vorlagen kopiert werden müssen. Bei der kritischen Flimmerverschmelzungsfrequenz handelt es sich um einen visuellen Wahrnehmungstest, bei der zwei aufeinanderfolgende Lichtreize nicht mehr als getrennt wahrgenommen werden. Dieses Maß ist dabei ein Ausdruck des cerebralen Erregungsniveaus, da es beispielsweise auch durch Müdigkeit oder psychotrope Medikamente beeinflußt wird. Durch das Tachistoskop wird die Wahrnehmungs- und Verständnisschwelle im Millisekundenbereich für verschieden konfigurierbare Stimuli bestimmt.

Abbildung 32: Veränderungsmaße im Wechsler-Intelligenztest für Erwachsene - Skalierte Subtestwerte, Verbal-IQ, Handlungs-IQ und Gesamt-IQ. Beide Stimulationsgruppen (E gegenüber beiden Kontrollgruppen C). I = Allgemeines Wissen, C = Allgemeines Verständnis, A = Rechnerisches Denken, S = Gemeinsamkeiten finden, Dsp = Zahlen nachsprechen, V = Wortschatztest, Dsy = Zahlensymboltest, PC = Bilder ergänzen, BD = Mosaik Test, PA = Bilder ordnen, OA = Figuren legen (aus RIKLAN, 1978).

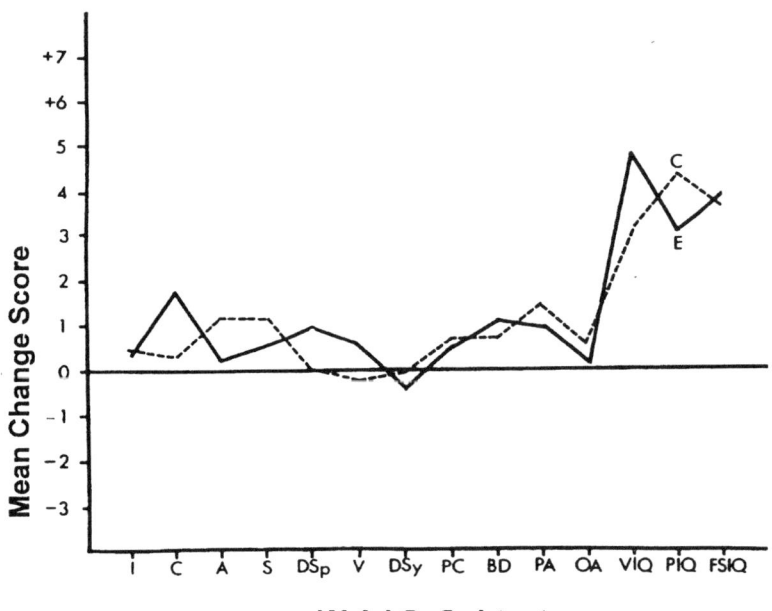

Durchschnittlich drei Monate nach Beginn der Stimmulationsbehandlung fand sich bei den verbalen Subtests für die Stimulationsgruppe eine Verbesserung der Leistungen. Dies ist jedoch nicht auf einen signifikanten Behandlungseffekt zurückzuführen, da die Kontrollgruppen ebenfalls eine Verbesserung erzielte. Diese Effekte lassen sich auch bei der WMS, dem Bender-Gestalt-Test und der CFF nachweisen, erreichen aber auch hier keinen signifikanten Unterschied zur Kontrollgruppe. Die nach durchschnittlich drei Behandlungswochen zu beobachtende Verschlechterung der tachistoskopischen Schwellen veränderte sich langfristig wieder auf den präoperativen Zustand. Während die Befunde bei WAIS, WMS und Bender-Gestalt-Test möglicherweise auf Übungseffekte zurückzuführen sind, ist eine Beurteilung der hier hauptsächlich physiologisch beeinflußten CFF und der tachistokopischen Schwellen wegen des Fehlens einer eingehenden Darstellung nicht möglich.

Die aus den Fallberichten entnehmbaren psychopathologischen Veränderungen sind trotz individueller Differenzen aufschlußreich. RIKLAN (1978) berichtete hauptsächlich über eine Reduktion von Angstgefühlen, Spannung und Streß, sowie über ein Nachlassen depressiver Gefühle und eine Zunahme von Optimismus. Bei den kognitiven Funktionen wurde von einer Verbesserung der Aufmerksamkeit und der Sprachflüssigkeit berichtet, im Bereich des Verhaltens von einer Abnahme von Wut und Aggressionen im Zusammenhang mit Anfällen oder einer zwischen den Anfällen stärkeren emotionalen Kontrolle. Als Beispiel diente die Beobachtung eines 18jährigen Mannes mit psychomotorischen epileptischen Anfällen seit dem 2. Lebensjahr, die häufig mit gewalttätigem und suizidalem Verhalten verbunden waren. Seine Aura und das iktale Stadium ging mit Gefühlen der Leichtigkeit und Gewichtslosigkeit einher. Der Patient zeigte Grimassen, schrie und gab andere Lautäußerungen von sich. Im Sozialverhalten wurde er als erheblich verunsichert, scheu, zurückgezogen und an einem Minderwertigkeitskomplex leidend beschrieben. Durch die Kleinhirnstimulation war der Patient anfallsfrei und in der Fremdbeobachtung als kontrollierbar, zugewandt und an Sozialkontakten interessiert beschrieben. Er selbst schilderte sich optimistisch, weniger depressiv und nicht mehr unter Suizidgedanken leidend. Er hatte mehr Selbstvertrauen und ein besseres Selbstwertgefühl, öffnete sich Sozialkontakten und begann innerhalb seiner Möglichkeiten wieder zu arbeiten.

Obwohl ein Teil der Verhaltensveränderungen auf den Wegfall oder auf eine Besserung der Erkrankung zurückzuführen ist, müssen grundlegende Veränderungen wie Stimmungsanhebung oder Verbesserung der kognitiven Funktionen als Effekt der Stimulation verstanden werden, da sie in allen Fallberichten von den Patienten selbst als positive Veränderung wahrgenommen wurden.

4.2.1.2 Begleitende Psychosen bei Kleinhirnerkrankungen

In der Literatur finden sich Berichte über psychopathologische Veränderungen - hauptsächlich bipolare und schizophrene Psychosen - aber auch dementielle Prozesse als Begleitphänomene von verschiedenen Kleinhirnerkrankungen. Sie kamen hauptsächlich bei degenerativen Kleinhirnerkrankungen oder im Rahmen von raumfordernden Prozessen (Tumore) sowie bei Blutungen und Infarkten vor.

1911 berichtete FICKLER "(...) in den letzten Jahren kamen in hiesiger Anstalt mehrere Fälle von Epilepsie, Idiotie und Geisteskrankheit verbunden mit cerebellärem Symptomenkomplex zur Beobachtung (...) Es handelte sich um folgende Erkrankungen: Fall 1: Atrophie des Kleinhirns infolge von chronischem Alkoholismus; Fall 2: Cerebelläre Ataxie infolge vorzeitiger Seneszenz des Kleinhirns und zugehöriger Systeme; Fall 3: Arteriosklerotische Kleinhirnerkrankung; Fall 4 und 5: Fälle von Friedreich-Marie'scher Ataxie; Fall 6: Kongenitale Cerebelläre Ataxie; Fall 7 und 8: Fälle von Tumor der hinteren Schädelgrube mit Syringomyelie" (S. 306). Läßt man Fall 1 aufgrund der globalen Schädigung durch Alkoholismus und Fall 2 wegen einer prämorbid bestehenden Epilepsie außer acht, bleiben folgende wichtige psychopathologische Befunde:

Fall 3: Der Patient erkrankt im Alter von 56 Jahren plötzlich an Epilepsie, deren Anfälle sich rasch häufen. Es entwickelt sich ein dementieller Abbauprozeß mit zunehmender geistiger Verwirrtheit und Halluzinationen.

Fall 4: Bei diesem Patienten treten ohne erbliche Belastung nach einer seit dem 9. Lebensjahr bestehenden Epilepsie um das 20. Lebensjahr Bewegungsstörungen auf, zu denen ca. ab dem 25. Lebensjahr Reizbarkeit, Gewalttätigkeit und Vewirrtheitszustände mit Halluzinationen hinzukamen.

Fall 5: Die Schwester des Patienten von Fall 4, bei der im Alter von 7 Jahren Bewegungsunsicherheiten auftraten, bekommt eine Rumpf-, Stand- und Gangataxie, die mit Intelligenzabbau, leichter Reizbarkeit und Empfindlichkeit einhergeht.

Fall 7: Der an einem Kleinhirnbrückenwinkeltumor leidende 46jährige Mann bekam plötzlich epileptiforme Anfälle mit "Tobsucht", Verwirrtheit und motorischer Unruhe.

Fall 8: Der 49jähriger Grubenarbeiter litt seit dem 20. Lebensjahr an Krampfanfällen. Ab dem 45. Lebensjahr bemerkte er Unsicherheit in den Beinen und beim Gehen. Psychopathologisch wird er als dement und in Auffassung und Gedanken "(...) stark verlangsamt sowie euphorisch" beschrieben.

Obwohl bei fast allen dieser Fälle psychopathologische Veränderungen genannt werden, sind sie aufgrund einer wenig differenzierten Darstellung und wegen der in den meisten Fällen zusätzlich prämorbid bestehenden geistigen Behinderungen oder Epilepsien schwer beurteilbar.

1947 berichten BLEULER und WALDER in ihrer Arbeit über die "geistigen Störungen bei der hereditären Friedreichschen Ataxie", daß es nach dem damaligen Kenntnisstand dabei nur "spärliche Angaben über psychische Veränderungen" gibt. Im Vordergrund standen dementielle Prozesse, andere psychopathologische Veränderungen wurden nicht erwähnt. Die Autoren bezogen sich in ihrer weiteren Analyse des Krankheitsbildes auf SJÖGREN (1943), der im Rahmen seiner zahlreichen Einzelbeobachtungen erstmals mitteilte, daß "weit mehr als die Hälfte der Heredoataxien, die zum Ende verlaufen" auch zu einer "progressiven Demenz" führen. Die Autoren konnten zeigen, daß aufgrund der Studien von SJÖGREN und eigener Arbeiten über schweizer Fälle bei der Friedreichschen Ataxie chronisch progrediente Psychosen auftreten, jedoch wesentlich später als die neurologischen Störungen. Art und Inhalt der Psychosen werden von den

Autoren mit der epileptischen Wesensveränderung verglichen, wobei im Vordergrund Störungen der Affektivität und der kognitiven Funktionen stehen. Zusätzlich unterscheiden beide Autoren das psychische Syndrom bei Friedreichscher Ataxie deutlich von den "Alterspsychosen", insofern als: "(...) Gedächtnisstörungen, weniger ausgesprochen als Störungen des Gedankenganges und der Affektivität(...)" bestehen, "(...)Störungen des Gedankenganges dagegen deutlich, namentlich im Sinne der Verlangsamung und Perseverationstendenz, der Gefühlsduseligkeit, der Begriffsverarmung und Begriffsunschärfe auftreten", (...)" [sich] die affektiven Störungen [dadurch] unterscheiden(...), daß die Affekte lange dauern, daß die Patienten ausgesprochene Verstimmungen erleben, während die Labilität der affektiven Ansprechbarkeit nicht vorhanden ist" (...)(S. 54).

Die von beiden Autoren und von FREY und KLEIN (1938) beobachteten typischen psychotischen Symptome wie Halluzinationen und Wahnideen werden jedoch als Propfpsychosen verstanden, deren Erscheinungsbild sich durch den "chronisch und gleichmäßigen Charakter" von Pfropfpsychosen bei Epilepsie unterscheidet. BLEULER und WALDER vermuteten als Grundlage der Psychosen bei der Friedreichschen Ataxie eine diffuse Hirnschädigung im Rahmen einer Systemerkrankung. Aufgrund der damals fehlenden neuroanatomischen Kenntnisse über Verbindungen zwischen Kleinhirn und limbischem System vertraten beide Autoren irrtümlich die Ansicht "(...) daß es nicht anzunehmen ist, daß das Kleinhirn, die Kleinhirnrückenmarksstränge und die Pyramidenbahnen mit dem psychotischen Erscheinen etwas zu tun hätten". Daraus ziehen sie den Schluß, "(...) daß die Genese der chronischen epileptischen Psychose und der Friedreichschen Psychose eine weitgehende Übereinstimmung ergeben und daß die Friedreichsche Psychose und die epileptischen Psychosen ihre Spezifität verlieren und somit "weitgehend jenen psychischen Folgeerscheinungen [entsprechen], die bei jeder Krankheit zu erwarten sind, die in der Jugend beginnt, außerordentlich langsam fortschreitet und das Gehirn diffus, aber leicht schädigt (...) (S. 57)".

Zur Differenzierung der bei der Friedreichschen Ataxie auftretenden Demenzen (MUMMENTHALER, 1982) wurden von FEHRENBACH et al. (1984) 15 an Friedreichscher Ataxie leidende Patienten in einer methodisch gut kontrollierten Studie (CT, VEPS, kriterienorientierte Diagnostik) mit einer Batterie standardisierter und bewährter neuropsychologischer Instrumente (HAWIE, Progressive Matrizen, Wisconsin-Card-Sorting-Test, Aufgaben zur dreidimensionalen visio-konstruktiven Fertigkeit) neuropsychologisch untersucht. Im Vergleich zu einer nach Alter, Geschlecht und Ausbildung parallelisierten Stichprobe fanden sich keine generalisierten Unterschiede, die einen breiten dementiellen

Prozeß bei den Patienten mit Friedreichscher Ataxie stützen würden. Es lagen jedoch differenzierte Leistungsunterschiede vor. Leistungseinbußen bei den dreidimensionalen visuo-konstruktiven Aufgaben des HAWIE-Subtests "Mosaik-Test" blieben auch bei Aufhebung der zeitlichen Begrenzung der Testaufgabe für die Ataxiepatienten weiter bestehen. Es fand sich zwar eine Reduktion des allgemeinen Handlungs-IQs auf 88,3 IQ-Punkte gegenüber 95,4 bei den Kontrollen, doch war dies hauptsächlich auf signifikant schlechtere Leistungen im Subtest "Bilderergänzen" zurückzuführen. Die stabil signifikanten Unterschiede hinsichtlich "Bilderergänzen", dem "MosaikTest" unter Zeitbegrenzung und der räumlich konstruktiven Testaufgaben wiesen auf Störungen bei hauptsächlich visuell-räumlichen Aufgaben hin, was möglicherweise darauf zurückzuführen ist, daß alle Indexpatienten Störungen der Augenmotorik aufwiesen. Dies deckt sich mit den Ergebnissen von WALLESCH und HORN (1990) über kognitive Veränderungen bei gutartigen Kleinhirntumoren. Hier war eine Beeinträchtigung hauptsächlich visuell-ideatorischen Funktionen beobachtet worden.

Tabelle 35: Symptome fokaler cerebellärer Läsionen bei 162 Patienten (übersetzt aus GILMAN et al., 1981).

Symptom	Patientenanzahl
Kopfschmerz	125
Übelkeit und Erbrechen	121
Standschwierigkeiten	100
Schwindel	60
Doppelbilder	27
Gedächtnisstörungen	16
Verschwommene Sicht	6
Hörverlust	6
Unbeholfenheit	5
Veränderte Wahrnehmung	4
Tremor	4
Gliederschwäche	2
Veränderung der Augenstellung	2
"Klingeln" in den Ohren	2
"Kopfzittern"	2
Kopfneigung	1
Schluckschwierigkeiten	1
Scheinbare Bewegung der Umwelt	1

Im Rahmen seiner Studien über Symptome und Zeichen von Kleinhirnerkrankungen untersuchten GILMAN et al. in ihrem klassischen Buch "Disorders of the Cerebellum" (1981) Patienten mit fokalen cerebellären Läsionen auch auf psychopathologische Veränderungen ("altered mentation") hin (vgl. Tabelle 35, S. 136). Obwohl ihre Einstufung der psychopathologischen Veränderungen "von Vergessen bis zur floriden paranoiden Psychosen" reicht, (Übersetzung, S. 217), werden diese Befunde nur am Rande erwähnt.

Die Autoren fanden in den von ihnen untersuchten Stichproben bei 10 % der Patienten klare Zeichen von Psychosen wie visuelle Halluzinationen, paranoide Wahnvorstellungen, Depressionen, manische Episoden und Konfabulationen. Zusätzlich hatten 41 % der Patienten eine deutlich eingeschränkte Gedächtnisfunktion. Der Autor berichtet jedoch nicht über psychopathologische Veränderungen, vermutlich, da er die Meinung vertritt, daß psychopathologische Veränderungen nicht als der Läsion selbst sondern als sekundäre Effekte zu verstehen sind. Eine Beurteilung bleibt daher offen.

Auch AMICIE et al. (1976) sehen in ihrer Monographie über Kleinhirntumore psychische Störungen nur als sekundär und indirekt verursacht an. Sie fanden ungefähr bei einem Drittel ihrer 282 Patienten, auch in gleicher Inzidenz für verschiedene Tumorlokalisation, typische Veränderungen, die hauptsächlich in mentaler Verlangsamung oder Verwirrung bestanden. Sie werden von den Autoren auf die intrakranielle Drucksteigerung oder Durchblutungsstörungen zurückgeführt, da psychische Störungen signifikant häufiger bei Patienten mit Papillenoedem gefunden wurden. Zwischen der Art der psychischen Störung und der Tumorhistologie fanden sie keine Zusammenhänge. Aus der Art und Häufigkeit der empirisch gefunden Symptomatik (vgl. Tabelle 36, S. 138) wird deutlich, daß mentale Veränderungen einen wichtigen Stellenwert einnehmen, so daß die fehlende Differenzierung um so mehr verwundert. Andererseits ist den Autoren durchaus bewußt, daß die Inzidenz (47 % mentale Symptome) in ihrer Serie im Vergleich zu der in einer anderen Studie gefundenen (KESCHNER et al., 1937) relativ niedrig ist. Sie kamen selbst zu dem Schluß, daß "in der Mehrzahl unserer eigenen Fälle intrakranieller Hochdruck nicht genügend schwer ist, um per se den Beginn der Kleinhirnsymptomatik zu bestimmen (...)" (Übersetzung, S. 102).

KESCHNER et al. (1937) fanden keinen signifikanten Unterschied in Inzidenz, Natur und Schwere der mentalen Symptome bei Erwachsenen hinsichtlich Natur und Sitz des cerebellären Tumors. Die mentalen Symptome waren bei Kindern milde und weniger komplex als bei Erwachsenen. "(...). Mentale Symptome in Fällen mit subtentorialem Tumor sind viel milder und weniger komplex (...) [ausgeprägt] als die in Fällen eines "supratentorialem Tumors". TAYLOR (1991) konnte in verschiedenen Arbeiten über mit Kleinhirnerkrankungen asso-

Tabelle 36 Subjektive Symptome bei Kleinhirnerkrankungen (übersetzt aus AMICIE et al., 1976)

Subjektive Symptome		
Kopfschmerzen	255	(90,4 %)
Erbrechen	231	(81,9 %)
Gleichgewichtsstörungen	222	(78,7 %)
"Wackligkeit"	75	(26,5 %)
Diplopie	65	(23 %)
Schwäche	28	(9,9 %)
Cerebelläre Anfälle	10	(3,5 %)
Epileptische Anfälle	7	(2,1 %)

Klinische Zeichen		
Standschwierigkeiten	255	(90,4 %)
Disturbances of station	248	(87,9 %)
Dysmetrie	224	(79,4 %)
Nystagmus	221	(78,3 %)
Musculäre Hypotonie	218	(77,3 %)
Papillenödem	206	(73 %)
Asynergie	198	(70 %)
Verminderte Oberflächenreflexe	196	(69,5 %)
Adiadochokinesie	178	(63,1 %)
Mäßige Muskelschwäche	173	(61,3 %)
Intrinsische Lähmung des 3ten Hirnnerven	128	(45,3 %)
Verringerung der Tiefenreflexe der unteren Gliedmaßen	126	(44,7 %)
Verringerung der Tiefenreflexe der oberen Gliedmaßen	121	(42,9 %)
Fazialisparese	103	(36,5 %)
Geistige Störungen	103	(36,5 %)
Steigerung der Tiefenreflexe der unteren Gliedmaßen	99	(35,1 %)
	95	(33,6 %)
Steigerung der Tiefenreflexe der oberen Gliedmaßen	93	(32,9 %)
Pyramidenzeichen	73	(25,8 %)
Nackensteiffe	71	(25,1 %)
Lähmung des 6ten Hirnnerven	67	(23,7 %)
Rotated posture of the head	56	(19,9 %)
Statischer Tremor	37	(13,1 %)
Defizit des N. acustikus	25	(8,8 %)
Läsion des N. trigeminus	24	(8,5 %)
Cerebellär Sprechstörungen	24	(8,5 %)
Extrinsische Lähmung des 3. Hirnnerven	15	(5,3 %)
Muskuläre Hypertonie	13	(4,6 %)
Ausgeprägte Muskelschwäche	10	(3,5 %)
Wahrnehmungsstörungen	9	(2,8 %)

ziierte Psychosen zeigen, daß bei Kleinhirntumoren nach Ausbildung der neurologischen Symptomatik sich im späteren klinischen Verlauf Stimmungsschwankungen, Depression und Irritierbarkeit einstellen können. Ein weiteres Tumorwachstum kann bei vorher bestehenden psychotischen Episoden von neuen in der Symptomatik mit den letzten Episoden vergleichbaren Schüben begleitet sein. Dies ist besonders häufig bei Kindern zu beobachten, bei Erwachsenen scheinen größere und bessere Kompensationsmöglichkeiten zu bestehen. [18]

Auch DOW und MORRUZZI berichteten 1958 in ihrer klassischen Grundlagenarbeit wenig über mentale Kleinhirnsymptome. Die Autoren gaben auch hier keine differenzierte Beschreibung ab. Sie zitieren KESCHNER et al. (1937) und DAVIDOFF (1930), der psychotische Manifestationen im Zusammenhang mit Tumoren der hinteren Schädelgrube für ungewöhnlich hielt, gleichzeitig aber beobachtete, daß Kinder mit Kleinhirntumoren "ungewöhnlich aufgeweckt, kooperativ und von angenehmer Disposition sind". Auch DAVIS und JOGELKAR (1981) fanden bei der klinischen und psychopathologischen Untersuchung von 43 Fällen cerebellärer Astrozytome bei Kindern und jungen Erwachsenen keinen Hinweis für mentale Veränderungen. Bei 12 Patienten war der Tumor völlig asymptomatisch. DUNNE et al. 1987 untersuchten retrospektiv 75 Patienten mit spontaner Hirnblutung, die bei 10 % im Kleinhirn lokalisiert war. Außer unterschiedlichen Bewußtseinszuständen und einem Verwirrtheitszustand beobachteten sie keine weiteren psychopathologischen Veränderungen. Diese Daten sind auch mit der Studie von MELAMED und SATYA-MURTI (1983) vergleichbar, in der 17 Fälle von Kleinhirnblutungen dargestellt werden.

Verschiedene Berichte über ein persistierendes Kleinhirnsyndrom nach Lithium-Intoxikation z.B. von FERBERT und CZERNIK (1987) sowie von MODESTIN und FOLLIA (1988) beinhalten bei typischen motorischen Kleinhirnsymptomen keine vom prämorbiden psychopathologischen Befund abweichenden Veränderungen. Nur ein von MODESTIN und FOLLIA beschriebener Patient, der nach 3-jähriger Lithium-Therapie die typischen Symptome der Intoxikation aufwies und cerebelläre Symptome mit Ataxie, Dysarthrie, Dysdiadochokinese und Intentionstremor zeigte, entwickelte nach Abklingen der akuten Intoxikation Anzeichen einer hirnorganische Beeinträchtigung mit Apathie, Stupor gepaart mit aggressiver Erregbarkeit und starken mnestischen Störungen. Da

---

18 Dieser Zusammenhang ist aufgrund der hier aufgeführten Literaturstudie nur eingeschränkt zu akzeptieren, da in vielen dieser Studien die Einflüsse von Hirndrucksteigerungen oder Hirnödemen vernachlässigt sind. Neuere Arbeiten, z.B. bei Entlastungsoperationen nach Kleinhirnblutungen zeigen (RIEKE et al., 1992), daß hier zum Teil eine fast vollständige motorische und kognitive Remission möglich ist.

sich der Patient gleichzeitig in einer depressiven Phase befand, ist eine Differenzierung der Symptomatik schwierig.

Über einen ihrer Meinung nach sicheren Zusammenhang zwischen Kleinhirnerkrankung und psychiatrischer Symptomatik berichten YADALAM et al. 1985.

Fall 1: Eine 33jährige Frau hatte schon als Kind Probleme, laufen zu lernen und zeigte Geh- und Standschwierigkeiten. Sie wurde in ihrer kognitiven Entwicklung als verlangsamt beschrieben und wies in der späten Pubertät eine dissoziale Verhaltensstörung auf. Seit dem 21. Lebensjahr litt sie wiederholt unter manischen Phasen, bei denen Gedankenflucht, assoziative Lockerung und Umtriebigkeit mit inadäquatem Affekt, dysarthrischen Sprechstörungen, Dysdiadochokinese und ataktischer Gang auffielen. Sie war minderbegabt (IQ 79) und entwickelte im Verlauf der Beobachtungszeit auditorische Halluzinationen und religiöse Wahnvorstellungen, so daß anstelle der bisherigen psychiatrischen Diagnose jetzt eine "affektive Störung" angenommen wurde. Im CT fand sich eine deutliche Vergrößerung des 4. Ventrikels und eine Erweiterung der cerebellopontinen Winkel.

Fall 2: Ihre zum Zeitpunkt der Untersuchung 34jährige Schwester hatte ebenfalls seit Kindheit Anzeichen von Gang- und Standschwierigkeiten sowie Sprachstörungen; sie zeigte sich in ihrer kognitiven Entwicklung ebenfalls verzögert, wies jedoch keine dissozialen Verhaltensstörungen wie ihre Schwester auf. Ihre erste psychiatrische stationäre Behandlung erfolgte ungefähr im Alter von 22 Jahren. Die Symptomatik entsprach einem erregt verwirrten Typ mit extremer Angst und wahnhaften Gedanken. Zum Untersuchungszeitpunkt der Beschreibung bestand eine manische Phase mit extremer Überaktivität, Ablenkbarkeit, Sprachdrängen, eingeschränktem Verständnis und Affektlabilität. Im CT war ebenfalls eine deutliche Vermis- und Hemisphärenatrophie des Kleinhirns zu finden. Zusätzlich zu den typischen Kleinhirnzeichen wie einem gestörten Finger-Nase-Versuch, wies diese Patientin noch choreoathetotische Bewegungen der Zunge auf, Patellar- und Achillessehnenreflexe waren erloschen. Im Gegensatz zu ihrer Schwester sprach die psychiatrische Symptomatik auf eine Lithium-Therapie an. Eine direkte Untersuchung der restlichen Familienmitglieder gelang den Autoren nicht. Aus indirekten Informationen ist mindestens ein starker bilateraler Intentionstremor bei der Mutter anzunehmen, so daß die Diagnose einer Heredoataxie, in deren Zusammenhang sich das manische Bild entwickelte, angenommen werden kann.

KEDDIE (1969) berichtet von Psychosen im Zusammenhang mit Heredoataxien bei drei Familenmitgliedern. Die Mutter hatte bei der Aufnahme in ein psychiatrisches Krankenhaus im Alter von 52 Jahren eine voll ausgeprägte Ataxie, die bis zum Tode im Alter von 65 Jahren weiter voranschritt. Etwa ab dem 42. Lebensjahr war sie zunehmend paranoid gestört gegenüber den Familienmitgliedern und Nachbarn. Sie war stark reizbar und hatte Erregungszustände. Mit der zunehmenden Ataxie ging ein dementieller Prozeß einher. (Symptomatik der Ataxie und der Paranoia konnten wegen mangelnder Unterlagen von den Autoren nicht beschrieben werden.) Ein Sohn dieser Familie entwickelte im Alter von 36 Jahren ebenfalls ein paranoides Wahnerleben, was mit zunehmenden Erregungszuständen und aggressiven Ausbrüchen einherging. Nach stationärer Aufnahme wurde er als leicht ablenkbar, extrem unruhig, zeitlich- und räumlich desorientiert sowie in seinem Bewußtsein eingeschränkt beschrieben. Zusätzlich bestanden Hinweise auf auditorische Halluzinationen und Verfolgungswahn. Im Alter von 43 Jahren begann er choreaforme Bewegungen der Gliedmaßen zu zeigen, die ungefähr 6 Jahre später in Ataxien der Extremitäten und Sprachstörungen übergingen. Zu diesem Zeitpunkt wurde ein dementieller Abbau offensichtlich. Im Alter von 53 Jahren wies er eine starke Dysarthrie, einen Intentionstremor, Dysdiadochokinese und ataktischen Gang bei gleichzeitiger Verminderung des Muskeltonus auf. Psychometrisch wurde ein IQ von 84 festgestellt, der deutlich im Gegensatz zu sehr guten Schulleistungen in der Jugend stand. Medikamentös ließ sich die psychiatrische Erkrankung unter Kontrolle bringen, auch wenn sie nicht verschwunden war. Der zweite Sohn der Familie zeigt bis zum Alter von 53 Jahren keine körperlichen oder psychiatrischen Auffälligkeiten und führte ein stabiles Leben. Danach traten erste Impulskontrollstörungen hauptsächlich im sexuellen Bereich auf, auch tendierte er zu stärkerem und allgemeinerem Mißtrauen seiner Umwelt gegenüber. Ca. ein Jahr vor stationärer Aufnahme wurde er voll paranoid, indem er eheliche Untreue seiner Frau vermutete und begann, ein Gerichtsverfahren anzustreben. Der von ihm geführte Familienbetrieb brach zusammen, hauptsächlich aufgrund seiner eingeschränkten Urteilsfähigkeit, da er grandiose und unrealistische Erwartungen hegte. Bei seiner Aufnahme in stationäre Behandlung zeigte er einerseits Verfolgungsideen, andererseits Größenideen, neurologisch fiel bereits eine leichte Verwaschenheit der Sprache auf. Diesen Zustand bildete sich unter neuroleptischer Medikation innerhalb von drei Monaten zurück, so daß der Patient entlassen werden konnte. Ca. 1 1/2 Jahre später hatte er eine ataktische Störung und eine deutliche Dysarthrie entwickelt, zeigte jedoch keine psychiatrischen Krankheitssymptome mit Ausnahme einer allgemeinen Verlangsamung. Die neurologischen Zeichen einer Kleinhirnerkrankung waren positiv. Im Gegensatz zu den anderen Familienmitgliedern erfuhr er jedoch keinen starken dementiellen Abbau. Zum Verlauf vgl. Abbildung 33, S. 142.

Abbildung 33 Zeitliche Beziehung der psychiatrischen und neurologischen Eigenheiten in drei beschriebenen Fällen. Die Zahlen repräsentieren das Alter (in Jahren). Alc = Alkoholismus. Pyr = bilaterale Läsionen des Tractus pyramidalis. PD = Paranoider Wahn (aus KEDDIE, 1969).

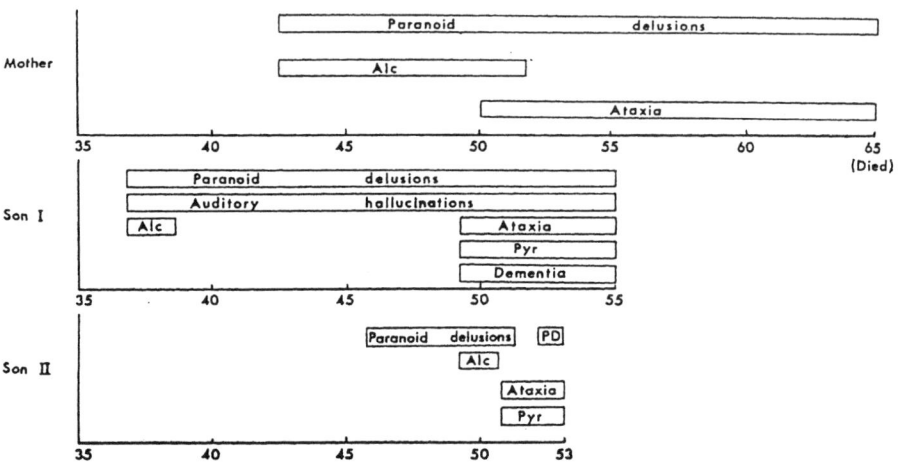

In seiner Übersichtsarbeit über die hereditären Ataxien widmet SCHUT (1950) den psychischen Störungen einen kleinen Abschnitt. Er untersuchte eine Großfamilie mit insgesamt 342 Mitgliedern, von denen 45 ataktisch waren, jedoch nur 22 neurologisch untersucht werden konnten. Von diesen zeigten zwei Familienmitglieder psychische Veränderungen im Rahmen der Erkrankung, wie z.B. Lachzwang, paranoides Erleben, Störungen des Zeitgitters und Nachlassen der Gedächtnisleistung. Bei zwei anderen Familienmitgliedern waren bereits vor Beginn der Ataxie "mentale Störungen" (gemeint ist wohl ein dementieller Abbau) zu beobachten, die sich im Verlauf der Erkrankung jedoch nicht veränderten. Für den Autor steht dies durchaus im Gegensatz zu den Befunden seiner Literaturübersicht (SJÖGREN, LONDE, WHYTE, NEFF, WALTER und RÖSE, SCHRÖDER, CURSCHMANN, BERGMANN, KNÖPFEL, MACKEN in: SCHUT, 1950), die alle emotionale Labilität, Irritierbarkeit, Auffassungsstörungen, Assoziationsverarmung und allgemeinen intellektuellen Abbau beschrieben.

HARDING et al. (1984) berichten jedoch über eine Familie mit spät beginnender Multisystemstörungen und kortikaler Atrophie ohne jegliche mentale Veränderung.

Eine Fallübersicht von FLETCHER et al. (1988) über 8 Fälle von degenerativen cerebellären Ataxien, verbunden mit fokalen Dystonien unterschiedlicher Genese, teils autosomal dominant vererbt, teils sporadisch, teils im Sinne einer spinocerebellären Degeneration, beinhaltet ebenfalls keine psychopathologischen oder neuropsychologischen Veränderungen.

CUNHA et al. (1988) untersuchten in Portugal in einer Kohortenstudie 82 Patienten mit einer dominant vererbten Ataxie im Sinne einer Machado-Josef-Krankheit. Diese Erkrankung ist der OPCA neuropathologisch und symptomatologisch ähnlich, kann jedoch nur histopathologisch unterschieden werden. Auch diese Autoren fanden keine Hinweise auf mentale Störungen.

KARWASZ et al. (1988) wiesen bei einer Patientin mit einer progredienten cerebellären Ataxie einen deutlichen dementiellen Abbau nach. Diese Patientin hatte seit dem 6. Lebensjahr eine fortschreitende Gangunsicherheit, später zusätzlich Sprechstörungen. Sie war jedoch bis zum 43. Lebensjahr neurologisch und psychiatrisch unauffällig. Ab dann traten vermehrt Kleinhirnsymptome und ein Nachlassen intellektueller Funktionen auf. Diese äußerten sich testpsychologisch vor allem in einer starken Beeinträchtigung des Kurzzeitgedächtnisses und der Aufmerksamkeit, der Gesamt-IQ war auf 73 reduziert.

HAMILTON et al. beschrieben 1983 drei Fälle mit gemeinsamem Auftreten von Kleinhirn- und psychiatrischer Erkrankung, bei denen die neurologische Veränderungen erst im Verlauf der psychiatrischen Erkrankung entdeckt wurden. Bei diesen Patienten müssen die Kleinhirnerkrankungen aufgrund der Art der Erkrankung (kongenitale cerebelläre Atrophie, cerebellärer Mikroinfarkt und cerebellärer Tumor) aus den zeitlichen Zusammenhängen eindeutig schon vor Beginn der psychiatrischen Erkrankung bestanden haben.

Im ersten Fall, einem 20-jährigen Patienten mit einer bipolaren Psychose, fanden sich retrospektiv bereits im 4. Lebensjahr Artikulations- und Sprachflüssigkeitsstörungen. In der Schule wies er erhebliche Leistungsprobleme auf, versagte völlig beim Übergang auf die Universität. Er entwickelte in diesem Zusammenhang seinen ersten manischen Schub mit Ablenkbarkeit, Inkohärenz, Beeinträchtigung von Konzentration- und Urteilsfähigkeit, gleichzeitig fiel seine Sprache als dysarthrisch und gepreßt auf. Bei wiederholten stationären Aufenthalten wurde einerseits Artikulationsstörungen, anderseits im CT eine deutliche cerebelläre Atrophie und eine mäßige pontine Atrophie entdeckt.

Eine 46-jährige Patientin litt zum Untersuchungszeitpunkt bereits drei Jahre an einer voll ausgeprägten bipolaren Psychose. Im Rahmen einer neuropsychologischen Untersuchung zeigt sie starke Leistungsstörungen, vor allem Probleme bei der dynamischen motorischen Koordination, der räumlichen Organisation und der Sprache. Ein CT wies ein kleines Gebiet reduzierter Dichte in der rechten Kleinhirnhemisphäre auf, das als länger zurückliegender Infarkt diagnostiziert wurde. Ein dritter Patient hatte bereits im 15. Lebensjahr Kleinhirnsymptome entwickelt, die auf ein Astrozytom Stufe I, das operativ entfernt wurde, zurückgeführt werden konnten. Daraus resultierte eine leichte Hemiparese der rechten Körperseite mit Ataxie und leichter Dysarthrie. Kurz nach der Operation begann der Patient sich im Verhalten zu verändern, wurde beim Übergang auf die Universität zerfahren im Denken, im Verhalten unangemessen, zeigte starke Konzentrationsstörungen, geringe Frustrationstoleranz und entwickelte schließlich einen unsystematisierten paranoiden Wahn. Etwa um das 23. Lebensjahr wurde eine paranoid-halluzinatorische Schizophrenie diagnostiziert, die in den folgenden Jahren zu zahlreichen stationären Aufnahmen führte.

1968 beschrieb HORNABROOK eine in Neuguinea beobachtete Form von Kleinhirnatrophien "Kuru", die heute als Prionenerkrankung eingeordnet wird. Sie tritt hauptsächlich bei Frauen mit einem Erkrankungsgipfel um das 40. Lebensjahr auf, konnte jedoch auch bei Kindern beobachtet werden. Anfängliche Symptome bestanden in einer Gang- und teilweise auch Standataxie, zu der sich später eine Hyperreflexie, Störungen des Greifreflexes und der Augenbewegungen, hauptsächlich im Sinne von Strabismus und Nystagmus gesellten. Zusätzlich waren affektive Veränderungen, teilweise als Depression, teilweise als Euphorie zu beobachten. Ein dementieller Abbau und ein Verlust der emotionalen Kontrolle folgte. Der Verlauf war intermittierend progressiv und schließlich letal. In seiner umfassenden Untersuchung beschreibt HORNABROOK einen genetischen Faktor (autosomal-rezessiv ?) für verschiedene Krankheitsverläufe. Im Vordergrund der beobachteten psychopathologischen Veränderungen standen paranoide und gewalttätig aggressive Verhaltensweisen, die aber auch im Zusammenhang mit einer abnormen Verarbeitung der Erkrankung erklärt werden können (Verzauberung, Fluch). Auch die vom Autor beobachtete depressive Stimmungslage mit Antriebslosigkeit, Niedergeschlagenheit bis zu suizidalen Handlungen kann als Reaktion auf die Erkrankung verstanden werden. Zwei von fünf Patienten hatten bereits im frühen Verlauf agitierte Zustände, die mit lebhaften optischen Halluzinationen verbunden waren. Alle Patienten mit diesem psychopathologischen Befund entwickelten im Endstadium der Krankheit eine schwere organische Demenz mit Lethargie, nachlassendem Interesse an der Umgebung und der Unfähigkeit, ein Gespräch zu führen. Darauf folgten extreme Einschränkungen des Kurzzeitgedächtnisses, so daß die Patienten kaum auf Aufforderungen reagieren konnten oder unzusammenhängende und sinnlose Ant-

worten gaben. Die hier fehlende emotionale Kontrolle zeigte sich als überschießende Reaktion (weinen oder lachen) auf banale Stimuli.
HEATH et al. (1978, 1980) fanden bei der Implantation der in Kap.4.2.1.3.1. beschriebenen Kleinhirnstimulatoren bei Patienten mit Schizophrenie und bipolaren Psychosen auffällige pathologische Veränderungen des Kleinhirnvermis, obwohl sie keine neurologische Symptomatik aufwiesen. Diese Kleinhirnveränderungen waren im CT nicht zu beobachten gewesen. Aufgrund dieser überraschenden Befunde untersuchten die Autoren retrospektiv die CT-Befunde von 264 psychiatrischen Patienten erneut mit besseren Geräten. Bei dieser Untersuchung fanden sie zu 50 % pathologische Befunde, davon zu 12 % Kleinhirnläsionen. Von den 132 Patienten mit bei Aufnahme normalen CT- Befunden waren 47 Patienten später als schizophren diagnostiziert worden, ein Drittel als an bipolaren Psychosen leidend.

SUMMERFIELD berichtet 1987 von einer Patientin, bei der im Verlauf wiederkehrender depressiver Erkrankungen nach ca. 16 Jahren sich zunehmend unwillkürliche, choreaforme Bewegungen, vor allem im Gesicht, im linken Arm und in den Beinen auftraten und bestehen blieben. Später kamen Gehschwierigkeiten, Bewußtseinstrübungen und Inkontinenz dazu. Nachdem zusätzlich Reflexveränderungen zu beobachten waren, wurde ein Haemangioblastom im Kleinhirn entdeckt und operativ entfernt. Danach bildete sich die neurologische Symptomatik bis auf minimale Kleinhirnzeichen zurück. Ebenso verschwand die ausgeprägt depressive Stimmungslage.

Im Zentralinstitut für Seelische Gesundheit, Mannheim, konnte im Rahmen der vorliegenden Untersuchung ein 86jähriger Patienten beobachtet werden, der im zeitlichen Zusammenhang mit einem rechtshemisphärischen Kleinhirninfarkt mit entsprechender motorischer Beeinträchtigung eine sekundäre Manie entwickelte, wobei im Vordergrund Größenideen, Euphorie, leichte Reizbarkeit, reduziertes Schlafbedürfnis sowie fehlende Selbstkritik und Krankheitseinsicht standen.

4.2.1.3 Kleinhirnbefunde bei seelischen Krankheiten

4.2.1.3.1 Schizophrenie

Die ersten Erforscher von Psychosen z.B. Schizophrenien wie KRAFT-EBBING, BLEULER, KRAEPELIN, JASPERS und LEONHARD berichteten in ihrer Analyse der funktionalen Psychosen auch über bei Kleinhirnerkrankungen typische Sprachveränderungen wie "Tempoanomalien" (KRAFT-EBBING), "zittrige, explosive oder rhythmische Sprache" (KRAEPELIN) oder sprachliches

"Stakkato" (BLEULER, in: TAYLOR, 1991). Gleichzeitig wurde eine grobe Veränderung der Motorik, ("Pendel-bewegungen" oder "wiederholte Oszillationen gegenläufiger Impulse") beschrieben sowie Koordinationsstörungen. JASPERS (1963) berichtet, daß "(...) die Bewegungen von Patienten mit funktionellen Psychosen und besonders Schizophrenien, denen von Patienten mit Läsionen des Kleinhirns oder der Kleinhirnfasern ähnlich sind" .

TAYLOR (1991) zitiert in seiner Übersichtsarbeit nach 1979 publizierte Studien verschiedener Autoren, die bei 19 % bis 35 % der schizophrenen Patienten, unabhängig von der neuroleptischen Medikation, für Kleinhirnläsionen typische neurologische Zeichen fanden. Dazu zählen Dysdiadochokinese, erhöhte Reaktionslatenz, Verminderung der Agonist/Antagonistensychronizität und Schwierigkeiten bei der Finger-Daumen-Beugung. Die als Marker diskutierten neurologischen "Soft-Signs", die mit einer Prävalenz von ungefähr 70% bei Schizophrenen vorkommen, beinhalten die für Kleinhirnläsionen typischen Koordinationsstörungen, Störungen des Gleichgewichts, des Standes, der Sprache und Intentionstremor. Untersuchungen zur neuronalen Entwicklung bei "High-risk" -Kindern ergaben zahlreiche verschiedene Symptome im Bereich der visuo-motorischen Entwicklung sowie Störungen der feinen motorischen Koordination.

Seit der Möglichkeit der Pneumencephalographie wurde versucht, durch den Nachweis organischer cerebraler Veränderungen über bildgebende Verfahren Marker für Schizophrenie zu gewinnen. Dabei fanden sich neben anderen für Schizophrenie fraglich typischen Veränderungen wie erweiterten Sulci und Vergrößerungen des 3. Ventrikels bei einer Subgruppe schizophrener Patienten verschiedene Formen cerebellärer Veränderungen, deren kausaler Zusammenhang zur Ätiologie, Symptomatik oder Verlauf noch kontrovers diskutiert wird.

Die Beteiligung des Kleinhirns an der Pathogenese der Schizophrenie beschreibt TAYLOR (1991) unter verschiedenen Blickwinkeln. Obwohl aufgrund der vielfältigen Verbindung des Kleinhirns zu anderen Hirngebieten zahlreiche funktionelle Einflüsse bestehen, kann nicht ausgeschlossen werden, daß Läsionen des Kleinhirns zu einer bestimmten Symptomatik der Schizophrenie führen könnten. Das Modell der Störung der Neuronalen Entwicklung ("Neurodevelopmental-Modell"; GOODMAN (1989); MURRAY und LEWIS, (1987); WEINBERGER, (1988)) vereinigt am ehesten verschiedene Aspekte in sich und liefert eine Grundlage zum Verständnis der Pathogenese der Schizophrenie. Dieses Modell geht davon aus, daß während der fötalen oder neonatalen Entwicklung entstandene Hirnschädigungen lebenslänglich fortbestehen und sich durch die Reifung des Nervensystems in ihrer Symptomatik verändern. Diese Hirnschädigungen können beispielsweise bei erhöhten Kortikosteroidspiegeln, niedrigen Trijodtyroninspiegeln, Exposition gegenüber Gangliosid-Antikörpern, Exposition gegenüber Alkohol und Neuroleptika (!), aber auch durch soziale Deprivation/Isolation nach der Geburt entstehen. Sie entwickeln sich von anfänglich geringer und diskreter Symptomatik, z.B. im Bereich der Aufmerksamkeit, weiter zur Psychose und zu einem chronischen Residualzustand. Während eine Interaktion zwischen Vulnerabilität und Umweltstressoren entsprechend ZUBINs Modell (ZUBIN und STEINHAUER, 1988) stillschweigend vorausgesetzt wird, unterscheidet sich dieses Modell dadurch, daß der Verlauf nicht zwangsläufig zur Schizophrenie führen muß, sondern Vulnerabilität auch für verschiedene andere hirnorganische Prozesse besteht. Dieses bisher auf die Entwicklung, z.B. des dorsolateralen/präfrontalen Kortex und auf die Reifung des dopaminergen Nervensystems angewandte Modell wird vom Autor auf das Kleinhirn übertragen.

Nach Meinung von ELLIS (1920) soll das Kleinhirn erst zwischen dem 15. Und 20. Lebensjahr seine volle Ausreifung erreichen. In diesen Zeitraum fällt vorzugsweise das erste Häufigkeitsmaximum von Erkrankungen an Hebephrenie. Die Beteiligung des Kleinhirns an der Pathogenese der Schizophrenie oder zumindest an ihrer Symptomatik ist nach Annahme der oben aufgeführten Schädigungen über folgende Zusammenhänge vorstellbar. Zwischen Kleinhirn und limbischem System besteht eine enge Beziehung, hauptsächlich im Sinne eines inhibitorischen Einflusses auf die limbische Aktivität, so daß sich durch Störungen im Kleinhirn die Entstehung von Halluzinationen (z.B. MUSALEK et al., 1989) oder psychotischem Verhalten und Erleben verstehen läßt [19]. Auch neurochemisch können Kleinhirnläsionen andere Hirngebiete beeinflussen. SNIDER und SNIDER (1977) berichten von Veränderungen des frontalen Katecholaminmetabolismus durch Kleinhirnläsionen bei der Ratte, zusätzlich deckt sich der zeitliche Ablauf der Reifung des dopaminergen Systems (frühes Erwachsenenalter) mit der oben genannten Reifung des Kleinhirns.

Im Mittelpunkt der neuroradiologischen Untersuchungen von Kleinhirnveränderungen bei Schizophrenie stand bisher aus zwei Gründen die Untersuchung des Vermis cerebelli. In den meisten Studien konnte eine Atrophie des Kleinhirnvermis bei 17 %- 42 % der Fälle nachgewiesen werden (WEINBERGER et al., 1979), bei postmortem Untersuchungen fand sich Gliosis sowie ein Verlust von Purkinje-Zellen (STEVENS, 1982; HEATH et al., 1980).

Nach einer Übersicht von 16 CT-Studien zur Kleinhirnmorphologie bei Schizophrenien seit 1979 hatten LOHR und JESTE (1986) 18 % - 40 % Ver-

---

[19] analog dem Modell der "Temporallappenepilepsie", BLUMER, 1984; Kindling/Sensibilisierungsmodell, POST et al., 1976)

misatrophien gegenüber 4% bei den normalen Kontrollen gefunden. In 5 von 11 Studien wurden signifikante Unterschiede zwischen normalen Probanden und Schizophrenen beobachtet, in 6 Studien keine. Zwei NMR-Studie erbrachten ebenfalls keine Unterschiede. Trotzdem ist die Inzidenz von Kleinhirnatrophien bei Schizophrenen mit 0.6 % - 2.5 % größer als bei Kontrollpersonen unter 65 Jahren (YATES et al., 1987, WEINBERGER). Während 2 von 6 neuropathologischen Studien keine Unterschiede hinsichtlich Länge, Höhe und Breite des Kleinhirns oder der Dichte von Purkinje-Zellen, der multipolaren Zellen des Nucleus dendatus sowie der Dicke der molekularen und granulären Schichte des cerebellären Kortex fanden, berichten andere Autoren von deutlicher Atrophie des Vermis bei Schizophrenen (S < 95 Percentil der Kontrollen) sowie von Verlust, reduzierter Dichte bzw. irregulärer Anlage der Purkinje-Zellen. Diese Befunde scheinen unabhängig von der Todesursache, der Lateralität des untersuchten Gewebes und des Geschlechts zu sein. Obwohl kein signifikanter Unterschied bei NMR-Untersuchungen in der VBR (Vermis-Brain Ratio aus Flächenprojektion) bestanden, sahen UEMATSU und KAIYA (1988) eine gutes Ansprechen auf Neuroleptika mit einer kleinen VBR assoziiert. Das weist auf einen Zusammenhang zwischen Kleinhirn und DA-System hin. NASRALLAH et al. (1985) beobachteten eine Korrelation zwischen der Länge des dritten Ventrikels und einer cerebellären Atrophie bei chronifizierten männlichen Schizophrenen, die unabhängig von Alter, Händigkeit und dem Vorhandensein paranoider Symptomatik war (SNIDER, 1982).

Die Erforschung dieses Kleinhirnteils bei Schizophrenen war von besonderem Interesse, da verschiedene Autoren (z.B. HEATH und HARPER, 1974) zeigen konnten, daß Kleinhirnfunktionen z.B. am Ausdruck von Emotionen beteiligt sind und Läsionen des Vermis verschiedener Genese mit psychotischen Verhaltensweisen auftreten ("Halluzinationen", JOHNSON et al., 1981). Aufgrund der geringen neurologisch faßbaren cerebellären Symptomatik bei schizophrenen Patienten, die auf in anderen Gehirnarealen stattfindenden Kompensationsmechanismen zurückgeführt wird (SANDYK et al., 1991), waren bisher Zusammenhänge zwischen Vermisatrophie und Symptomatik bzw. Verlauf der Schizophrenie unklar. SANDYK et al.(1991) untersuchten zur Klärung dieser Frage 23 nach RDC und DSM-III diagnostizierte chronisch schizophrene Patienten (21 Männer, 2 Frauen) mit einer im CT gesicherten Vermisatrophie hinsichtlich Plus-/Negativ-Symptomatik. Die psychopathologische Einschätzung und die neuroradiologische Untersuchung wurden dabei doppelblind vorgenommen. Als Kontrolle diente die Beziehung zwischen der Weite des dritten Ventrikels und der Psychopathologie. Die neuropathologischen Maße zeigten sich dabei unabhängig von den demographischen Daten oder der aktuellen intellektuellen Leistungsfähigkeit, dem Krankheitsverlauf oder der Dosis neuroleptischer Medikation. Zwischen der Vermisatrophie und dem Ausmaß der allgemeinen Psychopathologie bestand jedoch eine signifikante Korrelation. Es zeigte sich dabei, daß die Vermisatrophie hauptsächlich mit den Items "Schuldgefühle" und "Störungen des Willens" verbunden war, die Erweiterung des dritten Ventrikels dagegen ohne Beziehung zur Ausprägung der allgemeinen Psychopathologie stand. Die Betrachtung der Items für Plus-/Negativ-Symptomatik brachte für die Vermisatrophie zusätzlich einen signifikanten Zusammenhang zur "konzeptuellen Desorganisation" und einen Trend zu "Mißtrauensgefühlen und Verfolgungserleben". Während die Vermisatrophie in keinem Zusammenhang zur negativen Symptomatik stand (!), war die Erweiterung des dritten Ventrikels hauptsächlich mit dem globalen negativen Symptomscore korreliert, so besonders mit dem Item "Passivität/Apathie/sozialer Rückzug" sowie einem Trend hinsichtlich einer Korrelation zu "Affektabstumpfung". Auffallend war zusätzlich der relativ hohe Prozentsatz von 43,5% Patienten mit einer Vermisatrophie, die sich über mehr als zwei Sulci erstreckte und einer durchschnittlichen Weite des dritten Ventrikels von 6,68 mm, die deutlich über die Weite von normalen Kontrollen (Studien von DEWAN et al., 1983) hinausgehen.

Faktorenanalytische Studien (vgl. z.B. BILDER et al., 1985;) hatten gezeigt, daß der in der oben zitierten Studie gefundene Zusammenhang zwischen der Vermisatrophie und dem Faktor "konzeptuelle Desorganisation" weniger ein positives Symptom als einen eigenen kognitiven Faktor darstellt. KAY et al. (1991) untersuchten daher zusätzlich den Zusammenhang zwischen den typischen grundlegenden kognitiven Einschränkungen schizophrener Patienten und vier fraglichen neuroradiologischen Markern der Kleinhirnatrophie, der Vergrößerung des dritten Ventrikels, Kalkablagerungen im Bereich des Plexus choroidei der Seitenventrikel und der pinealen Drüse. Die zu erfassenden kognitiven Defizite wurden mit einer speziell für die Untersuchung einer schizophrenen Population von KAY (1982) entwickelten Testbatterie untersucht, die grundlegende kognitive Parameter wie konzeptuelle Entwicklung, Perseveration, Aufmerksamkeit und Gedächtnisfunktionen erfaßt. Auch hier ergab sich zwischen den neuroradiologischen Befunden und demographischen Variablen keine signifikante Korrelation. Hinsichtlich des Zusammenhanges zwischen neuropathologischen und kognitiven Maßen bestanden aber signifikante und differenzierte Korrelationen. Die Atrophie des Kleinhirnvermis war wieder einerseits mit konzeptueller Desorganisation und Desorientation (Positiv-Symptomatik) der Patienten korreliert, andererseits waren die psychomotorische Geschwindigkeit und auch die Gedächtnisprozesse verlangsamt. Während die Erweiterung des 3. Ventrikels mit einem egozentrischen Denkstil verbunden war, scheint die Korrelation zwischen

Kalzifizierung der pinealen Drüse und sprachlicher Perseveration fraglich, da hier eine zusätzlich Korrelation mit der Höhe der neuroleptischen Dosis bestand. Die Ergebnisse dieser Studie legen unabhängige und unterschiedliche kognitive Beeinträchtigungen bei Schizophrenien nahe, die vermutlich auf verschiedene organische Veränderungen zurückzuführen sind. Im Vordergrund steht eine mit der Kalzifizierung des Plexus choroidei verbundene Störung hauptsächlich der konzeptuellen Entwicklung, die mit einer Resistenz gegenüber Neuroleptika einhergeht, wahrscheinlich prämorbid entsteht und insgesamt die mentale Entwicklung beeinträchtigt. Ein anderes Syndrom besteht in der Kleinhirnatrophie, die mit einer konzeptuellen Desorganisation, einem akuten Erkrankungsbeginn und gutem Ansprechen auf Neuroleptika verbunden ist. Diese empirisch gefundenen Zusammenhänge entsprechen der von ANDREASEN und CROW vorgenommenen Trennung in ein positives/negatives Syndrom bei Schizophrenie. Die Zusammenhänge lassen sich, wie die Autoren zeigen, neurophysiologisch untermauern, so kann eine Kalzifizierung des Plexus choroidei andere Störungen andeuten oder verursachen, z.B. der Blut-Liquorschranke, Einlagerung von Schwermetallen oder Schädigungen der vom Nucleus raphe ausgehenden 5-HT-Neurone (KAY et al., 1991).

SERBAN et al. (1990) untersuchten den Zusammenhang zwischen Kleinhirnatrophie, psychopathologischen und neuropsychologischen Variablen. 31 Patienten mit einer nach DSM-III- Kriterien diagnostizierten, mindestens seit zwei Jahren bestehender Schizophrenie wurden mit der gleichen Zahl altersgematchter Kontrollen verglichen. Die Stichprobe war zusätzlich hinsichtlich Medikation und neurologischer Krankheitsvorgeschichte kontrolliert. Die Patientengruppe zeigte zum Untersuchungszeitpunkt für die Bereiche "Alogie", "affektive Verflachung", "Anhedonie", "Apathie" und "Aufmerksamkeitsstörung" eine Negativ-Symptomatik mit mindestens Stufe 2. Positive Symptome (BPRS) waren gering. In der Ausprägung der Kleinhirnatrophie fanden die Autoren keine Unterschiede zwischen der Gruppe der chronisch Schizophrenen und den Kontrollpersonen. Auch hinsichtlich der Größe der Seitenventrikel waren keine Abweichungen zu beobachten, Unterschiede bestanden nur bei der Weite der Sulci, die anscheinend unabhängig von einer Vergrößerung der Ventrikel existieren können. Weder die neuropsychologischen noch die psychopathologischen Daten korrelierten in irgendeiner Weise mit Veränderungen der Gehirnmorphologie. Die genaue Beurteilung dieser Studie ist aufgrund einer unzureichenden Darstellung nicht möglich. Sie reiht sich jedoch in die Vielzahl der Studien ein, die aufgrund unterschiedlicher Methoden zu extrem differierenden Ergebnissen kommen.

Obwohl schon sehr lange die Beteiligung des Kleinhirns bei der Steuerung der Augenbewegungen (Saccaden, Nystagmus) oder der Vorbereitung der motorischen Reaktion (Diadochokinese, "Klavierspielen") bekannt war, ist unseres Wissen bei Schizophrenen bisher nur bei den als Vulnerabilitätsmarker diskutierten Störungen der weichen Augenbewegungen (SPEM, HOLZMAN, 1973) von PIVIK et al. (1975) die Frage diskutiert worden, ob sich die Störungen der Augenbewegungen auf die ebenfalls beobachteten Kleinhirnatrophien zurückführen lassen.

BALOH et al. (1975) hatten in einer Untersuchung von 15 Patienten mit verschiedenen Formen von Kleinhirnatropien gezeigt, daß Normalpersonen, besonders bei Ermüdung oder Langweile, durchaus Veränderungen der weichen Augenbewegungen im Sinne von saccadischen Störungen aufweisen. Jedoch unterschieden sich alle Kleinhirnpatienten signifikant negativ hinsichtlich Mittelwert und Standarabweichungen.

PIVIK et al. (1988) untersuchten die Störungen der weichen Augenbewegungen bei 20 psychotischen Patienten - (gemischt schizophrene und affektive Psychosen) - unter Hell/Dunkelbedingungen und verglichen sie mit normalen Kontrollpersonen. Die Autoren fanden, daß die weichen Augenbewegungen in der Patientengruppe bei normaler Helligkeit für alle Maße signifikant schlechter waren, als die der Kontrollgruppe. Unter der Randbedingung "Dunkelheit" verbesserte sich die Leistung beider Gruppen, vor allem der Patientengruppe soweit, daß sie sich nicht mehr signifikant von der Kontrollgruppe unterschied. Dies war nachweislich nicht auf andere intervenierende Variable, z.B. unterschiedliches Arousal (kontrolliert durch Alpha-EEG-Aktivität), Alter oder Dunkeladaptation, zurückzuführen. Analog zu den Ergebnissen der Studie von BALOH et al. (1975) an Kleinhirnpatienten nehmen PIVIK et al. daher ebenfalls Kleinhirnläsionen als Grundlage ihrer Befunde an. Da in dieser Studie die Patienten nicht mit CT/NMR untersucht wurden, kann die Einschränkung der Kontrolle des Kleinhirns über saccadische Augenbewegungen nur unvollständig beurteilt werden.

Gerade bei der Untersuchung kognitiver Störungen Schizophrener durch Reaktionszeit- und OR-Experimente stellt sich die Frage, ob die Veränderungen durch Kleinhirnläsionen verursacht oder mitbestimmt sind. Meines Wissens wurde noch in keiner Studie über diesen Zusammenhang publiziert.

4.2.1.3.2 Bipolare Psychosen

Anzeichen für Veränderungen der Kleinhirnstrukturen (z.B. Vergrößerung der Sulci, Vergrößerung der cerebellopontinen Zisternen) bei bipolaren Erkrankungen werden in verschiedenen Studien bei ca. 10 % - 30 % der affektiv erkrankten

Patienten beschrieben (NASRALLAH, 1981,1982; LIPPMANN et al., 1982; PEARLSON et al., 1981).

Über Manien als Folgen von Schädel-Hirntraumen unterschiedlicher Genese wurde wiederholt besonders im Zusammenhang mit rechtshemisphärischen Läsionen berichtet. Die Angaben sind jedoch seltener als die über sekundäre depressive Verstimmungen. STARKSTEIN et al. (1988) fanden eine Prävalenz von 3/700 bei Manien infolge von Schlaganfällen. In der Literatur bis 1988 wurden 19 Fälle sekundärer Manie bei verschiedenen fokalen Primärerkrankungen beschrieben, kein Fall jedoch bei Läsionen des Kleinhirns allein. In den meisten Studien findet sich bei bipolaren Psychosen fast immer eine direkte oder indirekte Schädigung des Frontallappens bzw. des rechtshemisphärischen Teils des limbischens Systems. Über die Verbindungen des Kleinhirns zu Strukturen des limbischen Systems und des Frontalhirns erscheint die Ausbildung einer sekundären Manie infolge einer Kleinhirnläsion verständlich. YADALAM et al. (1985) berichten von einem Geschwisterpaar, das seit dem 22. Lebensjahr wegen Manie wiederholt stationär behandelt wurde. Bei beiden Geschwistern fand sich eine neurologische Symptomatik mit Dysdiadochokinese, Dysarthrie, leichter Ataxie und Intentionstremor und im CT eine deutliche Kleinhirnatrophie besonders des Vermis. Da die Mutter ebenfalls an einem schwerem Intentionstremor litt, war die Diagnose einer hereditären spinozerebellären Degeneration gestellt worden. Auffallend ist, daß beide Kinder seit der frühen Kindheit unter Sprach- und Standschwierigkeiten litten und Lernschwierigkeiten bzw. eine grenzwertige geistige Behinderung zeigten.

4.2.1.3.3 Spezifität der Kleinhirnbefunde bei Psychosen

Schon bald nach Berichten über Befunde cerebellärer Atrophien bei Schizophrenen wurde deutlich, daß die Befunde nicht auf diese Erkrankung beschränkt sind. Nach NASRALLAH et al. (1981) erfüllten bei Zugrundelegung der Kriterien von ALLEN et al. (1979) signifikant mehr manische als schizophrene Patienten (27 % gegenüber 12 %) mindestens ein Kriterium für cerebelläre Atrophien. Die Unterschiede zwischen den schizophrenen Patienten und den Kontrollen waren nicht signifikant. Da kein Patient mehr als zwei Kriterien aufwies, wurde deutlich, daß, sofern eine Kleinhirnatrophie bei Schizophrenie oder Manie zu finden ist, diese Atrophie in der Regel nur gering bis mäßig ausgeprägt ist.

Nach einer Studie von LIPPMANN et al. (1982) wiesen Schizophrene und bipolar Erkrankte signifikant häufiger als Kontrollen eine Atrophie des Vermis auf, unterschieden sich jedoch nicht signifikant voneinander. Erst bei Berücksichtigung zusätzlicher Meßgrößen (z.B. der Weite des vierten Ventrikels, der cerebellopontinen Zisternen oder der Kleinhirnfolia) waren pathologische Veränderungen bei Schizophrenen doppelt so häufig wie bei Patienten mit bipolaren Psychosen zu beobachten. Ein vergleichbares Ergebnis hinsichtlich mehrerer Indikatoren für Kleinhirnatrophien fanden NASRALLAH et al. (1982) und TAYLOR (1991). Sie kommen in ihrer Analyse von Studien mit bildgebenden Verfahren zu dem Ergebnis, daß keine cerebellären Läsionen bei Ersterkrankten zu finden waren und schließen daraus, daß die Kleinhirnatrophien entweder Ausdruck einer besonderen Verlaufsform der jeweiligen Erkrankung darstellen oder als Ausdruck eines zusätzlichen, moderierenden Einflusses (z.B. durch Alkohol oder andere toxische Belastungen in der Vorgeschichte) verstanden werden müssen. Methodische Probleme, wie geringe Stichprobengröße, zum Teil uneinheitliche Meßprozeduren oder fehlende Berücksichtigung exogener Einflüsse, können ebenfalls für die widersprechenden Ergebnisse verantwortlich sein (RIEDER et al., 1983; LOHR und JESTE, 1986).

4.2.1.3.4 Angststörungen

Bei Behandlungen von legasthenischen oder lernbehinderten Kindern und Erwachsenen mit Medikamenten zur Stärkung des cerebellovestibulären Regelkreises konnten FRANK und LEVINSON (1977) und LEVINSON (1980) auch Besserungen von Ängsten und Phobien beobachten. Ein Zusammenhang zwischen Angststörungen und vestibulären Dysfunktionen war bereits von BENEDIKT (1870) beschrieben worden. In einer neuen Studie untersuchte LEVINSON (1988) den Zusammenhang zwischen Lernstörungen und neurophysiologischen Störungen des cerebellovestibulären Regelkreises. Dabei erfüllten 65% der von ihm untersuchten 4000 Kinder, Jugendlichen und Erwachsenen die Kriterien für 17 typische phobische Ängste.

Frauen zeigten eine signifikant höhere Disposition für Angststörungen als Männer, Erwachsene eine höhere Inzidenz von Ängsten als Kinder und Jugendliche (71,8% versus 63,9% versus 56,9%). Zusammenhänge zwischen Händigkeit, Höhenangst und einer induzierbaren vestibulären Reaktion im Elektronystagmogramm konnten vom Autor nicht erklärt werden. Es gelang ihm jedoch, für alle angeführten Angststimuli entsprechende Bezüge zu vestibulären Störungen abzuleiten. So sollten Höhenangst oder die Angst zu fallen zur Vorstellung von Schwindel oder Desorientierung führen. Es wurde jedoch übersehen, daß für Patienten mit Phobien oder Paniksyndrom normalerweise nicht das körperliche Symptom oder der Stimulus das tatsächlich angstauslösende Ereignis darstellen, sondern die Bedeutungszuweisung, aufgrund des Stimulus in eine hilflose, nicht mehr kontrollierbare Lage zu geraten (vgl. MARGRAF und SCHNEIDER, 1990). Zur Überprüfung von Prädispositionen für Angststörungen durch Dysfunktion des cerebello-vestibulären Regelkreises untersuchte LEVINSON (1989) eine Stichprobe von 402 nach DSM-III-R-Kriterien diagnostizierten Patienten mit Angststörungen. Hierbei fand er eine Gesamtinzidenz von 94% cerebello-vestibulären Dysfunktionen. Zwischen den verschiedenen DSM-III-R-Diagnosen ergab sich kein signifikanter Unterschied. Während die Studien von FRANK und LEVINSON (1977) und LEVINSON (1980) aufgrund ihrer fehlenden Kontrollgruppen und eingleisig statistischen Auswertungen ohne Alpha-Korrektur wenig aussagekräftig sind, untersuchte LEVINSON erstmals 1989 auch die optokinetischen Parameter und Wahrnehmungsspannen bei 70 Patienten mit Angststörungen und 70 gesunden altersgleichen Kontrollen hinsichtlich der "Verwischgeschwindigkeit" und anderer Fixationsparameter. Es fand sich eine signifikante Beeinträchtigung der Angstpatienten hinsichtlich aller Untersuchungsgrößen, z.B. Bewegungsillusionen, Verschwimmen des Hintergrundes oder der Refixationskapazität. Ein Behandlungsversuch mit den cerebello-vestibulären Regelkreis stabilisierenden Medikamenten, beispielsweise bei lernbehinderten Kindern, steht für die an Angststörungen leidenden Patienten jedoch noch aus.

4.2.1.3.5 Autismus

1980 fanden WILLIAMS et al. erste Hinweise für Kleinhirnauffälligkeiten bei Autismus. Bei der Autopsie eines autistischen Patienten war eine signifikante Reduktion von Purkinje-Zellen zu beobachten, was BAUMANN und KEMPER (1982) bei einem zweiten autistischen Fall bestätigten (95% iger Verlust an Purkinje-Zellen). Seit dem ersten Bericht über Minderungen von Purkinje-Zellen im Gehirn autistischer Patienten wurden 10 weitere Fälle beobachtet (vgl. Tabelle 37, S. 155).

Wie verschiedene Studien zeigten, ist der Verlust an Purkinje-Zellen nicht von Gliosis begleitet, was nach BAUMANN (1991) eine pränatale Schädigung nahelegen würde. Der Verlust an Purkinje-Zellen ist meistens bilateral über die Lobuli VI-VII und VIII-X[20] im Bereich des Vermis verteilt. Nach ARIN et al. (1991) entfielen 60% auf den posterioren Vermis, 31% auf den mittleren und zu 20% auf den anterioren Vermis.

---

[20] Zur Einordnung der römischen Bezifferung in Bezug zur aktuellen anatomischen Nomenklatur vgl. Abbildungen 2 und 48.

Tabelle 37: Autopsie- und quantitative MR-Studien des Kleinhirns bei Autismus (aus COURCHESNE, 1993).

Studien mit Auffälligkeiten	Studien ohne Auffälligkeiten
Williams et al., 1980 (autopsy)	Gaffney, Kupeman et al., 1987 a (MR)
Bauman & Kemper, 1985 (autopsy)	Garber et al., 1989 (MR)
Bauman & Kemper, 1986 (autopsy)	Garber et al., 1992 (MR)
Ritvo et al., 1986 (autopsy)	Holttum et al., in press (MR)
Gaffney, Tsai et al., 1987b (MR)	
Courchesne et al., 1988 (MR)	
Murakami et al., 1989 (MR)	
Bauman & Kemper, 1990 (autopsy)	
Ciesielski et al., 1990 (MR)	
Arin et al., 1991 (autopsy)	
Bauman, 1991 (autopsy)	
Piven et al., 1992 (MR)*	
Kleiman et al., 1992 (MR)*	
Courchesne, Saitoh et al., 1993b (MR)	

Abbildung 34 Diagrammatischer Mittellinienschnitt durch Kleinhirnvermis und Hirnstamm im menschlichen Gehirn. Die schematische Repräsentation zeigt die Lobuli des Vermis (aus COURCHESENE, 1993).

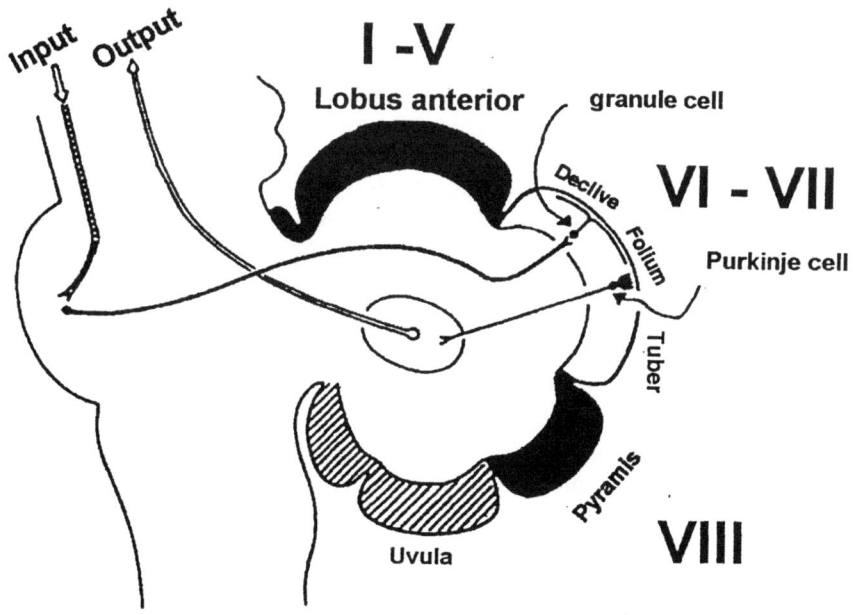

COURCHESNE et al. (1988) untersuchten 18 Patienten (2 F, 16 M, Alter: durchschn. 16,9 Jahre) mit einem nach DSM-III klassifizierten autistischen Syndrom. Die Patienten zeigten weder Hinweise auf neurologische noch andere körperliche Erkrankungen, standen weder unter Antikonvulsiva noch anderer psychopharmakologischer Medikation. Bei 77% der untersuchten Patienten war eine um 1,1 bis 4,3 Standardabweichungen unter der Norm liegende Lobulusgröße zu beobachten, die Lobuli VI und VII waren etwa 25% kleiner als bei der Kontrollgruppe.

Die benachbarten paleocerebellären Regionen der Hemisphären und die ontogenetisch, anatomisch und in ihrer Entwicklung sich unterscheidenden Lobuli I-V bzw. VIII-X sind nicht oder minimal betroffen. Diese Befunde sind unabhängig von der Gesamthirngröße, der Größe der Sulci bzw. der Dichte des Gewebes oder von zusätzlicher geistiger, motorischer Behinderung oder Epilepsie.

Aufbauend auf den Arbeiten von COURCHESNE et al. wurde durch die Arbeitsgruppe von HEH et al. (1989) untersucht, ob sich die Hypoplasie der Lobuli VI und VII nicht nur neuropathologisch und neuroanatomisch, sondern auch in einer Hypofunktion der betroffenen Gebiete ausdrückt. Dazu verglichen die Autoren bei 7 erwachsenen autistischen Patienten (5 M, 2 F, Durchschnittsalter 23 +/- 6 Jahre) durch Positronenemissionstomographie (PET) den cerebellären Glukosemetabolismus bei Informationsverarbeitungsaufgaben (CPT) mit 8 alterskontrollierten Normalpersonen. Die Indexpatienten waren aufgrund von DSM-III-Kriterien für Autismus während der Kindheit ausgewählt. Von Ihnen erfüllten zur Zeit der Untersuchung 7 Patienten die vollen Kriterien, ein Patient die Kriterien für einen Residualzustand. Zur Absicherung der Diagnose wurden Expertenratings anhand von Videobändern durchgeführt und über psychodiagnostische Verfahren und neurologische Untersuchungen andere Behinderungen und Krankheiten ausgeschlossen. Sowohl zwischen den Diagnosegruppen als auch beim Vergleich der rechten und linken Hemisphäre fanden sich für die untersuchten Regionen (anteriore Pons, posteriore Pons, cerebelläre Hemisphäre, weiße Struktur und vermale Lobuli VI und VII) keine signifikanten Unterschiede. Die Aussagekraft dieser Ergebnisse ist insofern eingeschränkt, als HEH et al. keine CT/NMR Bilder der untersuchten Regionen erhoben, die mit den Befunden von COURCHESNE vergleichbar wären. Zum anderen stellt der CPT als kognitives Untersuchungsverfahren kaum eine Überprüfungsmöglichkeit der cerebellären (vor allem motorischen) Funktionen dar. COURCHESNE nahmen dennoch eine mögliche Beziehung zwischen Verhalten ("behavioral attention") und Prozessen bei der Gehirnentwicklung in Bezug auf das Kleinhirn an. Nach Darstellung von HEH et al. (1989) stimmen ihre nichtsignifikanten Untergruppenunterschiede mit einer Studie von RUMSAY et al. (1985) überein, die bei autistischen Patienten nur tendenziell höhere Glukosestoffwechselraten gefunden hatten. Ein Vergleich mit Untersuchungen beim Down-Syndrom, wo in anderen Hirnregionen ein erhöhter Glukosemetabolismus beobachtet wurde, legte die Frage nahe, ob die hypoplastischen Gebiete aufgrund eines durch die Schädigung in der Neuronalentwicklung ineffizienten Hirnmetabolismus erhöhten Glukoseumsatz aufweisen.

Tabelle 38 Kleinhirnläsionen bei Autismus (aus COURCHESNE, 1991).

Studie	Vermis	Hermisphäre	Nuclei
MR/CT			
* Piven et al 1991	+		
* Courchesne et al 1991	+		
* Nowell et al 1990	-		
* Ciesielski et al 1990	+		
* Murakami et al 1989	+	+	
* Garber et al 1989	-		
* Courchesne et al 1988	+		
* Gaffney et al 1987	-		
* Gaffney et al 1987		+	
Courchesne et al 1987	+		
Bauman et al 1985	?	+	
Jaeken & van den Berghe 1984	+	+	
Autopsy			
Baumann 1991	+/-	+	+
* Ritvo et al 1986	+	+	
Bauman & Kemper 1986	+	+	+
Bauman & Kemper 1985	-	+	+
Williams et al 1980	?	+	

+ = Reduktion der Parenchymgröße bei (MR/CT) Studien; + = Verlust von Zellen oder abnormale Zellgröße bei Autopsie-Studien;
- = keine signifikante Veränderungen;
* = Resultate statistisch getestet;
? = Studien mit berichtetem cerebellären Parenchymverlust oder Verlust an Purkinje-Zellen ohne spezifische Lokalisation

COURCHESNE gibt 1991 einen Überblick über die bis zu diesem Zeitpunkt mittels bildgebender Verfahren oder Autopsie gefundenen Veränderungen bei Autismus (vgl. Tabelle 38, S. 157). Diese Tabelle faßt fünf grundlegende Zusammenhänge zwischen Kleinhirnläsionen und Autismus zusammen:

- Cerebelläre Veränderungen finden sich in bildgebenden und autoptischen Untersuchungen. Sie stimmen bei beiden Methoden überein und stehen im Gegensatz zu Befunden in den cerebralen Hemisphären, im Thalamus oder limbischen System.
- Die mehrfach widersprüchlichen Ergebnisse bildgebender Verfahren sind auf eingeschränkte technische Möglichkeiten bzw. auf die Verwendung ungenügender statistischer Verfahren zurückzuführen (z.B. zweiseitige Hypothesentestungen trotz klar gerichteter Fragestellung). Übereinstimmend zeigen die Ergebnisse beider Verfahren, daß die Atrophie des Vermis und der Kleinhirnhemisphären auf einen Verlust von Neuronen, hauptsächlich der Purkinje- oder Körner-Zellen zurückzuführen ist.
- Die Hypoplasie von Vermis und Hemisphären beruht aller Wahrscheinlichkeit nach auf den gleichen Prozessen, da bei autistischen Patienten die Größe dieser Strukturen mit $r = .61$ korreliert sind, im Gegensatz zu $r = .05$ bei gesunden Personen.
- Die Kleinhirnveränderungen bei Autismus sind durch neuronale Fehlentwicklung unbekannter Ätiologie entstanden.

Es gibt bis heute keine Hinweise, daß eine Atrophie oder ihr Fortschreiten nach der vollen neuronalen Entwicklung stattgefunden hat. Für einen eigenständigen Krankheitsprozeß spricht, daß diese Form der Kleinhirnatrophie sich von anderen bekannten Formen unterscheidet (z.B. vom Rett-Syndrom, Dandy-Walker, Down-Sydrom, Arnold-Chiari oder auch der Olivopontocerebellären Atrophie). Die einzigeÄhnlichkeit besteht zum Fragile-X-Syndrom, einer Chromosomenstörung, die mit autistischer Symptomatologie einhergeht.

In einer neuen Studie konnten COURCHESNE et al. (1994) zeigen, daß zu der bekannten Hypoplasie der Lobuli in einer Subgruppe von ca. 12% der autistischen Patienten als zweite Art von Veränderungen eine Hyperplasie der hinteren vermalen Lobuli VI und VII zu finden war. Aus diesem Grund führte diese Arbeitsgruppe eine Reexaminierung von Daten eigener und anderer Studien durch (vgl. Abbildung 34, S. 155).

Die zu Reexaminierung verwendeten NMR-Bilder hatten eine Schichtdicke von 3-5 mm, die Schichten lagen in der sagittalen Ebene in der Mittellinie des Gehirns mit einer untersuchten Feldfläche von 6-24 cm^2. Die Quantifizierung wurde blind durch Flächenplanimetrie vorgenommen. Sie umfaßte die Lobuli I-V sowie VI und VII, wobei die Grenze zwischen V und VI definiert wurde als Linie, die den vorderen Teil der primären Fissur zum Apex des 4. Ventrikels darstellt, die Grenze zwischen Lobuli VII und VIII als Linie zwischen dem vorderen Teil der präpyramidalen Fissur bis zum Apex des 4. Ventrikels.

Abbildung 35: Vergleich der Daten aus vier unterschiedlichen MRI-Studien über die Vermis bei Autismus. ((A): Die Verteilung der Gebiete der Lobuli VI und VII bei 78 autist. Pat. in vier verschiedenen Studien weichen signifikant (P<0.001) von einer normalen unimodalen Verteilung ab. Daten für die Lobuli I-V formen jedoch ungefähr eine gerade Linie (Normalverteilung) (C). Daten von 91 Kontrollprobanden nähern sich ziemlich geraden Linien für die vermalen Lobuli VI und VII (B) und I-V (D) an. Beachte, daß die pefekte unimodale normale Verteilung der Daten immer eine gerade diagonale Linie bildet, wenn sie gegen die Erwartungswerte aus der Gauss'schen Kurve abgebildet werden (nach COURCHESNE, 1993).

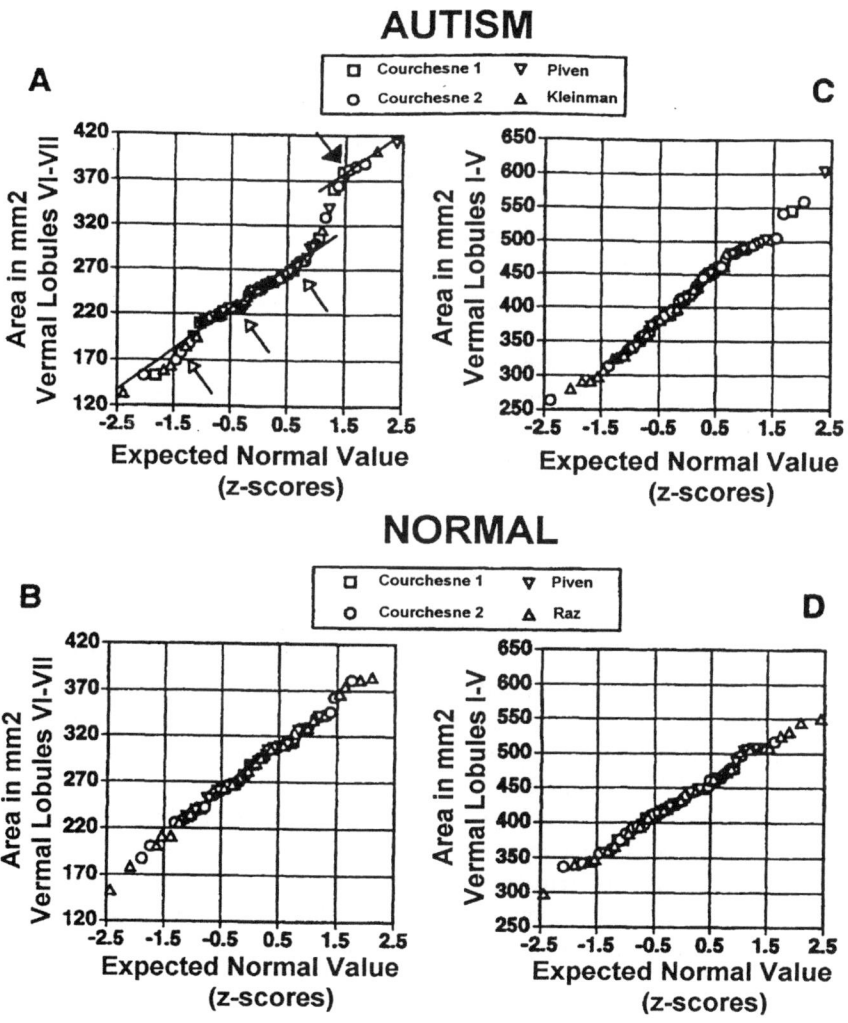

Dieser Befund ließ auch ältere Untersuchungen in neuem Licht erscheinen, da die bis dahin als durchschnittlich groß beschriebenen Lobuli VI und VII auf die Summation von hyperplastischen und hypoplastischen Fällen zurückzuführen sein könnten.

Abbildung 35, S. 159 zeigt den Vergleich der Flächen in mm^2 aufgetragen gegen die entsprechenden normal verteilten Z-Werte. Dabei findet sich für die autistischen Patienten die zu erwartende 45°-Gerade, die speziell für die oberen Z-Werte von 1,5 bis 2,5 signifikant ($p < 0.001$) von einer unimodalen Normalverteilung abweicht und damit die vorher beschriebenen zwei Gruppen von autistischen Patienten bestätigt (87% Hypoplasie, 13% Hyperplasie).

Aus diesen Ergebnissen wird deutlich, daß die in früheren Studien nicht durchgängig beobachtbaren Hypoplasien auf eine Verfälschung des Mittelwertes der Schnittflächen durch wenige deutliche Hyperplasien bei vielen weniger ausgeprägten Hyperplasien zurückzuführen waren.

Wie entscheidend die Berücksichtigung dieses Zusammenhanges und die Reexamination der Lobuli VI und VII ist, zeigt der Zusammenhang zwischen der Fläche dieser beiden Lobuli und den IQ-Maßen für verbale und soziale Intelligenz. (vgl. Abbildung 36, S. 161).

Je hyperplastischer die Lobuli VI und VII sind, desto eingeschränkter sind auch die autistischen Patienten in ihren kognitiven Fähigkeiten. Bestärkt wird dieser Zusammenhang dadurch, daß die Größe der vermalen Lobuli VI und VII nicht mit dem verbalen IQ bei den gesunden Probanden korreliert.

Die uneinheitlichen, aber im Vergleich zu den mit der gleichen Untersuchungstechnik bei Schizophrenen gewonnen Befunde sind auf folgende Probleme zurückzuführen:

Nach COURCHESNE et al. (1993) liegt ein Hauptproblem dieser Studien in der Auswahl nicht optimaler Methoden für die Festlegung der genau mittigen, sagittalen Position des Vermis. Zusätzlich wurde auch die Positionen nicht absolut, sondern von andern außerhalb des Kleinhirn gelegenen Strukturen abhängig gemacht. Da besonders die anteriore Kommissur oder der dritte Ventrikel nicht genau in der Medialsagittalebene liegen, kommen Schätzfehler zustande, die sich in falschen Maßen für Volumen und Fläche des Vermis ausdrücken. Ebenso ist die oft 10 mm dick gewählte Schichtung der Aufnahmen unzureichend, da der Vermis manchmal nur 5-6 mm stark ist. Andere Probleme beinhalten beispielsweise bei retrospektiven Studien Auswahltendenzen der Indexpatienten oder Kontrollpersonen. Zusätzliche Unsicherheit ergibt sich aus der oft geringen Fallzahl, da die für eine 95% statistisch gesicherte Unterscheidung angenommene Mindestabweichung von einer Standardeinheit mindestens 27 Patienten pro Gruppe benötigt.

Abbildung 36 Graph des midsagittalen Gebietes der vermalen Lobuli VI und VII gegenüber dem IQ bei autistischen Patienten (aus COURCHESNE, 1994).

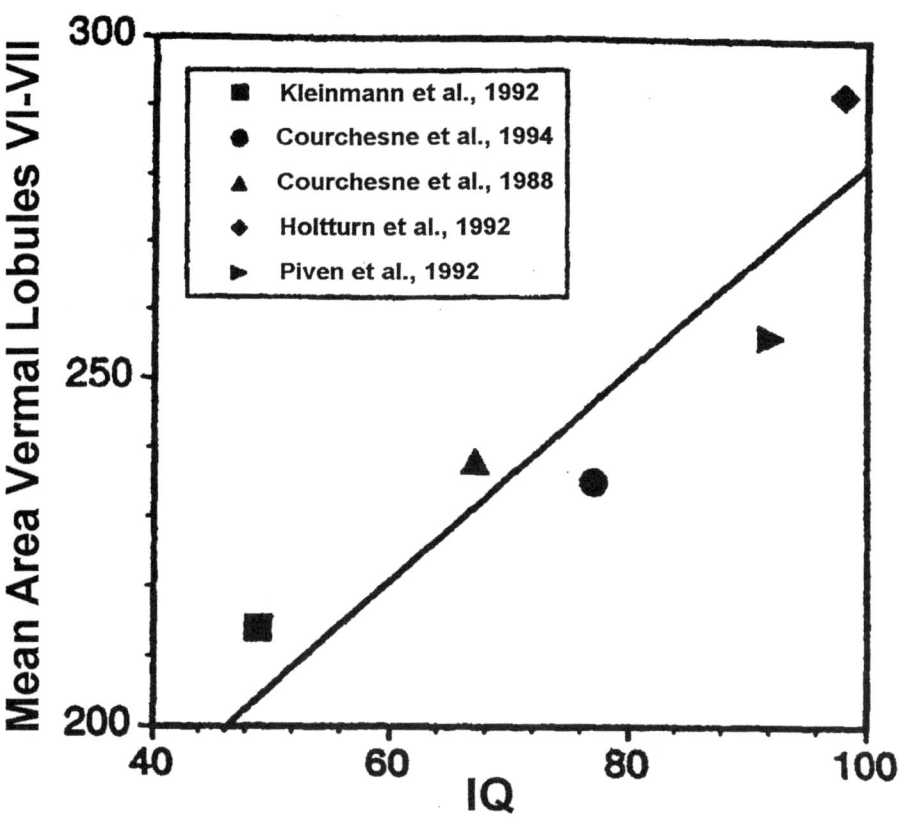

Aus den geschilderten Befunden und dargelegten Verbindungen zwischen Vermis, Hirnstamm, Thalamus, Hippocampus und dem ARAS ergibt sich eine neue Sichtweise über die Zusammenhänge zwischen Kleinhirnläsionen und Autismus. Verschiedene Autoren, z.B. MORUZZI und MAGOUN (1949) beobachteten, daß Stimulation des Vermis das ARAS aktiviert bzw. daß cerebelläre Läsionen in diesem Bereich die Fähigkeit einschränkt, die Aufmerksamkeit innerhalb und zwischen sensorischen Modalitäten schnell und präzise zu wechseln. Solche Phänomene waren hauptsächlich bei autistischen und bei Patienten zu finden, die während der Kindheit oder frühen Erwachsenenzeit cerebelläre Läsionen erlitten. Es scheint daher möglich zu sein, daß das Kleinhirn, wie bei der motorischen Kontrolle, dafür sorgen könnte, den "mentalen Fokus" der Aufmerksamkeit ohne Schwierigkeiten zielgerichtet und zeitlich genau zu verändern. Die entsprechenden Störungen werden z.b. von COURCHESNE (1994) als "attentional asynergia" oder "Aufmerksamkeitsdysmetrie" bezeichnet. Verlust oder Verminderung der dynamischen Kontrolle der Aufmerksamkeit könnte einer der Hauptfaktoren der kognitiven und sozialen kommunikativen Störungen des Autismus darstellen (COURCHESNE et al., 1993), die sich als Gedächtnisstörungen, Stimulusüberselektivität, Perseveration, Einengung der Interessen, Bildung falscher Assoziationen oder Einschränkungen bei Leistungen, die z.b. den Wechsel mentaler Sets benötigen, ausdrücken.

Die Beeinträchtigung der Kontrolle der Aufmerksamkeit bei Autismus untersuchten COURCHESNE (1993) bei 13 Patienten mit Autismus, 6 Patienten mit neocerebellären Läsionen und bei 25 Normalpersonen hinsichtlich ihrer Reaktion auf Stimuli verschiedener Modalitäten, die in zufälligen Zeitintervallen präsentiert wurden (vgl. Abbildung 37, S. 163). Die Patienten waren nach DSM-III-R und verschiedenen speziellen Autismus-Diagnostik-Inventaren untersucht worden und hatten keine weiteren körperlichen oder psychischen Krankheiten. Durch Untersuchung der evozierten Potentiale wurden im Bereich der Sensorik liegenden Schädigungen ausgeschlossen. Die normalen Kontrollpersonen waren nach Geschlecht, Alter und Intelligenz gematcht. Als neurologische Kontrollgruppe dienten 6 ebenfalls alters- und IQ-gematchte Patienten mit Läsionen (Entfernung cerebellärer Astrozytrome, Hemisphärenläsionen, Pedunkelschädigungen, Entfernung des Nucleus dentatus). Die Kleinhirnpatienten wiesen noch entsprechende Symptome wie Dysmetrie oder Ataxie auf, ihr neurologischer Zustand war unterschiedlich. Die experimentelle Durchführung bestand aus zwei Aufgaben: Die Aufgabe zur Fokussierung der Aufmerksamkeit (Abbildung 37, S. 163, B) beinhaltete, die Aufmerksamkeit auf einen Stimulus in einer Modalität über längere Zeit aufrechtzuerhalten und jedesmal beim Auftreten des korrekten Signals zu reagieren. Alle anderen Signale in den anderen Modalitäten mußten dabei ignoriert werden. Zuletzt wurden nach Modalitäten getrennte Reaktionsbedingungen eingeführt und sowohl die richtigen als auch die falschen Reaktionen in fünf Zeitintervallen ausgewertet.[21]

---

[21] Visuelle Stimuli: rotes oder grünes Licht; auditorische Stimuli: 2 KHz (high) oder 1 KHz (low). Hit = korrekt entdecktes Ziel, Mis = Reaktionsfehler auf den Zielreiz, FA = fehlerhafte Reaktion auf einen selten auftretenden Stimulus, der in einer Modalität auftrat, die ignoriert werden sollte, IGN = ein selten auftretender Stimulus, der richtig ignoriert werden sollte. Ablauf: der Proband drückte einen Knopf als Reaktion auf das erste, selten auftretende visuelle Ziel hin (roter Blitz). Dies diente als ein Hinweisreiz, die Aufmerksamkeit auf die auditorischen Stimuli hin zu verschieben und die selten auftretenden visu-

Abbildung 37: Zeitbezogenes Shiftdefizit bei autistischen und cerebellären Patienten (aus COURCHESNE, 1993).

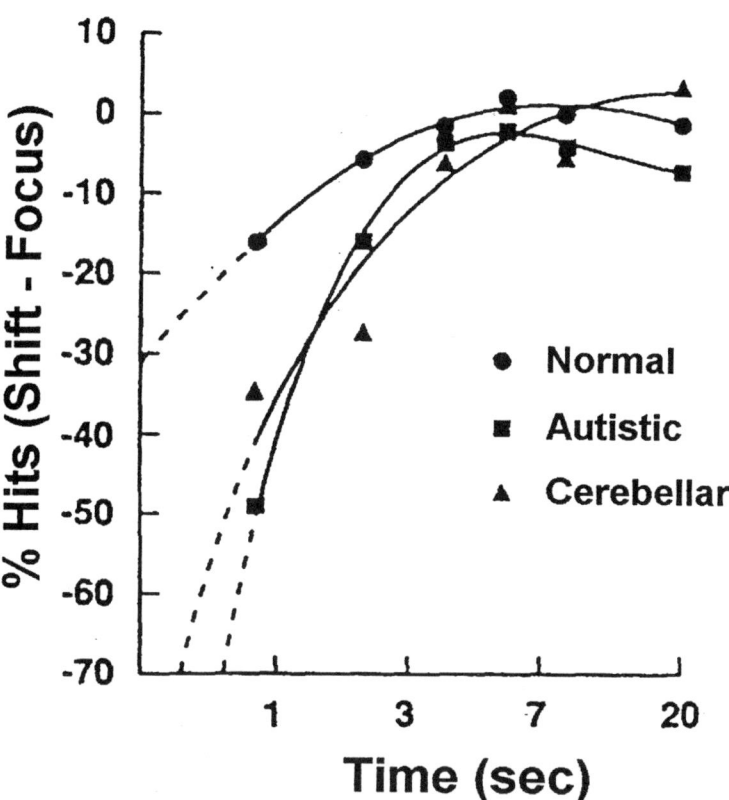

Diese Untersuchung entspricht in etwa dem Continous-Performance-Test, der im Bereich der Schizophrenieforschung angewandt wird. Beim Experiment zum Wechsel der Aufmerksamkeit (vgl. Abbildung 37, S. 163, A) mußte schnell zwischen visuellen und auditorischen Stimuli unterschieden werden, wobei der

---

ellen Stimuli (IGN) zu ignorieren sowie auf das nächste auditorische Ziel (high) zu reagieren. Das auditorische Ziel diente umgekehrt als Hinweisreiz, die Aufmerksamkeit zurück auf die visuellen Stimuli zu lenken.

Wechsel durch einen selten und zufällig eingestreuten Zielstimulus signalisiert wurde.

Abbildung 38: Shift-Fokus-Differenzwellen für normale Kinder, Erwachsene und drei Kinder mit kortikalen Läsionen(Pz = parietaler Ableitungsort) (aus COURCHESNE, 1993).

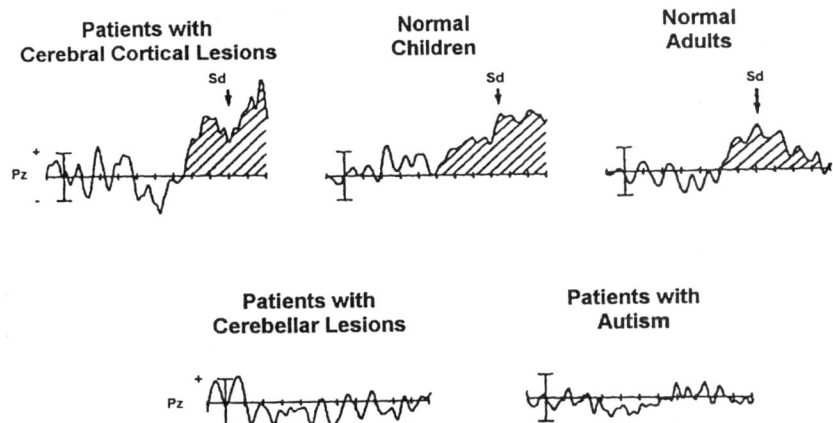

Nach Abbildung 38, S. 164 sind im Gegensatz zu den Normalpersonen autistische und Kleinhirnpatienten anfänglich erheblich im Wechsel der Aufmerksamkeit beeinträchtigt. Nach einiger Zeit können sie sich jedoch durch Kompensation und Lernfähigkeit an die Leistungen der Normalpersonen anpassen. Beide Patientengruppen zeigen gemeinsam beim schnellen Wechsel (ca. 0,5 bis ca. 6,5 Sek.) nach Auftreten des Ziels und der richtigen Reaktion Schwierigkeiten. Dies wird in Abbildung 38, S. 164 besonders deutlich, bei der die Leistungen der Aufmerksamkeitsaufrechterhaltungsaufgabe von denen in der Aufmerksamkeitswechselaufgabe abgezogen wurden. In einer Studie, in der die Stimuli nur anhand von Farbe und Form zu diskriminieren waren, schnitt besonders die Gruppe der Kleinhirnpatienten schlecht ab, ohne daß der Autor eine hinreichende Erklärung für dieses Phänomen gibt (AKSHOOMOFF, 1992).

In einer dritten Studie von TOWNSEND (1992) wurde die gleiche Patientengruppe mit dem sogenannten "POSNER" -Paradigma[22] untersucht, bei dem

---

22 Beim POSNER-Paradigma existieren zwei räumliche Positionen, an denen ein kleines Ziellicht aufleuchten kann, auf das die Probanden zu reagieren haben. Um sie darauf vorzubereiten, erscheint entweder 100 msek. oder 800 msek. zuvor ein Hinweislicht, auf wel-

zwei Informationsverarbeitungsstufen, eine Aufmerksamkeitsorientierungsstufe und eine Detektionsstufe benutzt werden. Die autistischen- und Kleinhirnpatienten wiesen besonders bei kurzem Zeitabstand (100 msek. zwischen Hinweis und Signalreiz) große Reaktionsverzögerungen auf, unterschieden sich bei der langen Vorlaufsspanne sich jedoch kaum von den Normalpersonen[23]

Das durch Subtraktion der evozierten Potentiale während der Aufmerksamkeitsaufrechterhaltungsbedingung von der Aufmerksamkeitswechselbedingung abgeleitete evozierte Potential Sd (shift-difference-response) konnte im Zeitraum zwischen 700 und 900 msek. nach Auftreten des jeweiligen Zielsignales abgeleitet werden. Während dieses Signal bei den Normalpersonen über den parietooccipitalen Arealen zu finden war, konnten bei autistischen Patienten nur kleine oder kaum ausgebildete Signale beobachtet werden (vgl. Abbildung 38, S. 164). Zusammenfassend zeigen die angeführten Studien, daß autistische- und Kleinhirnpatienten durchaus in der Lage sind, einen Wechsel der Aufmerksamkeit über verschiedene Modalitäten vorzunehmen. Im Vergleich zu Normalpersonen können sie diesen Aufmerksamkeitswechsel jedoch nur suboptimal, d.h. variabler, ungenauer, in schlechterem zeitlichen Zusammenhang und mit mehr Aufwand durchführen.

Die für autistische Patienten als typisch gefundenen Probleme bei der dynamischen Kontrolle der Aufmerksamkeit lassen sich auch bei schizophrenen Patienten beobachten. Eine Reihe von Studien zur Störung von Informationsverarbeitung bei Schizophrenen erbrachten ein stabiles Defizit beim Wechsel der Aufmerksamkeit über die Modalitäten, den sogenannten Modality-Shift-Effekt (MSE) (vgl. z.B. REY und OLDIGS, 1982; COHEN et al., 1985). Die von COURCHESNE et al. (1993) herausgearbeitete Bedeutung dieser Defizite für die Entwicklung normaler, sozialer Interaktionen könnte auch für den Bereich der Schizophrenie von großer Bedeutung sein, da Patienten mit Negativ-Symptomatik auch in ihrer sozialen Interaktion verändert sind und zusätzlich einen stabilen MSE aufweisen.

Die Frage, ob Kleinhirnveränderungen Folge oder Ursache der autistischen Symptomatik sind, bleibt letztlich ungeklärt. Aus verschiedenen Beobachtungen werden jedoch Zusammenhänge gefolgert (COURCHESNE, 1991):

---

cher der beiden Seiten am wahrscheinlichsten der Zielreiz auftaucht. Daher ist es für den Probanden notwendig, zuerst eine "erhöhte Aufmerksamkeit" zu entwickeln, d. h. sich zu merken, wohin er seine Aufmerksamkeit zu richten hat und dann in der 2. Stufe das Ziel zu entdecken und zu reagieren.

23 vgl. Untersuchungen und Theorie von BRAITENBERG (1967), Kapitel 1.3.2.4.).

- Cerebelläre Schädigungen führen zu Störungen der weichen Augenfolgebewegungen (vgl. Kap. 4.2.1.3.1). Umgekehrt kommen diese Störungen bei Autismus und Schizophrenie vor.
- Cerebelläre Läsionen können zu Sprach- und Sprechstörungen wie Mutismus und Dysarthrie führen, die auch bei Autismus beobachtet werden.
- Das Kleinhirn spielt eine Rolle bei der Initiierung von Motorik, einer Funktion, die bei Autismus eingeschränkt ist.
- Das Kleinhirn steht in Verbindung mit allen Stufen des aufsteigenden retikulären aktivierenden Systems (ARAS), das nach COURCHESNE (1987) bei Autismus beeinträchtigt ist.
- Das Kleinhirn moduliert die serotonerge, dopaminerge und noradrenerge Aktivität im Frontalhirn. Veränderungen dieser Neurotransmitter wurden ebenfalls bei Autismus gefunden.
- Das Kleinhirn moduliert die Aktivität des Hippocampus und der Corpora amygdaloidea. Die Funktion dieser Strukturen soll bei Autismus ebenfalls gestört sein.
- Das Kleinhirn hat Verbindung zu den Kernen des Hypothalamus. Neuroendokrine Veränderungen oder Veränderungen des Wachstums, die auf hypothalamische Dysfunktionen zurückzuführen sind, treten ebenfalls bei Autismus auf.
- Im Tierversuch führen Kleinhirnläsionen zu Abweichungen des motivationalen Verhaltens und des emotionalen Ausdruckes wodurch die sozialen Interaktionen beeinträchtigt werden. Solche Funktionsstörungen treten typischerweise auch bei Autismus auf.

Eine Mitbeteiligung bzw. eine Verursachung des autistischen Syndromes durch eine Kleinhirnschädigung kann auf zwei Wegen geschehen: 1. durch eine direkte negative Beeinflussung der kognitiven Funktionen und der Verhaltenskontrolle über eine Verschlechterung der Ausbildung konditionierten Verhaltens wie in Kap. 1.3.5 beschrieben. Eine frühe Schädigung würde die Aneignung und Ausführung von normalen, situationsangepaßten sensumotorischen Schemata des Kleinkindes, die dem Aufbau der intellektuellen Funktionen vorangehen, behindern. Durch die früher beschriebenen Verbindungen zwischen Kleinhirnkernen, Thalamus und limbischem System könnte die Modulation von Aufmerksamkeit und kortikalem Aurousal gestört werden. Die Verarbeitung sensorischer Information, der Regulationsfunktionen des autonomen Nervensystems und die Initiation und Beendigung des motorischen Verhaltens wären dadurch zusätzlich beeinträchtigt. Die aus diesen Funktionsveränderungen resultierende neurale Deprivation, z.B. durch reduzierte somatosensorische Aktivitäten, kann die dendritische Verzweigung und die Entwicklung adäquater Funktionen in verschiedenen Hirngebieten negativ beeinflussen. Die Koordination der Aufmerksamkeit ist dabei die Grundlage für die Aneignung verschiedener kognitiver und sozialer Fähigkeiten. Nach COURCHESNE (1994) werden diese Fähigkeiten z.B. durch die frühe Mutter-Kind-Interaktion gelernt, wobei nach TRONICK (1982) entscheidend ist, daß Mutter und Kind während der Interaktion denselben Fokus der Aufmerksamkeit teilen. Dadurch gelingt es beispielsweise dem Kind, die für eine normale soziale Wahrnehmung notwendigen verbalen, mimischen, taktilen und fazialen Hinweise zu lernen. Beim autistischen Kind ist diese Interaktion gestört. Autistische Babys sind beispielsweise nicht in der Lage, ihre affektiven und kognitiven Reaktionen motorisch genau und rechtzeitig zur sozialen Interaktion passend auszudrücken. Das führt zu verzögerten, falschen oder mißverständlichen Reaktionen der Sozialpartner.

Weitere Hinweise auf die Ätiologie des autistischen Syndromes ergeben sich dadurch, daß sich die Lobuli VI und VII in ihrer Entwicklung und Neuroanatomie von den anderen Lobuli unterscheiden. Diese beiden Regionen stammen aus anderem Embryonalgewebe als die umliegenden. Anlage und Zeitpunkt der Migration der Purkinje- und Körner-Zellen stimmen mit dem Entwicklungsverlauf von Neuronen der CA1 und CA3 Regionen des Hippocampus, Teilen des Septums oder der Corpora amygdaloidea überein. In diesen Gebieten wurde in einer Postmortemstudie bei einem autistischen Patienten histologische Abnormitäten gefunden (BAUMANN und KEPPLER, 1985). Dieser Zusammenhang legt den Schluß auf intrauterine oder postnatale Schädigung mit Unterbrechung der Wachstums und Reifungsvorgänge nahe. Familien- und Zwillingsstudien ergaben zwar Hinweise auf genetische Faktoren als Ätiologie des Autismus, nach COURCHESNE (1990) sind jedoch keine genetischen Mutationen bekannt, die sich nur auf das Neocerebellum, nicht aber auf andere Gebiete erstrecken. Zum Verständnis einer genetischen Ätiologie des Autistischen Syndromes dient normalerweise das Modell der "nervösen" Maus, einer Mutation, die eine Hypoplasie des Kleinhirns aufgrund einer postnatalen Degeneration der Purkinje-Zellen aufweist. Hier findet sich ebenfalls eine Fehlentwicklung der CA1 und CA3 Regionen des Hippocampus. Die Symptomatik der "nervösen" Maus ähnelt insofern dem autistischen Syndrom, als sie eine Hypersensitivität auf auditorische und somatosensorische Stimulation aufweist, in ihrer Jugend hypoaktiv ist und als hervorstechendes motorisches Syndrom lange Verzögerungen bei der Initiation von motorischen Reaktionen unter neuen Bedingungen oder neuen Reizen zeigt.

Ein Zusammenhang mit der Fehlentwicklung der hippocampalen CA1 und CA3-Neurone erscheint plausibel, da nach Untersuchungen von VINOGRADOVA (1975) diese Neurone für "Gating/Mismatch" Prozesse zuständig sind, d.h. für Vergleiche zwischen vorhandenen Gedächtnisspuren und neuen Reizen. Diskrepanzen als Folge einer fehlenden Übereinstimmung zwischen Gedächtnisspur und Reiz führen zum Auslösen von Orientierungsreaktionen und damit zu einem optimal an die Anforderungen der Umwelt angepaßten Verhalten. Störungen dieser Prozesse beeinträchtigen die Informationsverabeitung und werden daher als Grundlage kognitiver Leistungseinbußen und als einer der ätiologischen Faktoren bei Schizophrenie vermutet.

4.2.1.3.6 Legasthenie

Bei Kindern, die im Vergleich zur durchschnittlichen Intelligenz oder ihrer Klassenstufe einen Leserückstand von mindestens zwei Jahren aufweisen, wird normalerweise die Diagnose einer "Legasthenie" gestellt. Im Vordergrund stehen Verwechslungen von Buchstaben, die sich durch ihr Aussehen in ihrem Bedeutungsgehalt unterscheiden (D, G B) oder Verwechslung ähnlich klingender Laute wie A, O etc. Es wird zwischen der dysphonematischen Form, bei der Phoneme falsch verarbeitet werden, und der dyseidetischen Form, bei der die optisch schreibmotorischen Funktionen betroffen sind, unterschieden (RENTZ, 1982).

LEVINSON (1980) nimmt eine Störung des cerebellovestibulären Regelkreises als Ursache der Legasthenie an. Sie soll sich als Dysfunktion im Sinne eines subklinischen Nystagmus darstellen, womit die okuläre Fixation und die für das Lesen notwendige sequentielle Augenabtastbewegung gestört wird. Die sogenannte "Verwischgeschwindigkeit", d. h. die Bewegungsgeschwindigkeit von Worten und von Buchstaben, ab der nicht mehr gelesen werden kann, ist bei Legasthenikern deutlich niedriger als bei Normalpersonen. In einer blind durchgeführten Studie konnten FRANK und LEVINSON (1973) bei 97% von 115 legasthenischen Kindern eindeutige neurologische Zeichen für eine Dysfunktion des cerebello-vestibulären Regelkreises finden (positiver Romberg-Versuch, Dysdiadochokinese, dysmetrische oder dyspraktische Störungen, Störungen beim "Fersengang" sowie Artikulationsstörungen). Weitere Studien der gleichen Autoren erbrachten reduzierte Wahrnehmungsspannen oder Gesichtsfeldeinengungen. Behandlungsversuche mit den cerebello-vestibulären Regelkreis stabilisierenden Substanzen (Antiemetika, Antihistaminika oder Antivertiginosa) führten in klinischen Studien zu schnellen und teilweisen dramatischen Verbesserungen der Konzentration, des Gleichgewichtes und der Koordination, vor allem aber auch der kognitiven Funktionen wie Lesen, Schreiben und Rechnen (LEVINSON, 1991). Auch die bei Astronauten zu beobachtende "Space-Dyslexia" wird auf die Störung des cerebello-vestibulären Regelkreises durch die fehlende Schwerkraft zurückgeführt. In einer Studie konnte LEVINSON (1988) bei 99,5% von 4000 lernbehinderten Kindern mindestens ein neurologisches oder elektrophysiologisches Zeichen einer Dysfunktion des cerebello-vestibulären Regelkreises beobachten. Bei einer Stichprobentrennung nach dem gleichzeitigen Auftreten von mindestens 9 Symptomen mußten immer noch 61% der Stichprobe als lernbehindert eingestuft werden. Daraus wird ersichtlich, daß die bis dahin als "Teilleistungsstörungen" aufgefaßte Dyslexie, Dysgraphie, Dysphasie oder die Aufmerksamkeitsdefizite nur als durch cerebrale Kompensationsmechanismen verschieden ausgeprägte Verläufe eines einzigen Krankheitsbildes angesehen werden muß.

4.2.2 Wertung und Einordnung der Ergebnisse

Es stellt sich die Frage, wie die im Gegensatz zu den Literaturbefunden geringe psychische Symptomatik - und das Fehlen signifikanter Unterschiede zu den Kontrollgruppen in der vorliegenden Untersuchung zu erklären ist. Antworten ergeben sich beim Vergleich mit epidemiologischen Studien, sowie durch die Beurteilung methodischer Einschränkungen der Aussagekraft von testdiagnostischen Untersuchungen.

Das CATEGO-Programm erbringt für die Gesamtgruppe und für jede der drei Teilgruppen übereinstimmende Diagnosen: 1. Endogene Depression (ICD8: 296.1), 2. Endogene Manie (ICD8: 296.2) im Rahmen einer Zyklothymie sowie 3. Neurotische Depression (ICD8: 300.4). Für den Bereich der psychogenen Erkrankungen bietet sich der direkte Vergleich mit den von SCHEPANK (1987) vorgelegten Ergebnissen seiner Feldstudie zur Epidemiologie psychogener Störungen in Mannheim an, da die Stichprobe aus dem gleichen Großraum erhoben- und ebenfalls nach ICD 8 diagnostiziert wurde. Bezogen auf die Perspektive LE wiesen von der Gesamtgruppe (Tabelle 15, S. 93, N = 66) nur 3 Patienten (4.5%) die Diagnose einer neurotischen Depression auf. SCHEPANK findet in seiner Gesamtstichprobe 4.16% bzw. für die als Krankheitsfälle identifizierte Stichprobe 3.84%. Zwischen den drei Probandengruppen der vorliegenden Untersuchung ergeben sich keine signifikante Unterschiede, was für die Repräsentativität der gezogenen Stichprobe hinsichtlich des Auftretens psychiatrischer Erkrankungen im Lebenszeitraum spricht. Ob der Tatsache, daß den beiden als neurotische Depression diagnostizierten Fällen in der Gruppe der Gefäßerkrankungen eine besondere Bedeutung zuzumessen ist, muß aufgrund der fehlenden Vergleichsmöglichkeiten infolge der geringen Zellenbesetzungen offen bleiben.

Bei einer Diagnosenstellung nach Beginn der jeweiligen Erkrankung (PS) ändern sich die Ergebnisse deutlich. Nun weisen insgesamt 13 Fälle (19.7%) der

Gesamtgruppe eine neurotische Depression auf, was m.E. eindeutig einen Effekt durch die Krankheitsbelastung darstellt. Zwar ergeben sich auch hier zwischen den einzelnen Probandengruppen keine signifikanten Unterschiede, doch weist die Gruppe der Kleinhirnerkrankten mit 26.6%, gefolgt von der der Gefäßerkrankungen mit 20% die meisten Fälle mit neurotischer Depression auf. Die Gruppe der orthopädisch Erkrankten hebt sich mit nur 6.25% deutlich davon ab. Dieser Unterschied scheint auf die Art der Erkrankung zurückzuführen zu sein, da ein TEP-Wechsel eine kurzfristige überschaubare Erkrankung mit hoher Heilungsaussicht darstellt. Im Gegensatz dazu verlaufen die Kleinhirn- und Gefäßerkrankungen, zumeist chronisch mit z.T. (subjektiv) geringen Heilungschancen.

Für die Diagnosen "Manie" oder "Depression" im Rahmen einer Zyklothymie (ICD8: 296.1/.2) lagen keine für die Population eines städtischen Großraumes vergleichbare Daten vor. Sie werden daher mit den Ergebnissen von FICHTER (1990) aus der oberbayerischen Verlaufsuntersuchung verglichen. In dieser Studie wurden jedoch nur Daten für die endogene Depressionen erhoben, die Prävalenzraten beziehen sich dabei als Punktprävalenz auf die vorhergegangenen 7 Tage bzw. im Rahmen des Verlaufes auf einen Zeitraum von 5 Jahren. Während in meiner Stichprobe für den Zeitraum LE kein Patient der 3 Probandengruppen eine endogene Depression aufwies, konnte FICHTER für den 5 Jahresverlauf Prävalenzen von 1.3% - 1.4% beobachten. Für den Zeitraum PS, wiesen in der Stichprobe dieser Untersuchung 4.5% der Gesamtgruppe die Diagnose einer endogenen Depression auf. Die Rangreihe der Diagnosenhäufigkeit in den verschiedenen Gruppen die analog zur Diagnose der neurotischen Depression mit einem Prozentsatz zwischen 5% (AVK) und 6.6% für Kleinhirnpatienten ausgeprägt ist, spricht für eine Deutung der Daten dieser Arbeit als Ausdruck unspezifischer Belastungen. Es stellt sich daher die Frage, ob es sich hier um echte Unterschiede im Krankheitsbild handelt oder ob diese Diagnosen durch die relativ unspezifische Symptomatik im Rahmen der Krankheitsbewältigung zustande kommt. FICHTER's Daten lassen einen Vergleich für die Diagnose "Endogene Manie" nicht zu.

Bei den in der vorliegenden Studie erhobenen Daten fällt auf, daß - wenn auch nicht signifikant - die Kleinhirnpatienten von vornherein mit 6.6% für den Zeitraum LE die höchste Prävalenz für diese Diagnose aufweisen (Gesamtgruppe 4.5%), die sich für den Untersuchungszeitraum PS analog auf 13.3% erhöht. Dies könnte auf ein primär höheres Risiko für psychische Erkrankungen hinweisen, läßt sich jedoch aufgrund der geringen Fallzahl nicht ausreichend belegen. Für die Gesamtgruppe nimmt die Prävalenz der Diagnose "Manie" von 4,5% auf 9% zu. Analog zu den vorhergegangenen Diagnosen findet sich bei den Gefäßerkrankten wieder die zweithöchste Zunahme auf 10%, was ebenfalls den bei den anderen Diagnosen beobachteten Mustern entspricht und die Annahme einer unspezifischen Veränderung durch die Krankheitsbelastung wahrscheinlich macht.

Eine derartige Form der Krankheitsverabeitung wird beispielsweise von VISOTSKY et al. (1961) beschrieben, die anhand der Beobachtung von Patienten mit Poliomyelitis über den Krankheitsverlauf hinweg eine phasenhafte Krankheitsverarbeitung mit unterschiedlichen Bewältigungsformen beobachteten. Die erste Reaktion auf die akute Erkrankung bestand in Vermeidung und Verleugnung, darauf folgte eine Phase, in der die Patienten begannen, sich zu konfrontieren, in dem sie sich genauer über das Ausmaß des Problems oder z.B. die verschiedenen Behandlungsmöglichkeiten informierten. Im Rahmen der Konfrontation mit den unausweichlichen Veränderungen in allen Lebensbereichen durch die Erkrankung entwickelten die Patienten neben anderen zumeist passiven Bewältigungsstrategien auch Phasen der Depression. Besonders für Patienten mit hereditären Ataxien erscheint diese Form der Krankheitsbewältigung aufgrund ihrer z.T. erheblichen Behinderung und aussichtslosen Prognose verständlich. Die damit verbundenen reaktiven Depressionen könnten die in der Literatur beschriebenen stimmungsanhebenden Effekte der Kleinhirnerkrankungen verdekken.

Während die Krankheitsverläufe bei den Kontrollgruppen mit orthopädischen und Gefäßerkrankungen relativ homogen sind (d.h. kurzer stationärer Aufenthalt, rasche Genesungsphase nach TEP-Wechsel, wiederholte längere stationäre Aufenthalte für die Patienten mit Gefäßerkrankung) handelt es sich bei der Stichprobe von Kleinhirnerkrankten um sehr unterschiedliche Krankheitsbilder. Die Kleinhirninfarkte (vgl. Kap 1.5) beginnen akut und dramatisch, bilden sich aber in kurzer Zeit teilweise mit unterschiedlichen Behinderungsgraden zurück. Die hereditären oder idiopathischen Ataxien beginnen schleichend und verlaufen mit infauster Prognose. Sowohl nach Infarkten als auch bei Ataxien finden sich hinsichtlich Stärke, Ausprägung der Symptomatik und der Behinderung sehr unterschiedliche Verläufe. Klinisch war eine verblüffend rasche und vollständige Kompensation ausgedehnter Kleinhirninfarkte zu beobachten. Bei den Ataxien schien der psychopathologische Status von der Krankheitsbewältigung und äußeren Faktoren wie die Unterstützung durch die Familienangehörigen abzuhängen. Die angewandte mittelwertsorientierte Statistik kann zusätzlich die tatsächlichen Unterschiede verwischen. Um eine sichere Beurteilung der psychischen Veränderungen vornehmen zu können, müßten daher die Patienten nach Infarkten und Ataxien getrennt untersucht werden.

Epidemiologisch handelt es sich m.E. somit bei hier erhobenen Diagnosenverteilung nicht um echte, durch Kleinhirnerkrankungen verursachte psychische Störungen, sondern um Folgen der Krankheitsbewältigung. Dies wird abgeleitet aus folgenden Ergebnissen:
- Die psychopathologischen Veränderungen sind bei den drei diagnostischen Gruppen gleichgerichtet.
- Die Diagnosen für die drei Probandengruppen stammen aus den gleichen diagnostischen Kategorien.
- Die psychischen Krankheiten sind vor allem bei den Patienten mit chronischen Erkrankungen anzutreffen.

Folgerungen:
Die nach Ergebnissen von Stimulationsuntersuchungen verschiedener Autoren beschriebenen Veränderungen der psychischen Symptomatik lassen sich durch die Befunde der vorliegenden Untersuchung nicht stützen. Wie vorher dargelegt, ist dies möglicherweise auf die Vernachlässigung von Effekten der Krankheitsbewältigung, der pharmakologischen Behandlung oder auf andere methodische Probleme zurückzuführen. Die vorgegebenen Informationen über den Ort der Läsionen der hier untersuchten Patienten sind nicht mit den bei den Stimulationsexperimenten beschriebenen Lokalisationen deckungsgleich. Die Ergebnisse dieser Studie stimmen auch nicht mit den beschriebenen Berichten über begleitende Psychosen bei Kleinhirnerkrankungen überein. Erschwerend für Vergleiche war die oft ungenaue Schilderung und eine von vornherein vorgenommene Einengung auf Untersuchungen der motorischen Symptomatik sowie die Grundannahme, daß mentale Symptome auf Hirndrucksteigerungen zurückzuführen sind (vgl. z.B. GILMAN et al., 1981; AMICIE et al., 1976). Trotz der durch den Vergleich mit epidemiologischen Studien als repräsentativ gestützte Stichprobenselektion deutet ein fehlender signifikanter Unterschied zwischen den Probandengruppen in der Ausprägung der Symptomatik auf nur quantitativ verschiedene psychische Veränderungen und wenig spezifische Symptome hin.

4.3 Emotionalität

Sowohl in der zur Erfassung der Emotionalität benutzten Eigenschaftswörterliste EWL-K, als auch in den Semantischen Differentialen war zu beobachten, daß die Emotionalitätsprofile mit wenigen Ausnahmen über alle Dimensionen bzw. Skalen beider Instrumente parallel verliefen und sich so mit keine differentiellen Unterschiede zwischen den drei Probandengruppen ergaben.

In der EWL-K wiesen die Kleinhirnpatienten in den Bereichen "Extravertiertheit", "Stimmung" und "Selbstsicherheit" die niedrigste Ausprägung auf und schildern sich damit am meisten in ihrem Befinden beeinträchtigt. Bei den Semantischen Differentialen fanden sich konsistente signifikante Gruppenunterschiede nur bei dem Konzept der realen Einschätzung und der Einschätzung durch die Familie. Gerade im Real-Konzept beschrieben sich Kleinhirnpatienten analog zu der Einschätzung in der EWL-K und den Ergebnissen des SCAN als besonders "mißmutig", "mitleidlos", "zurückgezogen", "gewissenlos" und nach den Gefäßerkrankten am stärksten durch die Krankheit beeinträchtigt. Sie zeigten somit das negativste Selbstbild. Dies deckt sich auch mit der von ihnen erwarteten Einschätzung durch die Familie, hier vermuten die Kleinhirnpatienten, am traurigsten, zurückgezogensten und wieder nach den Patienten mit Gefäßerkranken am kränksten wahrgenommen zu werden. Die Gruppe der orthopädischen Patienten schildert sich fast durchgehend am positivsten. Tendenziell wird dieser Eindruck zusätzlich durch die Ergebnisse des Ideal-Konzeptes und der von den Patienten vermuteten Sichtweise der Umwelt gedeckt.

4.3.1 Literaturhinweise zu Veränderungen der Emotionalität bei Kleinhirnerkrankungen

Aufgrund der neurophysiologischen Beziehungen zwischen Kleinhirn, Zwischen- und Großhirn liegt nahe, daß das Kleinhirn an emotionalen und motivationalen Prozessen beteiligt ist.

Aus Studien zur sozialen Deprivation läßt sich eine Beteiligung des Kleinhirns an der emotionalen Entwicklung wie folgt vorstellen: PRESCOTT (1970) nahm an, daß die soziale Deprivation isoliert aufgezogener Tiere eine Form sensorischer Deprivation darstellt, die dazu führt, daß das in der Entwicklung begriffene Kleinhirn als erstes auf den fehlenden sensorischen Input reagiert und nur unzureichend Neuronen und Synapsen bildet. Durch die geringe Anzahl von Neuronen entwickelt das Kleinhirn eine Hypersensivität auf somatosensorische Information, die sich in typischen Verhaltensmustern äußert. Primaten führen z. T. stundenlange stereotype Schaukelbewegungen aus. Für diese Hypothese spricht, daß die mit einer beweglichen Surrogatmutter aufgezogenen Tiere ein geringeres Deprivations-Syndrom als völlig isolierte Tiere zeigen. HEATH (1972) wies dies ebenfalls durch Untersuchung der EEG-Aktivität nach. Er fand bei depriviert aufgezogenen Primaten außerhalb der Norm liegende Potentiale im anterioren Septum, die zum Kleinhirn, hauptsächlich zum Nucleus dentatus, gelangten. Der Beweis für die Richtigkeit von PRESCOTT's Theorie steht jedoch aus.

Bei Manipulationen am Kleinhirn von Katzen fanden sich ein Reihe von Hinweisen über Einflüsse des Kleinhirns auf Affekte und damit einhergehendes Verhalten. Bilaterale Läsionen des rostralen Bereichs des Nucleus fastigii und des Nucleus emboliformis führten nach 20-80 sec. bei Katzen zu Schnurren, Miauen oder Massieren der Pfoten bzw. bei Vögeln zu Putzen der Federn, beides Indikatoren für Wohlgefühl. Aggressive erwachsene männliche Rhesusaffen wurden nach Läsionen des Vermis (Lobuli IV- VI, IX, X) sowie des paramedianen Nodulus und Flocculus zahm. Läsionen im Neocerebellum erbrachten jedoch keine Veränderungen. Unlustverhalten (Abwenden, Beißen, Zischen oder Schlagen mit den Pfoten) war korreliert mit der Stimulation der subkortikalen Areale und des rostralen Nucleus fastigii. Stimulation des rostralen und zentralen Bereichs des Nucleus fastigii und benachbarter Gebiete während Ruhe provozierte einen sofortigen Ausbruch von "Scheinwut", während Stimulation des kaudalen Anteils dieses Verhalten sofort beendete.

Bereits 1949 beschrieben MORUZZI und MAGOUN, daß durch elektrische Stimulation des Kleinhirns eine kortikale Desychronisation und damit eine Veränderung der bewußten Verarbeitung von Informationen oder der Lenkung der Aufmerksamkeit ausgelöst werden kann. Nach verschiedenen Autoren ist der Nucleus fastigii besonders beeinflußbar und in der Lage, den kortikalen Tonus in beide Richtungen zu verändern. Die Verhaltensbedeutung beim Menschen untersuchten SNIDER und WETZEL (1965). Ihre Ergebnisse blieben jedoch unklar, da wache Patienten unter elektrischer Stimulation keine emotionalen oder kognitiven Veränderungen berichteten. In diesem Zusammenhang sei auf die Befunde zur Veränderung der Emotionalität im Rahmen der Kleinhirnstimulationsuntersuchungen (Kap. 4.2.1.1) hingewiesen.

4.3.2 Wertung und Einordnung der eigenen Ergebnisse

Für eine Einordnung der Ergebnisse dieser Arbeit zur Emotionalität bei Kleinhirnerkrankungen stehen außer den von WATSON (1978) referierten tierexperimentellen Befunden keine Studien für einen Vergleich zur Verfügung. DAUM et al. (1994) benützten zwar in ihrer Untersuchung der kognitiven Funktionen bei Kleinhirnerkrankungen die BOND-LADER Visual Analogue Scale (BOND und LADER, 1974), die in Ansätzen der hier verwendeten EWL-K entspricht.[24] Die Autoren verwandten dieses Verfahren jedoch allein zur Einschätzung der Affek-

---

24 Es werden Adjektivpaare wie z.B. "munter-schläfrig" benützt, wobei die Probanden ihren Zustand auf einer 10 cm langen Linie einzuschätzen haben.

tivität bzw. des Erregungsniveaus im Rahmen der Überprüfung der Homogenität ihrer Stichprobe und teilen außer der gefunden Homogenität keine weiteren Ergebnisse mit.

Für die Beurteilung der Befunde als Ausdruck der Krankheitsbewältigung spricht der Vergleich der Emotionalitätsprofile der in der vorliegenden Studie untersuchten Probanden mit den im Rahmen der Validierung der EWL-K von JANKE und DEBUS (1978) erhobenen Profile. Die Autoren haben Veränderungen der Emotionalität unter verschiedenen pharmakologischen Bedingungen, im Rahmen von Streßinduktion (Lärm), Desaktivation (Tranquilizer) sowie unter Induktion von Angst bzw. im Rahmen von Psychotherapie erhoben. Stellt man das Emotionalitätsprofil der Patientengruppe dieser Arbeit dem Profil unter drei verschiedenen Lärmbedingungen gegenüber, finden sich für Kleinhirnpatienten bei den Extremwerten der Profile große Ähnlichkeiten. Besonders die bei den Kleinhirnpatienten typisch erniedrigte "Aktiviertheit", "Extravertiertheit", "niedrige Stimmungslage" und "Deprimiertheit" ist fast völlig damit übereinstimmend. Ein vergleichbarer Profilverlauf - wenn auch bei Kleinhirnpatienten stärker ausgeprägt - findet sich auch für die von JANKE und DEBUS als durch die Erkrankung negativ verändert angenommene Ausprägung der Emotionalität bei 51 männlichen und 44 weiblichen Alkoholikern vor Beginn einer Gruppentherapie. Die in der vorliegenden Stichprobe besonders stark erniedrigten Subskalen "Selbstsicherheit" und "Stimmung" konnten von JANKE und DEBUS auf den Faktor "Allgemeines Wohlbehagen" zurückgeführt werden. Die besonders negative Ausprägung dieses Bereichs kann bei Patientengruppen oder unter Streßbedingungen als kausaler Effekt verstanden werden. Dies unterstützt die Deutung der Ergebnisse des SCAN, der EWL-K und der Semantischen Differentiale und unterstreicht die Belastung durch die Erkrankung bzw. die Bedeutung der Krankheitsbewältigung für das Verständnis der Effekte. Zusätzlich spricht dafür, daß sich Patienten mit orthopädischen Erkrankungen trotz klinisch stärkerer Schmerzen und Beeinträchtigung immer noch im Faktor "Allgemeines Wohlbefinden" signifikant am besten gegenüber Gefäßerkrankten und Kleinhirnpatienten einschätzen. Eine Veränderung der Stimmungslage durch psychotrope Medikamente scheidet wahrscheinlich aus, da in den von JANKE und DEBUS referierten pharmakologischen Untersuchungen (bei der Gabe von Tranquilizern oder stimulierender Amphetamine) normalerweise keine Veränderung des Faktors "Allgemeines Wohlbefinden" zu beobachten war.

Folgerungen:

Die Befunde zur Emotionalität bei Kleinhirnerkrankungen weisen nicht auf eine differentielle Beeinflussung durch Kleinhirnläsionen hin. Sie sind wahrscheinlich analog der Ergebnisse des SCAN auf Effekte der Krankheitsverarbeitung zurückzuführen.

4.4 Persönlichkeit

Bis auf signifikante Unterschiede in der Skala "Manie", in der die Kleinhirnpatienten in dieser Studie gegenüber den Orthopädischen Patienten die höchste Ausprägung aufweisen und tendenziellen Unterschieden zwischen Kleinhirnpatienten und Gefäßerkrankten in der Skala "Schizoidie" verlaufen die Persönlichkeitsprofile parallel, so daß kein für Kleinhirnpatienten typisch verändertes Persönlichkeitsprofil gefunden wurde. Literaturangaben über für Kleinhirnpatienten typische Persönlichkeitsprofile, die mit reliablen und validen Instrumenten erstellt wurden, liegen nicht vor, so daß die eigenen Ergebnisse nicht anderen gegenübergestellt werden können. Eine Einordnung ist jedoch anhand der von SPREEN (1951) innerhalb des MMPI-Handbuches dargestellten Normprofile für verschiedenen psychische Krankheiten möglich. Diese Normprofile beruhen auf der Untersuchung einer deutschsprachigen klinischen Gruppe von 367 Patienten, die in "Neurotiker", "Depressionen", "Psychopathien" und "Schizophrenien" eingeteilt waren (SPREEN, 1951, S. 54-64). Bei der Gegenüberstellung der Profile der in der vorliegenden Studie untersuchten Gesamtgruppe mit den Normprofilen fällt als erstes eine deutlich höheres durchschnittliches Niveau (T > 65-70) aller Normprofile mit Ausnahme der Gruppe der männlichen Psychopathen sowie der Schizophrenien auf, was als Indikator für psychische Erkrankungen verstanden wird. Es kann daher analog zu den Ergebnissen des SCAN nur auf eine relativ geringe psychische Beeinträchtigung unserer Probanden geschlossen werden. Die Einordnung der vorgefundenen Profile nach Verläufen, d.h. nach den beiden höchsten Skalen "Hypochondrie" und "Hysterie" sowie nach der tiefsten Skala "Manie" - und als relative Tiefpunkte die Skalen "Depression" und "Psychopathie" - bestätigt die Ähnlichkeit mit den Mittelwertsprofilen von männlichen und weiblichen Neurotikern mit psychosomatischen Erkrankungen. Dies unterstreicht wiederum die Ergebnisse des SCAN und der EWL-K. Der Unterschied zwischen der Ausprägung der Skalen "Schizoidie" und "Manie" ist dabei nicht zu berücksichtigen, da auch SPREEN diesem Unterschied und besonders der Erhöhung der Skala "Schizoidie" keine differentialdiagnostische Bedeutung nachweisen konnte. Läßt man die sogenannte "Neurotische Trias", d.h. die Ausprägung der Skalen "Hypochondrie", "Depression" und "Hysterie", die besonders durch die Wahrnehmung der körperlichen Symptome bestimmt wird, außer acht, bleibt als Interpretationsgrundlage der Tiefpunkt der

Profile in der Skala "Manie". Der hier zu beobachtende signifikante Unterschied zwischen Kleinhirnpatienten und Gefäßerkrankten bedeutet, daß die Patienten beider Gruppen sich besonders antriebslos und damit auch besonders depressiv einschätzten, obwohl sie sich in der Skala "Depression", aber auch im SCAN oder ihrer Emotionaliät (EWL-K) nicht von der orthopädischen Probandengruppen unterschieden. SPREEN (1963, S. 36) beschreibt dies so: "(...) niedriges Manie findet sich bei apathischen, schwunglosen Menschen mit geringem Antrieb, denen trotz guter Fähigkeiten die Motivation fehlt". SPREENs Beobachtung, daß bei "subkortikalen Hirnstörungen" die Skalen Schizoidie und "Manie" als einzige auf über $T = 70$ erhöht sind, während alle anderen Skalen darunter bleiben, spricht ebenfalls gegen eine durch organische Veränderungen verursachte Profilausprägung. Die Tatsache, daß die Kleinhirnpatienten in der Skala "Manie" die höchste Ausprägung aufwiesen, entspricht einerseits der Feststellung eines leicht gereizt expansiven Benehmens in der Verhaltensbeobachtung des SCAN. Dieser Befund steht aber im Widerspruch zu den von dieser Patientengruppe geschilderten depressiven Symptomen im Teil I des SCAN und der EWL-K, was auf einen z.B von KIELHOLZ et al. (1986) oder CHARNEY et al. (1982) beschriebenen stimmungsaufhellenden bzw. antriebssteigernden Medikamenteneffekt durch die Behandlung von Kleinhirnläsionen mit Levothym [r] zurückzuführen sein könnte. Dieser Einwand entfällt bei Probanden der vorliegenden Studie weitgehend, da nur 4 der Kleinhirnpatienten mit Levothym [r] behandelt wurden.

Eine weitere Erklärungsmöglichkeit könnte in den unterschiedlichen Zielen und Methoden des MMPI gegenüber SCAN und EWL-K liegen. Beide Instrumente versuchen zwar, die Symptome psychischer Veränderungen im affektiven-, kognitiven- und Verhaltensbereich zu erfassen, unterscheiden sich jedoch zum einen in der Gewichtung der zur Aussage führenden Symptome/Syndrome und setzen zum anderen unterschiedliche Krankheitsmodelle voraus. Während das SCAN kriterienorientiert auf der Grundlage der ICD entscheidet, wurde der MMPI vor dem Hintergrund psychoanalytischer Krankheitsmodelle entwickelt, so daß bei gleicher Bezeichnung der Syndrome oder Skalen teilweise verschiedene Symptome im affektiven-, kognitiven- und Verhaltensbereich erfaßt werden.

Folgerungen:
Die Annahme eines differentiellen Effektes von Kleinhirnerkrankungen auf die Persönlichkeit wird von den Daten dieser Untersuchung nicht gestützt. Vielmehr weisen die Profilverläufe auf eine vorherrschende Beschäftigung der Patienten mit ihrer Erkrankung hin.

4.5 Kognitive Funktionen

Im Bereich der untersuchten kognitiven Funktionen bei Kleinhirnerkrankten fanden sich signifikante Unterschiede zwischen den Probandengruppen nur im Farb-Wort-Interferenztest. Ein tendenziell schlechteres Abschneiden der Kleinhirnpatienten im Corsi-Block Test, dem Aufmerksamkeitsbelastungstest d2, dem Reduzierten Wechsler Intelligenztest und dem Digit-Span Test war jedoch nach Alpha-Adjustierung nicht mehr signifikant unterschiedlich ausgeprägt.

4.5.1 Literaturbefunde zu neuropsychologischen Veränderungen bei Kleinhirnerkrankungen

WATSON (1978) beschreibt mehrere Möglichkeiten der Integration exteroceptiver sensorischer Informationen in die Funktionen und Regelkreise des Kleinhirns. Diese Integration ist z.B. für die optimale Steuerung der Motorik an Hand von Umweltinformationen nötig. Läsionen, hauptsächlich des Vermis, führen bei Katzen zu einer Reduktion ihrer Orientierungsreaktionen und ihres explorativen Verhaltens auf plötzliche Tonreize (vgl. Kap. 4.2.1.3.5).

Verschiedene Autoren (u.a. DOW 1939, MUNSON und SNIDER, 1965) berichten, daß im Kleinhirn nicht nur propriozeptive, sondern auch exterozeptive sensorische Informationen, z.B. taktile Stimulation sowie visuelle und akustische Informationen über cerebrale Verbindungen physiologisch erfaßbare Reaktionen hervorrufen und daß die Meinung, das Kleinhirn verarbeite nur propriozeptive Informationen, unrichtig ist.

Untersuchungen der Beteiligung des Kleinhirns an der Modulation der Schmerz- und Lautstärkewahrnehmung und an der Verarbeitung visueller Stimuli führten zu widersprüchliche Befunden. Cerebelläre Läsionen bzw. Cerebellektomie bewirkten eine Erhöhung der Schmerzschwelle, elektrische Stimulation verschiedener cerebellärer Areale einerseits eine Erhöhung, andererseits eine Erniedrigung dieser Schwelle.

Elektrische Stimulation von Vermis und Nucleus fastigii bewirkten im Tierversuch eine Hypersensitivität, Läsionen eine Hyposensitivität auf akustische Stimuli. WOLFE (1972) vermutet, daß das Kleinhirn aufgrund von Veränderungen elektrischer Aktivität im Vermis eine Rolle bei der Lokalisation von Lautquellen spielt. Bei Katzen wurde bei Kleinhirnläsionen eine Hyposensibilität auf visuelle Stimuli und Störung der Tiefenwahrnehmung gefunden. Untersuchungen visuell evozierter Potentiale ergaben im Kleinhirn je nach Geschwindigkeit und Richtung visueller Stimuli verschiedene Reaktionen. Dies deckt sich auch

Tabelle 39 Mittelwerte einer Gruppe mit cerebellären Läsionen und einer Kontrollgruppe bei einer Reihe neuropsychologischer Tests (aus BRACKE-TOLKMITT et al. 1989).

Test	Kleinhirn	Kontrollem	t	p
Alter	45.0	45.9	0.08	ns
	20-74	20-73		
Verbaler IQ	74.4	95.4	2.91	.05
	58-94	78-118		
Räumlicher IQ	91.0	110.9	2.55	.05
	75-114	88-136		
Gesamt IQ	75.6	95.0	2.40	.05
	53-101	88-120		
Geschichten nacherzählen, sofortiger "recall"	11.8	19.2	1.77	ns
(Itemanzahl)	7.5-22.5	3.5-26.5		
Geschichten nacherzählen, verzögerter "recall"	8.4	14.5	1.63	ns
(Itemanzahl)	3.0-18.0	2.5-27.5		
Verbale Paar-Assoziationen	16.8	23.8	2.31	.05
(Gesamtwert)	10-25	16-30		
Rey Figuren, kopieren (Wert)	39.2	45.7	1.77	ns
	19-47	41-47		
Rey Figuren, "recall" (Wert)	23.4	28.1	0,66	ns
	6-45	4-43		
Benton Test, Wiedergabe	4.4	7.5	2.73	.05
(Anzahl "richtig")	1-8	5-9		
Benton Test, Wiedergabe	9.2	3.8	2.31	.05
(Gesamtzahl Fehler)	2-17	1-9		
Zahlennachsprechen, vorwärts	6.0	6.4	0.65	ns
	5-7	5-8		
Zahlennachsprechen, rückwärts	4.4	5.4	1.57	ns
	3-6	4-7		
Block-tapping, vorwärts	4.6	5.5	1.50	ns
	4-5	4-8		
Block-tapping, rückwärts	4.6	4.8	0.34	ns
	4-6	4-7		
Stadtplan, Fehler	6.6	2.5	1.63	ns
	0-15	0-10		
WCST, Kategorien	4.8	4.7	0.11	ns
	1-6	2-6		
WCST, Zufallsfehler	8.6	9.1	0.12	ns
	2-20	1-25		
WCST, Perseverationen	0.8	3.0	1.03	ns
	0-2	0-12		
Bedingtes Lernen	88.0	40.4	2.91	.05
(Gesamtfehler)	52-114	9-96		

Anmerkung: WCST bezieht sich auf den Wisconsin Card-Sorting Test, bei dem die Probanden bis zu 6 Kategorien erfüllen können, dabei jedoch perseverative oder Zufallsfehler machen. Die Testwerte der Kontrollen liegen alle im Normalbereich.

mit den im Kapitel Stimulation (4.2.1.1) beschriebenen Effekten, wonach Patienten unter chronischer Kleinhirnstimulation eine Reduzierung der tachistoskopischen Reaktionszeit auf visuelle Stimuli zeigten.

Aufbauend auf die Überlegungen von LEINER, LEINER und DOW (1986) sowie auf den Befunden zum Assoziationslernen (THOMPSON et al., 1984) untersuchten BRACKE-TOLKMITT et al. (1989) 5 Kleinhirnpatienten im Vergleich zu einer gesunden Kontrollgruppe (vgl. Tabelle 39, S. 179). Angewandt wurden reliable neuropsychologische Untersuchungsverfahren der intellektuellen Leistungfähigkeit, des verbalen, räumlichen und logischen Kurzzeitgedächtnisses, der konstruktiven Praxie sowie der Frontalhirnfunktionen. Bei den Kleinhirnerkrankten fanden sich signifikante Beeinträchtigungen nur in den Intelligenzfunktionen, der konstruktiven Praxie und beim Assoziationslernen, was die Vermutung von LEINER, LEINER und DOW bestätigt. Während diese Befunde eine Rolle des Kleinhirns beim Assoziationslernen unterstreichen, stützen sie das Modell einer Beeinflussung von Frontalhirnfunktionen nur teilweise, da im dafür verwendeten WCST keine signifikanten Unterschiede gefunden wurden. Eine Modulation der kognitiven Leistungen durch affektive Veränderungen wurde bei dieser Studie nicht berücksichtigt.

WALLESCH und HORN (1990) untersuchten 12 selektierte und in Bezug auf ihre Erkrankungen gut kontrollierte Patienten mit chronischen Kleinhirnerkrankungen (gutartigen Tumoren) auf Beeinträchtigungen der verbalen Intelligenz und bei zwei-bzw. dreidimensionalen kognitiven Operationen (IST-Subtest "Würfel"). Dabei fanden sie bei dreidimensionalen kognitiven Operationen einen signifikanten Unterschied zu gesunden Kontrollen und somit eine aus der Funktion des Kleinhirns ableitbares Defizit.

In einer neuen Arbeit zu Veränderungen im kognitiven Bereich (DAUM et al., 1993, vgl. Tabellen 40 bis 42, S. 181 ff.) wurden 13 Patienten mit verschiedenen isolierten Kleinhirnerkrankungen (Ataxien, Infarkte), 6 Patienten mit Kleinhirn und Hirnstammschädigungen (OPCA und Infarkte) mit 13 gesunden Probanden mittels auch schon bei BRACKE-TOLKMITT et al. durchgeführten Testverfahren verglichen. DAUM et al. fanden nur für Patienten mit kombinierten Kleinhirn- und Hirnstammschädigungen signifikant schlechtere Leistungen in den Frontalhirnfunktionen (WCST) und verbalen und visuell-räumlichen Gedächtnis (Wechsler Memory Scale/BENTON-Test/Rey-Osterreyth-Figuren). Aufgrund methodischer Probleme - wie fehlende Bonferoni-Korrektur sowie aufgrund des unberücksichtigten Einflusses der prämorbiden Intelligenz - ist die Aussagekraft dieser Studie meines Erachtens eingeschränkt.

Mit Hilfe von PET-Untersuchungen und rCBF-Techniken konnten PETERSEN et al. (1988) bei Normalpersonen die Beteiligung des Kleinhirns an kognitiven Operationen nachweisen. Das zentrale Ergebnis dieser Untersuchung bestand in der Erkenntnis, daß bei der Suche nach sprachlichen Assoziationen zu vorgegebenen verbalen Stimuli, die zum Sprachzentrum kontralaterale Kleinhirnhemisphäre aktiviert wurde. Gleichzeitig handelt es sich bei diesem Experiment auch um ein Konditionierungsparadigma. Es ist daher nicht klar zu entscheiden, ob der Vorgang der Konditionierung oder der Wortfindung zur Aktivierung führte.

Tabelle 40: Klinische Symptome bei Patienten mit isolierter Kleinhirnschädigung und bei Patienten mit Kleinhirn- und Hirnstammschädigung (aus DAUM et al., 1993).

Patient	Ätiologie	Dauer (in Jahren)	Okulomotorisch	Klinische Zeichen		
				Stand- oder Gangataxie	Dysmetrie oder Intentionstremor der oberen Gliedmaße	Ataktische Dysarthrie
Cerebelläre Schädigung						
1	Atrophie	2	+	+	+	+
2	Atrophie	5	+	+	+	+
3	Atrophie	5	+	+	+	-
4	Atrophie	6	-	+	-	-
5	Atrophie	5	+	+	-	-
6	Atrophie	18	+	+	+	+
7	Atrophie	8	+	+	+	+
8	Atrophie	3	+	+	+	+
9	Atrophie	2	+	+	+	+
10	Ischämie	1	+	+	+	+
11	Ischämie	2	-	-	+	+
12	Ischämie	2	+	+	+	+
13	Resektion	7	+	-	+	-
Cerebelläre und Hirnstamm Schädigung						
1	Atrophie	6	+	+	+	+
2	Atrophie	4	+	+	+	+
3	Atrophie	11	+	+	+	+
4	Atrophie	6	+	+	+	+
5	Atrophie	21	+	+	+	+
6	Ischämie	1	-	+	-	+

Die Verbindung des Kleinhirns zu den präfrontalen Gebieten könnte auch im Sinne des Werkzeugdenkens zu einer Umsetzung der ideatorischen Manipulationen in konkrete, willkürliche Bewegungen dienen. GOLDMANN-RAKIC (1984) konnte zeigen, daß die elektrische Aktivität präfrontaler Hirnareale der selbständigen Initiierung willkürlicher Bewegungen dienen kann. Die Bedeutung der Kleinhirnfunktion für assoziative Gedächtnisfunktionen wird besonders aus einer von FIEZ et al. (1990) berichteten Fallstudie deutlich. Hier wies ein Patient mit einem Infarkt der rechten Kleinhirnhemisphäre trotz subjektiv und objektiv fehlender Beeinträchtigung beim Assoziationslernen eine Fehlerrate von 60% gegenüber 2% für Normalpersonen auf. Sie war auch durch Übungen nicht zu reduzieren. Ebenso verbesserte dieser Patient seine Reaktionsfähigkeit im Vergleich zu Normalpersonen nur von ca. 8% auf ca. 27%. Eine ähnliche Beeinträchtigung war für prozedurale Gedächtnisprozesse zu beobachten, nicht jedoch für das sogenannte "deklarative" Gedächtnis, d. h. das Speichern von Fakten und Ereignissen.

Tabelle 41: Mittelwerte und Standardabweichungen für Hintergrundvariable (aus DAUM et al., 1993).

Variable	Normale Kontrollen		Reine cerebelläre Schädigung		Hirnstamm- und Kleinhirnschädigung	
	M	SD	M	SD	M	SD
Alter	52.6	13.8	53.4	14.8	58.7	7.8
Affektarousal	32.8	11.8	30.7	9.7	36.5	20.3
IQ	120.8	7.7	114.5	11.7	110.8	13.2
Wortschatztest	107.8	8.0	106.8	10.1	110.8	13.6
Bilder vergleichen	123.0	9.6	116.6	13.1	115.2	18.9
Bilder ergänzen	116.4	7.9	109.8	13.6	109.5	14.4
Mosaiktest	117.6 $_a$	11.4	110.5	8.6	103.0 $_b$	9.7

Anmerkung: Innerhalb der Reihen unterscheiden sich Mittelwerte mit unterschiedlichen Subskripten signifikant ($p < .05$)

Tabelle 42: Mittelwerte beim Wisconsin Card Sorting Test und den visuell-räumlichen Gedächtnistests (aus DAUM et al., 1993).

Test	Normale Kontrollen		Reine cerebelläre Schädigung		Hirnstamm- und Kleinhirnschädigung	
	M	SD	M	SD	M	SD
WCST						
Kategorien	5.8 $_a$	0.4	6.0 $_a$	0.0	4.7 $_b$	1.4
Zufallsfehler	3.8 $_a$	2.8	4.6 $_a$	2.6	11.5 $_b$	7.2
Perseverative Fehler	0.1	0.3	0.3	0.6	1.0	1.6
Benton Test						
Anzahl richtige Reproduktionen	7.2 $_a$	1.3	6.2	2.2	4.8 $_b$	1.8
Fehler	4.0 $_a$	2.2	5.7	3.5	9.0 $_b$	3.0
Rey-Osterrieth Figur						
Kopieren	46.8 $_a$	0.4	46.1 $_a$	1.3	38.5	11.0
Reproduzieren	29.1	7.7	26.7	9.2	23.0	7.9
Prozentsatz richtiger Reproduktionen	62.3	16.3	57.6	19.0	59.8	9.6

Anmerkung: Innerhalb der Reihen unterscheiden sich Mittelwerte mit unterschiedlichen Subskripten signifikant ($p < .05$)

Für die Beteiligung des Kleinhirns an Sprachfunktionen sprechen auch die Folgen von Bauanomalien des Kleinhirns und die unterschiedlichen Ausbildung sprachlicher Fähigkeiten beim Williams- bzw. Down-Syndrom (vgl. BELLUGI et al., 1990). Während sich beim Williams-Syndrom ein normal ausgeprägtes-Kleinhirn bei signifikanter Frontalhirnatrophie findet, besteht beim Down-Syndrom zusätzlich zu einer allgemeinen Hirnatrophie eine deutlich ausgeprägte Kleinhirn- und Hirnstammatrophie. Im Gegensatz zu Kindern mit Down-Syndrom besitzen die unter dem Williams-Syndrom leidenden deutlich über ihren Intellekt hinausgehende differenzierte semantische und syntaktische linguistische Fähigkeiten sowie eine gute Spontansprache.

4.5.2 Verfahren zur Überpüfung von Frontalhirnfunktionen

4.5.2.1 Matching Familiar Figures (MFF)

Dieses Testverfahren diente zur explorativen Untersuchung der kognitiven Problemlösefähigkeiten bei Kleinhirnpatienten. Die für die Bestimmung des kognitiven Stiles entscheidende Durchschnittslatenz und die Durchschnittsfehlerzahl war zwischen den drei Probandengruppen nicht signifikant verändert. Die Einordnung der Befunde ist hier nur schwer möglich, da einerseits für Kleinhirnpatienten keine Normen für dieses Verfahren existieren, andererseits die bisher beschriebenen Normen nur bei Kindern erhoben wurden. Die differenziertesten Normen in diesem Bereich wurden von SALKIND (1986) für Kinder bis zu einem Alter von 12 Jahren vorgelegt. Vergleicht man versuchshalber die Werte für Durchschnittslatenz und Durchschnittsfehlerzahl mit der Stichprobe der 12 jährigen in SALKIND's Studie, so findet sich für dies Probanden der vorliegenden Untersuchung eine erheblich verlängerte Durchschnittsdauer (48,0 sec. gegenüber 12,3 sec.) und eine deutlich geringere durchschnittliche Fehlerzahl (2,7 vs. 8,2). Dies bedeutet, daß die erwachsenen Patienten einen wie zu erwarten reflektiveren Problemlösungsstil als Kinder aufwiesen, "Anhaltspunkte" für impulsive kognitive Strategien, die sich auf hirnorganische Veränderungen zurückführen lassen, waren nicht abzuleiten.

Die unterschiedliche Anwendung kognitiver Strategien läßt am ehesten einen Zusammenhang mit der Fähigkeit zur Konzepterkennung oder Konzeptbildung vermuten, die mittels des Wisconsin Card Sorting Test (WCST) überprüft wurde. Auch hier ließen sich keine signifikanten Unterschiede zwischen den drei Probandengruppen, die auf einen differentiellen Einfluß der Kleinhirnläsionen hinweisen könnten, erheben.

Folgerung:
Aus den Ergebnissen ist zu schließen, daß bei Kleinhirnläsionen keine typische Veränderungen des kognitiven Verarbeitungsstiles bestehen.

4.5.2.2 Farb-Wort-Interferenz Test (FWIT)

Das Testverfahren mißt die Ablenkbarkeit und den konzentrativen Widerstand. Nach Alpha-Adjustierung ergaben sich nur in der Anzahl der korrigierten Fehler signifikante Unterschiede zwischen Kleinhirnerkrankten und orthopädischen Patienten. Dieser Befund könnte Ausdruck einer inkonsistenteren Leistung der Kleinhirnpatienten sein, die möglicherweise auf Unterschiede in der kurzfristigen Konzentrationsfähigkeit oder auf Sprechstörungen zurückzuführen ist. Beide Hypothesen lassen sich nicht aus vorliegenden Daten belegen (vgl. Tabelle 18, S. 97). Zum einen war die Konzentrationsleistungen der Kleinhirnpatienten nicht signifikant reduziert, zum anderen ergaben sich für eine Veränderung von Sprache oder Sprachfunktionen bei den Kleinhirnpatienten in der Symptomliste des SCAN keine Hinweise. In den besonders interessierenden Bereichen "Interfe-

Tabelle 43 FWIT-Testleistungen (nach Altersnormen) bei Personengruppen mit und ohne Erkrankungen (aus BÄUMLER, 1985).

Untersuchungsgruppen	N	Farbwörter-lesen (FWL)		Farbstrich-benennen (FSB)		Interferenz-versuch (INT)	
		M	**(SD)**	**M**	**(SD)**	**M**	**(SD)**
Studenten	76	55,0	(6,1)	56,2	(7,6)	56,7	(5,9)
Leistungssportler	74	55,6	(6,2)	56,4	(8,2)	54,9	(6,1)
Angestellte	78	51,7	(7,5)	54,5	(7,4)	52,6	(5,8)
Angestellte mit Leistungsdefiziten	43	49,7	(8,2)	49,8	(7,3)	49,3	(6,4)
Senioren (ohne Alterspathologie)	63	53,5	(8,4)	52,0	(11,1)	52,8	(9,1)
Drogensuchten	24	50,3	(7,5)	53,4	(10,0)	50,5	(9,6)
Alkoholismus	48	50,4	(8,1)	51,4)	(7,2)	49,5	(8,1)
Innere Erkrankungen	63	48,3	(8,0)	50,2	(8,1)	50,3	(6,9)
Neurosen	25	49,6	(8,2)	46,6	(6,8)	48,2	(5,2)
Hirnorganische Erkrankungen	21	45,8	(12,2)	47,5	(12,6)	47,9	(10,4)
Depressionen, Zyklothymien	71	45,1	(6,7)	43,3	(7,0)	40,0	(7,2)
Schizophrenien	79	42,0	(8,3)	41,5	(9,1)	43,7	(9,1)
Epilepsien	31	38,3	(7,9)	37,9	(10,7)	39,4	(8,4)
Involutionserkrankungen	68	39,4	(11,0)	35,5	(10,2)	36,0	(10,9)
Varianzanalyse F		29,06		37,58		41,47	
Signifikanz p		<0,01		<0,01		<0,01	
Aufgeklärte Varianz w^2		0,32		0,38		0,40	

renz", "Nomination" und "Selektion" des FWIT finden sich ebenfalls keine signifikanten Unterschiede. Aus den Rangreihen der jeweiligen Leistungen ließen sich keine Hinweise auf spezifische Probleme bei den Kleinhirnpatienten ableiten.

Tabelle 44 *FWIT-Leistungen bei Untergruppen psychopathologischer Krankheitsklassen (aus BÄUMLER, 1985)*

Psychopathologische Untergruppen		N	Gruppenmittelwert (T)				
			nach Altersnorm			nach allgem. Norm	
			FWL	FSB	INT	NOM	SEL
A. Depressionen/Zyklothymien							
1. Zyklothymie (manisch)		20	45,5	40,5	41,0	42,8	50,0
2. Zyklothymie (depressiv)		21	46,7	41,8	38,4	44,8	40,8
3. Reaktive Depression		30	43,6	46,4	40,4	55,0	39,3
Varianzanalyse	F		1,33	5,53	0,76	12,80	6,05
Signifikanz	p		n. s.	0,01	n. s.	0,01	0,01
Aufgeklärte Varianz	w^2		0,01	0,11	0,00	0,25	0,12
B. Schizophrenien							
1. Schizophrenia simplex		31	42,1	44,1	44,9	54,5	49,4
2. Paranoia, Verwirrtheitspsychose		14	45,2	42,4	43,8	45,8	49,6
3. Hebephrenie, Katatonie		15	42,1	37,7	41,7	44,1	50,4
4. Restschizophrenie, Schiz. Defekt		19	39,5	39,7	43,2	54,6	52,2
Varianzanalyse	F		1,26	2,12	0,44	3,81	0,22
Signifikanz	p		n. s.	n. s.	n. s.	0,05	n. s.
Aufgeklärte Varianz	w^2		0,01	0,04	0,00	0,10	0,00
C. Involutionserkrankungen							
1. Involutionsdepression		24	33,8	34,4	38,2	60,5	52,2
2. Involutionspsychose		19	35,1	32,2	33,1	48,6	49,7
3. Hirnarterio-/Cerebralsklerose		25	48,2	39,1	36,2	44,7	40,0
Varianzanalyse	F		19,5	2,9	1,2	9,7	5,5
Signifikanz	p		0,01	n. s.	n. s.	0,01	0,01
Aufgeklärte Varianz	w^2		0,35	0,05	0,01	0,20	0,12

Beim Vergleich der Leistungswerte der Untersuchungsgruppen mit den von BÄUMLER (1985) erhobenen Werten von Personengruppen mit und ohne Erkrankungen bzw. mit verschiedenen psychiatrischen Erkrankungen (vgl. Tabellen 41 bis 43, S. 182 ff.) wurde deutlich, daß die kognitive Leistungsfähigkeit der 81 Patienten in den Grundleistungen FWL, FSB und INT im Vergleich zu Normalpersonen (Studenten, Leistungssportler, Angestellte) deutlich reduziert war. Danach müssen die Patienten in den Bereich "hirnorganische Erkrankungen" eingeordnet werden. Für die Leistungen im Bereich "Selektion" schneiden die Kleinpatienten zwar nicht signifikant, aber zahlenmäßig am besten ab und heben sich mit einem T-Wert von 54,8 (Tabelle 28, S. 114) deutlich positiv von den Kontrollgruppen ab, ein theoretisch nicht erklärbares Ergebnis. Die orthopädischen Patienten sind mit T = 54,5 nur wenig oberhalb der bipolar Depressiven und einzuordnen. Die über dem Durchschnittswert von T = 50 liegenden Leistungen aller drei Probandengruppen weisen darauf hin, daß der Variable "Selektion" keine differentialdiagnostische Bedeutung zuzumessen ist.

Folgerungen:

Kleinhirnerkrankungen beeinflussen nicht differentiell die Interferenzneigung bzw. den konzentrativen Widerstand. Im Vergleich zu gesunden Kontrollen sind jedoch die Patienten in allen drei Probandengruppen in ihrer Leistungsfähigkeit reduziert.

4.5.2.3 Wisconsin Card Sorting Test (WCST)

Dieses Verfahren, das die Fähigkeit zur Konzeptentwicklung, Überprüfung und Perseveration mißt, erbrachte in den vorliegenden Stichproben keine differentiellen Unterschiede. Da für diese Verfahren Normwerte verschiedener anderer Stichproben vorliegen und es in den Studien von BRACKE-TOLKMITT et al. (1989) und DAUM et al. (1994) verwendet wurde, lassen sich die Befunde dieser Arbeit gut vergleichen.

Tabelle 45, S. 187, zeigt die von HEATON et al. (1981) dargestellten Normen für gesunde Probanden und Personen mit Hirnschädigungen. Sie wird zur Einordnung der in der vorliegenden Arbeit untersuchten Stichprobe gefundenen Leistungen im WCST benützt. Die in der Tabelle zusätzlich aufgeführten Indizes in Klammern haben sich als nicht praxisrelevant erwiesen.[25]

Werden die Ergebnisse der Probanden nach den von HEATON (S. 32) beschriebenen Normwerten eingeordnet, zeigen Vergleiche der Variable "Anzahl abgeschlossener Kategorien" (WCS CAT, vgl. Tabelle 29, S. 115), daß sich die Leistungen mit Mittelwerten zwischen 3,92 und 4,63 ungefähr auf dem Niveau der Gesamtstichprobe der Hirngeschädigten in HEATON's Tabelle bewegen.

---

25 Persönliche Mitteilung von Mitarbeitern der Arbeitsgruppe von Prof. Gattaz.

Tabelle 45: Gruppenmittelwerte und Standardabweichungen für demographische, neuropsychologische und WCST Variablen (übersetzt aus HEATON, 1981).

	Normale n = 150	Gesamtgruppe Hirngeschädigter n = 208	Fokale frontale Schädigung n = 43	Gesamtgruppe fokaler Frontalschädigungen n = 79	Fokale Schädigungen (nicht frontal) n = 35	Diffuse Schädigungen n = 94
Alter	35,9 (15,3)	42,1 (16,1)	43,1 (14,6)	42,7 14,7	42,0 (14,3)	41,7 (17,8)
Ausbildung	13,9 (3,2)	12,7 (3,2)	11,8 (2,7)	12,2 (3,1)	13,7 (2,9)	12,7 (3,3)
Gesamt IQ	114,0 (11,7)	96,3 (15,0)	95,5 (16,1)	95,8 (14,6)	101,5 (15,2)	95,0 (15,1)
Durchschnittliche Einschätzung der Behinderung *	0,85 (0,46)	2,10 (0,87)	2,05 (0,93)	2,12 (0,93)	1,86 (0,92)	2,18 (0,78)
Abgeschlossene Kategorien*	5,4 (1,3)	3,6 (2,2)	3,1 (2,3)	3,3 (2,2)	4,3 (2,2)	3,6 (2,1)
Gesamtfehler [a,b]	24,9 (19,4)	50,5 26,9)	54,9 (29,3)	54,3 (26,7)	37,6 (27,1)	52,1 (25,8)
Perseverative Fehler [a,b]	12,6 10,2	33,0 (24,5)	38,5 (29,6)	35,9 (26,3)	22,6 (19,2)	34,5 (23,9)
% Perseverativer Fehler [a,b]	11,8 (7,1)	26,7 (18,4)	30,8 (22,5)	28,8 (20,0)	19,3 (13,9)	27,7 (17,9
Nonperseverative Fehler*	12,4 (11,3)	17,5 (12,3)	16,4 (12,2)	18,4 (2,5)	15,0 (11,4)	17,6 (12,5)
Perseverative Antworten [a,b]	15,6 (11,5)	41,2 (31,8)	48,8 (39,2)	45,1 (35,1)	28,0 (23,3)	42,9 (30,6)
Versuche bis zur 1. Kategorie	13,4 (10,6)	34,5 (40,6)	39,7 (30,3)	36,8 (43,4)	29,7 (39,4)	29,6 (25,0)
% Konzeptueller Antworten [a,b]	69,2 (17,3)	46,0 (24,4)	42,0 (27,5)	42,4 (25,0)	56,7 (25,2)	45,1 (22,7)
"Learning to Learn" [a]	-2,9 5,8)	-4,5 (6,6)	-5,1 (8,5)	-4,7 ,5)	-2,9 (6,4)	-5,0 (6,0)
Verlust des Sets	0,8 (1,3)	0,9 (1,1)	1,0 (1,2)	0,9 (1,1)	0,7 (1,0)	0,9 (1,2)

Anmerkung: Standardabweichungen stehen in Klammern nach den Mittelwerten. "Gesamtgruppe fokaler Frontalschädigungen" = Fokale Läsionen, die nur die Frontallappen einschließen sowie Läsionen, die die Frontallappen und andere nicht frontale Gebiete umfassen

a Die Gesamtgruppe Hirngeschädigter schnitt signifikant schlechter als die Gruppe der normalen Kontrollen ab, wenn Alter und Ausbildung als Kovariate berücksichtigt wurden.

b Die Gesamtgruppe Fokaler Frontalschädigungen schnitt signifikant schlechter als die Gruppe der nicht fokal Frontalgeschädigter ab, wenn Ausbildung als Kovariate berücksichtigt wurde.
Beide Gruppen (a,b) unterschieden sich nicht signifkant hinsichtlich Alter, Gesamt IQ, oder durchschnittlicher Behinderung.

Der gleiche Zusammenhang findet sich für die Variable "Gesamtzahl der Fehler" (WCS ERRORS), da die Leistung der Kleinhirnpatienten mit 49,0 fast genau dem Mittelwert der Gesamtgruppe der Hirngeschädigten entspricht. Die Kontrollgruppen der Gefäßerkrankten und der orthopädischen Patienten erbringen mit durchschnittlich 37,3 bzw. 37,9 Fehlern zwar bessere Leistungen als die Kleinhirnerkrankten, sind aber immer noch den fokalen nicht frontal geschädigten Patienten (37,6) zuzuordnen. HEATON fand zwischen drei seiner Normpopulationen signifikante Unterschiede, so daß die Kleinhirnpatienten deutlich als "hirngeschädigt" in ihren Leistungen einzustufen waren.

Für die durchschnittliche "Anzahl perseverativer Fehler" (WCS PERS) gilt der gleiche Zusammenhang. Mit durchschnittlich 32,9 perseverativen Fehlern liegen die Kleinhirnpatienten im Bereich der Hirnschädigungen und hier besonders im Bereich der fokalen frontalen Schädigungen. Dies ist um so aussagekräftiger, als HEATON für diese Variable signifikante Gruppenunterschiede fand. Gleichzeitig wird ist dieser Unterschied wenig aussagekräftig da die Kontrollgruppen sich mit 22,9 bzw. 22,8 durchschnittlichen "perseverativen" Fehlern ebenfalls im Bereich der diffusen Hirnschädigungen befinden.

Die durchschnittliche "Anzahl nichtperseverativer Reaktionen" (WCS NPER) innerhalb der drei Probandengruppen bestätigt den o.g. Zusammenhang. Mit 12,8 Reaktionen kommen die Gefäßerkrankten noch der Normalgruppe von HEATON nahe, mit 18,6 liegen die Kleinhirnpatienten deutlich wieder im Bereich der Hirngeschädigten.

Da bei HEATON eine Normierung der "Anzahl der korrekten Reaktion" (WCS KORR) fehlt, ist hier keine Einordnung möglich. Die Einreihung der Gruppe von Kleinhirnpatienten als "hirnorganisch" nach ihren Leistungen im WCST wird trotz fehlender differentieller Effekte durch den Vergleich mit den in HEATON (Tabelle 8, S. 36) aufgeführten Normwerten für 50- bis 59- jährige gestützt. Die Kleinhirnerkrankten und größtenteils die Kontrollgruppen liegen für die Variablen "Abgeschlossene Kategorien", "Fehler", "Perseverative Fehler", "Nichtperseverative Reaktionen" und "Perseverative Reaktionen" deutlich außerhalb des Normalbereiches. Obwohl dies auf eine krankheitsbedingte kognitive Einschränkung der Kleinhirnpatienten hinweist, läßt sich diese Annahme nur beim Vergleich mit den in anderen neuropsychologischen Studien beschriebenen Werten des WCST erhärten.

BRACKE-TOLKMITT et al. (1989) sowie DAUM et al. (1994) benützten eine modifizierte Version des WCST nach NELSON (1976), die nur teilweise einen zahlenmäßigen Vergleich ermöglicht. Für die "Anzahl abgeschlossener Kategorien" fanden BRACKE-TOLKMITT et al. keine signifikanten Unterschiede zwischen den Kleinhirnpatienten und den Kontrollgruppen. Die Kleinhirnpatienten der vorliegenden Studie unterschieden sich jedoch um durchschnittlich eine Kategorie (3,9 vs. 4,8) von der Stichprobe BRACKE-TOLKMITT's, so daß bei Berücksichtigung der geringen Standardabweichungen von einer Replikation der Befunde und damit von einer guten Aussagekraft der Ergebnisse der vorliegenden Arbeit ausgegangen werden kann. Die "Anzahl der Perseverationen" und "Allgemeinen Fehler" sind zahlenmäßig nicht vergleichbar. Bei BRACKE-TOLKMITT fanden sich aber ebenfalls keine signifikanten

Unterschiede zwischen Indexpatienten und Kontrollen. DAUM et al. (1994) erhielten bei der Anwendung der von NELSON modifizierten Form des WCST für die normalen Kontrollen mit durchschnittlich 5,8 "abgeschlossenen Kategorien" einen deutlich über den Werten der Gesamtstichprobe und den direkt vergleichbaren Zahlen von BRACKE-TOLKMITT et al. (1989) liegenden Wert. Patienten mit isolierten Kleinhirnläsionen zeigten in DAUM's Studie mit durchschnittlich 6,0 "abgeschlossenen Kategorien" keinen gegenüber Kontrollen signifikanten Unterschied. Die Gruppe der Patienten mit kombinierten Kleinhirn- und Hirnstammschädigungen waren jedoch signifikant mit 4,7 Kategorien in ihrer Leistung reduziert. Damit werden die Leistungen meiner drei Probandengruppen noch einmal deutlich in den Bereich der Hirnschädigung gerückt. Die Zahlen der beiden anderen Kategorien sind mit denen der vorliegenden Untersuchung nicht vergleichbar. Eine erhöhte Tendenz zur Perseveration, wie sie Kleinhirnpatienten in meiner Stichprobe aufwiesen, findet sich bei DAUM nur für Patienten mit Kleinhirn- und kombinierten Hirnstammschädigungen. Da 5 von 6 Patienten mit kombinierten Kleinhirn- und Hirnstammerkrankungen an einer Olivopontocerebellären Atrophie (OPCA) litten, vermuten die Autoren als Ursache der besonders auffälligen kognitiven Defizite eine Störung des cholinergen Systems wie es im Rahmen der OPCA von KISH et al. (1988) beschrieben wurde. Eine weitere Hypothese betrifft eine Schädigung des Locus caeruleus, der noradrenerge Verbindungen zum limbischen System und cerebralen Kortex besitzt, die bei Gedächtnis- und Lernprozessen eine Rolle spielen sollen (vgl. MAYES et al., 1988 in DAUM et al., 1994). Mögliche okulomotorische Störungen, die bei Defiziten im Rahmen der Legasthenie (vgl. Kap. 4.2.1.3.5) von LEVINSON (1989) beschrieben wurden und ebenfalls auf Kleinhirnläsionen zurückzuführen sein sollen, scheiden jedoch als mögliche Ursache aus, da DAUM et al. vergleichbare okulomotorische Störungen auch in der Patientengruppe mit isolierten Kleinhirnschädigungen fanden. Eine Überprüfung dieses Zusammenhanges ist in der vorliegenden Stichprobe wegen zu geringer Zellenbesetzungen bei einer Trennung der Stichprobe nach Kleinhirninfarkten und Ataxien (8 Infarkte, 2 Ataxien) nicht möglich.

Folgerung:
Trotz fehlender signifikanter Gruppenunterschiede lassen sich die Leistungen der in dieser Studie untersuchten Probandengruppen besonders der Kleinhirnpatienten gegenüber gesunden Normpopulationen den Befunden bei hirnorganisch erkrankten Patienten zuordnen. Der Vergleich mit Studien von BRAKKE- TOLKMITT et al. (1989) und DAUM et al. (1994) liefert keine signifikanten Unterschiede und unterstützt daher die Aussagekraft der vorliegenden Untersuchungen. Aufgrund der fehlenden signifikanten Unterschiede weisen die Er-

gebnisse des FWIT weisen nur auf eine allgemeine Leistungseinschränkung der Patienten hin.

4.5.3 Gedächtnis

Gedächtnisleistungen wurden in verschiedene Modalitäten (verbal, visuomotorisch) und für verschiedene Gedächtnisarten (Recognition/Recall) mittels des Recurring Figures/Words Test, des Corsi Block Test und des Digitspan untersucht. Bei keinem dieser Verfahren ergaben sich gruppenspezifische signifikante Unterschiede, doch erbrachten die Kleinhirnpatienten immer die zahlenmäßig schlechtesten Leistungen.

4.5.3.1 Recurring Words/Figures Test

Ordnet man die nicht signifikant unterschiedlichen Ergebnisse der drei Probandengruppen für den RCW/F anhand der T-Skala ein, liegen die Leistungen aller Probandengruppen mit T-Werten zwischen 41,5 und 46,0 im untersten Durchschnittsbereich und entsprechen somit einer eingeschränkten Gedächtnisleistung. Der Verlauf der nicht signifikant verschiedenen Lernkurven weist nur einen geringen Anstieg und damit Lerneffekt auf. Normen für verschiedene Patientengruppen sowie vergleichbare andere Studien lagen für die Einordnung der Befunde dieser Untersuchung nicht vor.

4.5.3.2 Corsi Block Test

Hier sind die Ergebnisse der eigenen Untersuchungen mit den Befunden von BRACKE-TOLKMITT et al. (1989) und DAUM et al. (1994) vergleichbar. BRACKE-TOLKMITT's Kleinhirnpatienten zeigten bei einer Durchschnittsreproduktionsspanne von 4,6 gegenüber 5,5 der normalen Kontrollen mit der vorliegenden Stichprobe vergleichbare Leistungen. Da auch für dieses Testverfahren keine Normtabellen vorlagen, bleibt offen, ob eine reduzierte Leistung analog der Befunde des FWIT, des RCW/F und des WCST durch die Erkrankung verursacht wurde.

4.5.3.3. Digit-Span

Hier sind Vergleiche der Ergebnisse dieser Studie mit Befunden von BRACKE-TOLKMITT et al. (1989) und mit Normtabellen des Hamburg Wechsler Intelligenztests für Erwachsene (HAWIE) möglich. Für das Zahlennachsprechen "vorwärts" und "rückwärts" bewegen sich die Werte der in dieser Arbeit untersuchten Stichprobe, wenn auch nicht signifikant, etwas unterhalb der von BRACKE-TOLKMITT untersuchten Patienten. Dies bestätigt die Repräsentativität der hier erhobenen neuropsychologischen Befunde. In beiden Studien der genannte Autoren und in der eigenen Untersuchung erbringen die Kleinhirnpatienten wieder die geringste Durchschnittsleistung, bei Vergleich mit den Normwerten des HAWIE für 55- bis 59- jährige ergibt sich jedoch für alle Probanden beider Studien ein gut durchschnittliches Abschneiden.

Folgerung:

Eine differentielle Beeinträchtigung der mnestischen Funktionen durch Kleinhirnläsionen läßt sich im verbalen und räumlichen Bereich in den vorgenannten Testverfahren nicht nachweisen.

4.5.4 Konzentration und Intelligenz

Auch im Bereich von kurzfristigen Konzentrationsleistungen und allgemeiner intellektuellen Leistungsfähigkeit ergaben sich in dieser Untersuchung keine signifikanten Unterschiede zwischen den Probandengruppen, wenngleich auch hier die Kleinhirnerkrankten zahlenmäßig die schlechtesten Leistungen aufwiesen.

4.5.4.1 Aufmerksamkeitsbelastungstest d2

In diesem Testverfahren lagen die Leistungen der Kleinhirnpatienten im unteren Durchschnittsbereich und wiesen auf eine reduzierte kurzfristige Konzentrationsfähigkeit hin. Die Aussagekraft dieses Testverfahrens ist jedoch für die Mengenleistung (d2-Gesamtzahl) und auch die Konzentrationsfluktuation (d2-Schwankungsbreite) vermindert, da bei beiden Leistungen auch motorische Funktionen, die bei den Kleinhirnpatienten eingeschränkt sind, eine Rolle spielten. Die Anzahl der Fehler und die Prozentzahl der Fehler (d2-Fehlerprozent) sind jedoch aussagekräftig, weil hier alleine die kognitive Verarbeitung entscheidend ist. Obwohl den Kleinhirnpatienten zwar die meisten Fehler unterliefen, unterschieden sie sich jedoch in ihrer Fehlerrate (d2-Fehlerprozent) wenig von den Gefäßerkrankten. Die orthopädischen Patienten schnitten am besten ab. Diese Ergebnisse können mit den Befunden zur Psychopathologie und zur emotionalen Befindlichkeit bzw. zur Persönlichkeit in Deckung gebracht werden, da die Kleinhirnpatienten besonders über Konzentrationsstörungen klagten, was im Rahmen eines depressiven Syndroms verständlich ist.

4.5.4.2 Reduzierter Wechsler Intelligenz Test

Bei der durch den WIP erfaßten allgemeinen Intelligenz zeigten die Kleinhirnpatienten bis auf den Subtest "Allgemeines Wissen" im mittleren bis oberen Durchschnitt liegende Leistungen. Mit einem Gesamt-IQ von 108,5 hoben sie sich deutlich und bei Berücksichtigung der Standardabweichung vermutlich auch signifikant von der Durchschnittsleistung der Kleinhirnpatienten und Kontrollen in der Studie von BRACKE-TOLKMITT et al. (1989) ab. Dieser Unterschied ist möglicherweise auf die von BRACKE-TOLKMITT et al. verwendete revidierte Form des Wechsler Intelligenztestes (WECHSLER, 1981) und auf die abweichende Berechnung des IQ nach den Formeln von CANAVAN et al. (1986) zurückzuführen. Ich stimme mit BRACKE-TOLKMITT et al. überein, daß als Ursache für eine signifikante Reduktion des Allgemein-IQs die motorischen Störungen der Kleinhirnpatienten verstanden werden können, die für die Durchführung der IQ-Testaufgaben notwendige Aufmerksamkeit "abziehen". Dadurch sind vermutlich auch Motivation und Ausdauer eingeschränkt. Gegen dieses Argument spricht allerdings die Beobachtung, daß die akut durch Schmerzen und Bewegungseinschränkung behinderten orthopädischen Patienten sich nicht signifikant in den Leistungen von Kleinhirnpatienten unterscheiden.

DAUM et al. benutzten den WIP zur Überprüfung der Stichprobenhomogenität. Sie fanden bis auf die Leistungen im "Mosaik-Test" keine Unterschiede zwischen normalgesunden Kontrollen und Kleinhirnpatienten. Die Kleinhirnpatienten der vorliegenden Untersuchung unterschieden sich aufgrund der großen Standardabweichung bis auf ihre Leistungen im Subtest "Allgemeines Wissen" nicht signifikant und in den absoluten Zahlenwerten nicht negativ von DAUM's Patienten mit isolierten Kleinhirnschädigungen. Auch dies weist erneut auf die Repräsentativität meiner Stichproben und auf die Aussagekraft der Befunde hin.

In DAUM's Stichproben und in der vorliegenden Untersuchung ist die schlechteste Leistung der Kleinhirnpatienten jeweils im Subtest "Mosaik-Test" zu finden. Die zur Bewältigung dieses Subtests benötigten Funktionen der Formerschließung und der räumlichen Manipulation in der Vorstellung erfordern nach LEINER, LEINER und DOW (1986) vom Kleinhirn die Leistung höherer Funktionen (vgl. Kap. 1.4.1). Daher sind sie auch am störanfälligsten. Dies wird durch die Ergebnisse der Studie von WALLESCH und HORN (1990) bestätigt, in der nur bei dreidimensionalen kognitiven Operationen (IST-Subtest "Würfel") ein signifikanter Unterschied zwischen Kleinhirnpatienten und gesunden Kontrollen zu beobachten war.

Folgerungen:
Die Leistungen der untersuchten Patienten im Bereich der Konzentration und der allgemeinen Intelligenz zeigen nach den vorhandenen Normtabellen sowie bei Gegenüberstellung mit den wenigen vergleichbaren Studien Leistungseinbußen der Kleinhirnpatienten nur in den Bereichen der räumlichen kognitiven Operationen. Trotz der von BRACKE-TOLKMITT et al. und DAUM et al. beschriebenen analogen Veränderungen handelt es sich aufgrund fehlender signifikanter Unterschiede zu Kontrollgruppen nicht um differentielle Effekte. Signifikante Unterschiede, wie sie DAUM et al. bei Kleinhirnpatienten mit kombinierter Hirnstammsymptomatik fanden, können auf Störungen anderer Ätiologien beruhen.

Die bisher nur von DAUM et al. (1994) bei wenigen Kleinhirnpatienten mit kombinierter Hirnstammschädigung zu beobachtenden differentiellen Effekte von Kleinhirnläsionen werfen jedoch die Frage auf, ob und wie weit die verwendeten Testverfahren und Selektionsstrategien zur Erfassung kognitiver Veränderungen bei Kleinhirnerkrankungen geeignet sind.

4.5.5 Wertung und Einordnung der Gesamtergebnisse dieser Untersuchung

- Nach den in der vorliegenden Untersuchung erhobenen Befunden führen Kleinhirnerkrankungen im Vergleich zu den Auswirkungen von orthopädischen- oder peripheren Gefäßerkrankungen nur zu quantitativ unterschiedlichen Veränderungen im Bereich der Persönlichkeit, der Emotionalität, des psychopathologischen Status und der kognitiven Funktionen.
- Die geringen qualitativen Unterschiede im psychopathologischen Status betreffen unspezifische, den depressiven Krankheitsbildern nahestehende Symptome.
- Alle drei Probandengruppen wiesen bei Anwendung vorliegender Normtabellen unabhägig von der Art der Erkrankung eine Reduktion der kognitiven Leistungsfähigkeit auf, wie sie bei verschiedenen hirnorganischen Prozessen zu beobachten ist.
- Die speziell im kognitiven Bereich erbrachten Leistungen der Kleinhirnpatienten und der Kontrollgruppen stehen bei kritischer Auswertung der Literatur mit Ergebnissen anderer Studien (z.B. BRACKE-TOLKMIT et al., 1989; WALLESCH und HORN, 1990; DAUM et al., 1994) im Einklang. Diese

Übereinstimmungen stützen die Aussagekraft der vorliegenden Untersuchungen.
- Offen muß die Frage bleiben, ob hereditäre oder sozial gelernte Unterschiede der Reaktionsbereitschaft allein oder im Zusammenhang mit der Krankheitsverarbeitung zu psychischen Phänomenen führen, die nicht primär durch Kleinhirnerkrankungen organisch bedingt sind.

5 Zusammenfassung

- Das Ziel der vorliegenden Untersuchung war es, mit Hilfe klinisch-psychologischer Methoden beim Menschen zu prüfen, ob und gegebenenfalls welche psychischen Störungsmuster Kleinhirnerkrankungen regelhaft begleiten und als Folgen cerebellärer Funktionsausfälle gesehen werden können. Relevante psychische Funktionen umfaßten die Bereiche der psychischen Erkrankungen, der Emotionalität, der Persönlichkeit und der kognitiven Funktionen.
- Nach neuen Untersuchungen soll das Kleinhirn nicht nur an der Optimierung und Koordination der Motorik, sondern auch an zahlreichen affektiven und kognitiven Prozessen beteiligt sein. Über mono- und multisynaptische afferente und efferente Verbindungen bestehen von den Kleinhirnkernen Verbindungen zum limbischen System, zu Teilen des Frontalhirns und zu verschiedenen Assoziationsfeldern. Im Zusammenhang mit Kleinhirnerkrankungen sollen psychotische Phänomene und floride Psychosen, vorwiegend mit Plus-Symptomatik, auftreten. Es wurde angenommen, daß sich diese auf die Verbindungen zwischen Kleinhirnkernen und limbischem System zurückführen lassen. Bei endogenen Psychosen ließen sich sowohl bei Schizophrenien als auch bei bipolaren Erkrankungen durch bildgebende Verfahren oder Autopsien organische Befunde, vorwiegend Atrophien des Vermis cerebelli darstellen. Autismus soll mit Hypo- und Hyperplasien der Lobuli VI und VII des Kleinhirns einhergehen.
- Zur Erweiterung der Kenntnisse über neuropsychologische Zusammenhänge und zur Überprüfung von Literaturangaben und wurde der psychopathologische Status, Emotionalität, Persönlichkeitsprofil und kognitive Leistungsfähigkeit bei 82 Patienten untersucht. 32 Patienten mit Kleinhirnerkrankungen (15 M/17 F) wurden mit 23 Patienten (7 M/15 F) aus einem orthopädischen Krankengut und mit 27 Patienten (20 M/7 F), die periphere Durchblutungsstörungen aufwiesen, verglichen.
- Die Auswertung des aktuellen psychopathologischen Status durch das CATEGO-Programm erbrachte bei 4,5% der Patienten der Gesamtstichprobe die Diagnose "Endogene Depression", bei 9% "Endogene Manie" und 19,7% der Patienten die Diagnose "Neurotische Depression".

- Die Schilderung des emotionalen Befindens weist nur auf quantitative, aber nicht qualitative Unterschiede zwischen Kleinhirnpatienten und Kontrollgruppen hin. Die Kleinhirnpatienten berichteten über die niedrigste "Leistungsbezogene Aktiviertheit" und das niedrigste "Allgemeine Wohlbefinden" und zwar im Sinne einer Reduktion der positiven Befindlichkeit. Im Profilverlauf bestehen Ähnlichkeiten zwischen der Befindlichkeit von Kleinhirnpatienten und solchen mit arterieller Verschlußkrankheit.
- Beim Vergleich der Persönlichkeitsprofile finden sich zwischen den drei untersuchten Gruppen keine in den pathologischen Extrembereich veränderten Persönlichkeitsdimensionen. Mit einer Ausnahme verlaufen die Profile parallel. Der in der Skala "MANIE" zu beobachtende signifikante Gruppenunterschied weist für Kleinhirnpatienten auf Tendenzen zu einem erregt-expansiven Verhalten hin. Ob diese Veränderung auf einen stimmungsmodulierenden Einfluß der für die Behandlung der Ataxien eingesetzten Serotonin-Präkursor-Präparate zurückgeführt werden kann, war aufgrund der geringen Stichprobengröße nicht zu überprüfen.
- Im kognitiven Bereich erbrachten die angewandten Untersuchungsverfahren mit einer Ausnahme - im Bereich der Interferenzneigung - keine signifikanten Unterschiede zwischen den Probandengruppen. Der Gruppenunterschied ist jedoch nicht auf qualitativ unterschiedliche Leistungen zwischen den Kleinhirnpatienten und den Kontrollgruppe zurückzuführen. Nach den verfügbaren Normtabellen bestanden bei den 81 untersuchten Patienten kognitive Defizite, wie sie bei hirnorganisch Erkrankten gefunden werden.
- Die Befunde der vorliegenden Untersuchung stimmen mit den Aussagen der wenigen vergleichbaren Studien weitgehend überein. Es ergaben sich auch Hinweise auf die die Gruppenunterschiede beeinflussenden Fehlerquellen: so läßt die klinisch zu beobachtende rasche Kompensation von Kleinhirnläsionen möglicherweise Veränderungen unentdeckt. Der Einfluß von Behinderungen auf die affektiven Reaktionen der Patienten ist in dieser Untersuchung nur schwer einzuschätzen.
- Die Ergebnisse zeigen, daß Kleinhirnerkrankungen unterschiedlicher Ätiologie nicht mit krankheitsabhängigen psychopathologischen Syndromen einhergehen. Ebenso führen Kleinhirnläsionen nicht zu typischen Veränderungen des emotionalen Befindens, der Persönlichkeit und der kognitive Funktionen.

6 Literatur

ACKERMANN, H.; DAUM, J. (1995). Kleinhirn und Kognition. Fortschr. Neurol. Psychiatrie, 63, 30-37.
AKSHOOMOFF, N.H. (1992). Neuropsychological Studies of Attention and the Role of the Cerebellum. Dissertation, San Diego.
AKSHOOMOFF, N.H.; COURCHESNE, E. (1992). A new Role of the Cerebellum in Cognitive Operations. Behav. Neuroscience, 106, 731-738.
ALBUS, J.S. (1971). A Theory of Cerebellar Function. Math. Biosciences, 10, 25-61.
ALLEN, J.H.; MCLAIN, J.T. (1979). Computed Tomography in Cerebellar Atrophic Processes. Radiology, 130, 379-382.
AMARENCO; P. (1991). The Spectrum of Cerebellar Infarctions. Neurology, 41, 973-979.
AMERCIAN STATISTICAL ASSOCIATION (1980). Diagnostic and Statistical Manual of Mental Disorders. APA, Washington.
AMICIE, R.; AVANZINI, G.; PACINI, L. (1976). Cerebellar Tumors. Monographs in Neural Sciences, IV, Karger, Basel.
ASANUMA, C.; THACH, W.T.; JONES, E.G. (1983). Distribution of Cerebellar Terminations and their Relation to other Afferent Terminations in the ventral lateral Thalamic Region of the Monkey. Brain Res. Review, 5, 237-265.
BABB, T.L.; MITCHELL, A.G.; CRANDALL, P.H. (1978). Cerebellar Influences on the Hippocampus. In: COOPER, I.S.; RIKLAN, M.; SNIDER, R.S.(Eds.), The Cerebellum, Epilepsy and Behavior, Plenum Press, New York, 37-56.
BALOH, R.W.; KONRAD, H.R.; HONRUBIA, V. (1975). Vestibulo-ocular Function in Patients with Cerebellar Atrophy. Neurology, 25, 160-168.
BAUMANN, M.L. (1991). Microscopic Neuroanatomic Abnormalities in Autism. Pediatrics, 87, 791-796.
BAUMANN, M.L.; KEMPER, T. (1985). Histoanatomic Observations of the Brain in Early Infantile Autism. Neurology, 35, 866-874.
BÄUMLER, G. (1985). Farb-Wort-Interferenztest (FWIT) nach J.R. Stroop. Hogrefe, Göttingen.

BELLUGI, U.; BIRHLE, A.; TRAUNER, D.; JERNIGAN, T.; DOHERTY, S. (1990). Neuropsychological, Neurological and Neuroanatomical Profile of Williams Syndrome Children. Am. J. Med. Genetics, 6, 115-125.

BILDER, R.M.; MUKHERJEE, S.; RIEDER, R.O.; PANDURANGI, A.K. (1985). Symptomatic and Neuropsychological Components of Defect States. Schizophren. Bulletin, 11, 409-419.

BLEULER, M.; WALDER, H. (1947). Die geistigen Störungen bei der hereditären Friedreich'schen Ataxie und ihre Einordnung in die Auffassung von Grundformen seelischen Krankseins. Schweizer Archiv für Neurologie und Psychiatrie, 44-59.

BLOCK, J.; BLOCK, J.H.; HARRINGTON, D.M. (1974). Some Misgivings about the Matching Familiar Figures Test as a Measure of Reflection-Impulsivity. Develop. Psychology, 10(5), 633-643.

BLUMER, D. (1984). Psychiatric Aspects of Epilepsy. American Psychiatric Press, Washington.

BONDY, C. (1964). Die Messung der Intelligenz Erwachsener. Handbuch zum Hamburg-Wechsler-Test für Erwachsene. Hans Huber, Bern.

BOND, A.; LADER, M. (1974). The Use of Analogue Scales in Rating Subjective Feelings. Br. J. Med. Psychology, 47, 211-218.

BOURDON, B. (1885). Observations comparitives sur la reconnaisance, la discriminisation et l'association. Rev. Philosophique, 40, 153-185.

BRACKE-TOLKMITT, R; LINDEN, A.; CANAVAN, A.G.; ROCKSTROH, B.; SCHOLZ, E.; WESSEL, K.; DIENER, H.-C. (1989). The Cerebellum Contributes to Mental Skills. Behav. Neuroscience, 103(2), 442-446.

BRAITENBERG, V. (1967). Is the Cerebellar Cortex a Biological Clock in the Millisecond Range? Progress in Brain Research, 25, 334-346.

BRAITENBERG, V.; ATWOOD, R.P. (1958). Morphological Observations on the Cerebellar Cortex. J. Comp. Neurology, 109, 1-34.

BRANDT, TH. (1993). Therapie und Verlauf neurologischer Erkrankungen. Kohlhammer, Berlin.

BRICKENKAMP, R. (1981). Test d2 Aufmerksamkeitsbelastungstest. Hogrefe, Göttingen.

CANAVAN, A.G.M.; DUNN, G.; McMILLAN, T. (1986). Principal Components of the WAIS-R. Brit. J. Clin. Psychology, 25, 81-85.

CARPENTER, M.B.; SUTIN, J. (1983). Human Neuroanatomy. Williams Wilkins, Baltimore.

CATTEL;R.B. (1963). Theory of Fluid and Cristallized Intelligence: A Critical Experiment. Educat. Psychology, 54, 1-22.

CHAMBERS, W.W.; SPRAGUE, J.M. (1950). Functional Localisation in the Cerebellum. Arch. Neurol. Psychiatry, 74, 653-680.

CHARNEY, D.S.; HENINGER, G.R.; REINHARD, J.F.;STERNBERG, D.E.; HAFSTEAD, K.M. (1982). The Effects of Intravenous L-Tryptophan on Prolactin and Growth Hormone and Mood in Healthy Subjects. Psychopharmacology, 77, 217-222.

CHRIS, C.W.; SMITH, R.; WU, j.; HAZLETT, E.; RUSSEL, A; ARSARNOW, R.; TANGUAY, P.; BUCHSBAUM, M.S. (1989). Positron Emission Tomography of the Cerebellum in Autism. Am J. Psychiatry, 146(2), 242-245.

COHEN, R.; BORST, U.; RIST, F. (1985). Cross-Over and Cross-Modality Effects in Schizophrenia: some Old and some New Data. In: SHAGASS, C.; JOSIASSEN, R.C.; BRIDGER, W.H.; WEIS, K.J., STOFF, D.; SIMMON, G.M. (Eds.), Biol. Psychiatry, Elsevier, New York, 1121-1123.

COOKE, P.M; SNIDER, R.S. (1955). Some Cerebellar Influences on Electrically Induced Cerebral Seizures. Epilepsia, 4, 19-28.

COOPER, I.S.; CRIGHEL, E.; AMIN, I. (1973). Clinical and Physiological Effects of Stimulation of the Paleocerebellum in Humans. J. Am. Geriatr. Society, 21, 40-43.

COOPER, I.S.; AMIN, I.; RIKLAN, M. (1976). Chronic Cerebellar Stimulation in Epilepsy: Clinical and Anatomical Studies. Arch. Neurology, 33, 559-570.

COOPER, I.S.; RIKLAN, M.; SNIDER, R.S. (1978). The Cerebellum, Epilepsy, and Behaviour. Plenum Press New York.

COURCHESNE, E.A. (1987). A Neurophysiological View of Autism. In: SCHOPLER, E.; MESSIBOV, G.B. (Eds.), Neurobiological Issues in Autism. New York: Plenum Press, 285-324.

COURCHESNE, E.A. (1991). Neuroanatomic Imaging in Autism. Pediatrics, 81, 781-790.

COURCHESNE, E.A.; YEUNG-COURCHESNE, PRESS, G.A.; HESSELINK, J.R.; JERNIGAN, T.L. (1988). Hypoplasia of Cerebellar Vermal Lobules VI and VII in Autism. New Engl. J. Medicine, 318, 1349-1354.

COURCHESNE, E.A.; AKSHOOMOFF, N.A.; CIESIELSKI, K.T. (1990). Shifting Attention Abnormalities in Autism: ERP and Performance Evidence. Poster presented at the Meeting of the International Neuropsycholgical Society, Orlando, FL.

COURCHESNE, E.A.; TOWNSEND, J.; AKSHOOMOFF, N.; YEUNG-COURCHESNE, R.; PRESS, G.; MURAKAMI, J.W.; LINCOLN, A.; JAMES, H. (1993). A New Finding: Shifting Attention in Autistic and Cerebellar Patients. In: BROMAN, S.H.; GRAFMAN, J. (Eds.). Atypical Cogni-

tive Deficits in Developemental Disorders: Implications for Brain Dysfunction; New York, Erlbaum, 101-137.
COURCHESNE, E.A; TOWNSEND, J.; SAITOH, O. (1994). The Brain in Infantile Autism: Posteria Fossa Structures are Abnormal. Neurology, 44, 214-223.
CRANACH, M.v. (1978). SCID - Standardisiertes Verfahren zur Erhebung des psychopathologischen Befundes. Beltz, Weinheim.
CUNHA, L.; GONCALVES, A.; DINIS, M.; OLIVEIRA, C.; FERRO, M.; VICENTE, A.; ROY, M.; BARBEAU, A. (1988). Dominantly Inherited Ataxias in Portugal. Le Journal Canadien des Sciences Neurologiques, 15 (4), 397-401.
DAHL, G. (1972). Handbuch für den reduzierten Wechsler Intelligenztest für Erwachsene. Hain Verlag, Meisenheim.
DAVIDOFF, L.M. (1930). Mental Symptoms among Brain Tumor Patients and Brain Tumors among the Insane. New York State J. Medicine, 30, 1205-1209.
DAVIS, CH.H.; JOGLEKAR, V.M. (1981). Cerebellar Astrocytomas in Children and Young Adults. J. Neurol. Neurosurg. Psychiatry, 44, 820-828.
DAVIS, R. CULLEN, R.F.; DUENAS, D.; ENGLE, H.; (1976). Cerebellar Stimulation for Cerebral Palsy. J. Florida Med. Association, 63, 910pp.
DEBUS, G. (1969). Experimentelle Untersuchungen zur Methodik der Befindlichkeitsbescheibung. Dissertation, Gießen.
DECETY, J.; PHILIPPON, B.; INGVAR, D.H. (1988). rCBF Landscapes During Motor Performance and Motor Ideation of a Graphic Gesture. Eur. Arch. Psych. Neurol. Sciences, 238, 33-38.
DEWAN, M.J.; HALDIPUR, C.V.; LANE, E.E.; ISPAHANI, A.; BOUCHER, M.F.; MAJOR, L.F. (1988). Bipolar Affective Disorder: Comprehensive Quantitative Computed Tomography. Acta Psychiatr. Scandinavica, 77, 670-676.
DICHGANS, J. (1984). Clinical Symptoms of Cerebellar Dysfunction and their Topodiagnostical Significance. Human Neurobiology,, 269-279.
DICHGANS, J.; DIENER, H.C. Erkrankungen des Kleinhirns. Manuskript.
DILLING, H.; MOMBOUR, W.; SCHMIDT, M.H. (1991). Internationale Klassifikation psychischer Störungen. Verlag Hans Huber, Bern.
DOW, R.S. (1939). Cerebellar Action Potentials in Response to Stimulation of Various Afferent Connections. J. Neurophysiology, 2, 543-555.
DOW, R.S. (1961). Some Aspects of Cerebellar Physiology. J. Neurosurgery, 18, 522-30.

DOW, R.S.; MORUZZI, G. (1958). The Physiology and Pathology of the Cerebellum. University of Minnesota Press, Minneapolis.

DREWE, E.A. (1974). The Effect of Type and Area of Brain Lesion on Wisconsin Card Sorting Test Performance. Cortex, 10, 159-170.

DUNNE, J.W.; CHAKERA, T.; KERMODE, S. (1987). Cerebellar Haemorrhage - Diagnosis and Treatment: A Study of 75 Consecutive Cases. Quaterly J. Medicine, New Series, 64, 739-754.

DUUS, P. (1987). Neurologisch topische Diagnostik. Thieme Verlag, Stuttgart.

ECCLES, J.C.; ITO, M.; SZENTAGOTHAI, J. (1967). The Cerebellum as a Neuronal Machine. Springer Verlag, New York.

ELLIS, R.S. (1920). Norms for some Structual Changes in the Human Cerebellum from Birth to old Age. J. Comp. Neurology, 32, 1-33.

FEHRENBACH, R.; WALLESCH, C.; CLAUS, D. (1984). Neuropsychological Findings in Friedreich's Ataxia. Arch. Neurology, 41, 306-308.

FERBERT, A. CZERNIK, A. (1987). Persistierendes Kleinhirnsyndrom nach Lithium-Intoxikation. Nervenarzt, 58, 764-770.

FICHTER, M.M. (1990). Verlauf psychischer Erkrankungen in der Bevölkerung. Springer, Heidelberg.

FICKLER, A. (1911). Klinische und pathologisch-anatomische Beiträge zu den Erkrankungen des Kleinhirns. Deutsche Zeitschrift für Nervenheilkunde, 41, 306-375.

FIEZ, J.A.; PETERSEN, S.E.; CHENEY, M.K.; RAICHLE, M.E: (1992). Impaired Non-motor Learning and Error Detection Associated with Cerebellar Damage. Brain, 115-155-178.

FLETCHER, N.A.; STELL, R.; HARDING, A.E.; MARSDEN, C.D. (1988). Degenerative Cerebellar Ataxia and Focal Dystonia. Movement Disorders, 3 (4), 336-342.

FRANK, J.; LEVINSON, H. (1973). Dysmetric Dyslexia and Dyspraxia. Hypothesis and Study. J. Am. Acad. Child Psychology, 12 (4), 690-701.

FREY, K.; KLEIN, D. (1947). Die Friedreich-Sippe "Glaser". Archiv der J. Klaus-Stiftung für Vererbungsforschung, Sozialantropologie und Rassenhygiene, 13, 679ff.

FULTON, J.F. (1937). The Interrelation of Cerebrum and Cerebellum in the Regulation of Somatic and Autonomic Functions. In: The Harvey Lectures, Williams & Wilkins, Baltimore, 31, 135-182.

GEHRING, A.; BLASER, A. (1982). MMPI - Deutsche Kurzform für Handauswertung. Hans Huber, Bern.

GILBERT, P. (1974). A Theory of Memory that Explains the Function and Structure of the Cerebellum. Brain Research, 70, 1-18.

GILBERT, P. (1975). How the Cerebellum Could Memorise Movements. Nature, 254, 688-689.
GILMAN, S.; BLOEDEL, J.R.; LECHTENBERG, R. (1981). Disorders of the Cerebellum. Philadelphia: F.A. Davis.
GOLDMAN-RAKIC, P.S. (1984). The Frontal Lobes: Unchartered Provinces of the Brain. Trends in Neurosciences, 7, 425-429.
GOODMAN, R. (1989). Neural Misconnections and Psychiatric Disorders. Is there a Link?. Br. J. Psychiatry, 154, 292-299.
GRANIT, R.; PHILLIPS, C.G. (1956). Excitatory and Inhibitory Processes acting upon Individual Purkinje-Cells of the Cerebellum in Cats. J. Physiology, 133, 520-547.
GRAY, J. (1970). The Psychophysiological Basis of Introversion/Extra"-version. Behav. Res. Therapy.; 8, 249-266.
HABLITZ, J.J.; MCSHERRY, J.W.; KELLAWAY, P. (1975). Cortical Seizures following Cerebellar Stimulation in Primates. Electroencephal. Clin. Neurophysiology, 38, 423-426.
HAEFELY, W. (1983). The Biological Basis of Benzodiazepine Actions. J. Psychoactive Drugs, 15(12), 19-39.
HAINES, D.E.; DIETRICHS, E.; SOWA, T.E. (1984). Hypothalamo-cerebellar and Cerebello-hypothalamic Pathways: A Review and Hypothesis concerning Cerebellar Circuits which may Influence Autonomic Centers and Affective Behavior. Brain, Behaviour and Evolution, 24, 198-220.
HAMILTON, N.G.; FRICK, R.B.; TAKAHASHI, T.; HOPPING, M.W. (1983). Psychiatric Symptoms and Cerebellar Pathology. Am. J. Psychiatry, 140, 1322-1326.
HARDING, A.E.; DIENGDOH, J.V.; LEES, A.J. (1984). Autosomal Recessive Late Onset Multisystem Disorder with Cerebellar Cortical Atrophy at Necropsy: Report of a Familiy. J. Neurol. Neurosurg. Psychiatry, 47, 853-856.
HARTJE, W.; RIXECKER, H. (1978). Der Recurring-Figures-Test von Kimura. Normierung einer deutschen Stichprobe. Nervenarzt, 49, 354-356.
HÄFNER, H. (1978). Einführung in die psychiatrische Epidemiologie. Geschichte, Suchfeld, Problemlage. In: HÄFNER, H. (Hrsg.), Psychiatrische Epidemiologie, Springer Heidelberg.
HÄFNER, H. (Ed.) (1995). Was ist Schizophrenie?. Gustav Fischer, Stuttgart.
HÄFNER, H.; RIECHER, A.; MEISSNER, S.; MAURER, K.; SCHMITDKE, A.; FÄTGENHEUER, B.; LÖFFLER, W.; ANDERHEIDEN, W. (1990). IRAOS. Ein Instrument zur retrospektiven Einschätzung des Erkrankungsbeginns bei Schizophrenie (Instrument for the Retrospective Assesment of the

Onset of Schizophrenia -"IRAOS" - Entwicklung und erste Ergebnisse. Z. Klin.Psychologie, 19, S. 230-255.

HEATH, R.G. (1962). Common Characteristics of Epilepsy and Schizophrenia. Am. J. Psychiatry, 118, 1013-1026.

HEATH, R.G. (1972). Physiological Basis of Emotional Expression: Evoked Potential and Mirror Focus Studies in Rhesus Monkeys. Biol. Psychiatry, 5 (1), 15-31.

HEATH, R.G. (1975). Brain Functions and Behavior: Emotion and Sensory Phenomena in Psychotic Patients and in Experimental Animals. J. Nerv. Ment. Diseases, 160, 159-175.

HEATH, R.G.; DEMPESY, C.W.; FONTANA, C.J.; FITZJARRELL, A.T. (1980). Feedback Loop between Cerebellum and Septal-hippocampal Sites: Its Role in Emotion and Epilepsy. Biol. Psychiatry, 15, 541-556.

HEATH, R.G.; FRANKLIN, D.E.; SHRABERG, D. (1979). Gross Pathology of the Cerebellum in Patients Diagnosed and Treated as Functional Psychiatric Disorders. J. Nerv. Ment. Diseases, 167, 585-592.

HEATH, R.G.; HARPER, J.W. (1974). Ascending Projections of the Cerebellar Fastigial Nuclei: Connections to the Ectosylvian Gyrus. Exptl. Neurology, 42, 241-247.

HEATH, R.G.; LLEWELLYN, R.C.; ROUCHELL, A.M. (1980). The Cerebellar Pacemaker for Intractable Behavioral Disorders and Epilepsy: Follow-up Report. Biol. Psychiatry, 15, 243-256.

HEATH, R.G.; HARPER, J.W. (1974). Ascending Projections of the Cerebellar Fastigial Nucleus to the Hippocampus, Amygdala, and other Temporal Lobe Sites: Evoked Potential and Histologcal Studies in Monkeys and Cats. Exptl. Neurology, 45, 268-287.

HEATH, R.G.; HARPER, J.W. (1976). Descending Projections in the Rostral Septal Region: an Electrophysiological-histological Study in the Cat. Exptl. Neurology, 50, 536-560.

HEATON, R.K. (1981). A Manual for the Wisconsin Card Sorting Test. Psychological Assesment Resources, Odessa.

HEBB, D.O. (1949). The Organsiation of Behavior. New, York, Wiley.

HEH, C.C.W.; SMITH, R.; WU, J.B.S.; HAZLETT, E.; RUSSELL, A.; ASARNOW, R.; TANGUAY, P.; BUCHSBAUM, M.S. (1989). Positron Emission Tomography of the Cerebellum in Autism. Am. J. Psychiatry, 146, 242-245.

HOLLOWAY, R.L. (1968). The Evolution of the Primate Brain: Some Aspects of Quantitative Relations. Brain Research, 7, 121-172.

HOLZMAN, P.S. (1973). Eye-Tracking Patterns in Schizophrenia. Science, 181, 179-183.

HORNABROOK, R.W. (1968). Kuru - a Subacute Cerebellar Degeneration: the Natural History and Clinical Features. Brain, 91, 53pp.
HSU, M.; YEUNG-COURCHESNE, R.; COURCHESNE, E.; PRESS, G.A. (1991). Absence of Magnetic Resonance Imaging Evidence of Pontine Abnormality in Infantile Autism. Arch. Neurology, 48, 1160-1163.
ITO, M. (1982). Experimental Verification of Marr-Albus plasticity Assumption for the Cerebellum. Acta Biol. Acad. Sci. Hungarica, 33, 189-199.
ITO, M. (1984). The Cerebellum and Neural Control. Raven Press, New York.
IVRY, R.B.; KEELE, ST.W.; DIENER, H.C. (1988). Dissociation of the Lateral and Medial Cerebellum in Movement Timing and Movement Execution. Manuskript.
IVRY, R.B.; DIENER, H.C. (1991). Impaired Velocity Perception in Patients with Lesions of the Cerebellum. J. Cog. Neuroscience, 3 (4), 355-366.
IVRY, R.B.; KEELE, S.W. (1988). Timing Functions of the Cerebellum. J. Cog. Neuroscience, in press.
JANKE, W. (1961). Experimentelle Untersuchungen zu den Wirkungen eines Psychotonicums. Arzneimittelforschung, 11, 783-787.
JANKE, W.; DEBUS, G.; (1978). Die Eigenschaftswörterliste EWL. Hogrefe, Göttingen.
JASPERS, K. (1963). General Psychopathology. University of Chicago Press, Chicago.
JOHNSON, W.G.; THOMAS, P.; MIRANDA, A. (1981). A Chronic Adult GM-2-Gangliosidosis with Resting Tremor, Hallucinations, Progressive Ataxia and Cerebellar-Pontine Atrophy. A New Beta-Locus Disorder and Heat-labile Hexaminidase A and B. Neurology, 31, 129pp.
JULIEN, R.M.; LAXER, K.D. (1974). Cerebellar Responses to Penicillin-induced Cerebral Cortical Epileptiform Discharge. Electroencephal. Clin. Neurophysiology, 37, 123-132.
KAGAN, J.; MESSER, S.B. (1975). A Reply to "Some Misgivings about the Matching Familiar Figures Test as a Measure of Reflection-Impulsivity" Develop. Psychology, 11(2), 244-248.
KAGAN, J.; ROSMAN, B.L.; DAY, D.; ALBERT, J.; PHILLLIPS, W. (1964). Information Processing in the Child: Significance of Analytic and Reflective Attitudes. Psychol. Monographs, 78, 578.
KARWASZ, R.; SCZESNI, B.; PRZUNTEK, H. (1988). Progrediente zerebelläre Ataxie mit zerebralen Anfällen und Demenz bei vaskulären Hypoplasien im vertebrobasilären Stromgebiet. Nervenarzt, 59, 398-400.
KAY, S.R. (1982). The Cognitive Diagnostic Battery: Evaluation of Intellectual Disorders. Psychological Assessment Association.

KAY, S.R.; SANDYK, R.; MERRIAM, A.E. (1991). Neuroradiological Facets of Cognitive Abnormality in Schizophrenia. Intern. J. Neuroscience, 58, 83-93.

KEDDIE, K.M.G. (1969). Hereditary Ataxia, Presumed to be Menzel Type, Complicated by Paranoid Psychosis, in a Mother and Two Sons. J. Neurol. Neurosurg. Psychiatry, 32, 82-87.

KEHOE, E.J. (1986). Summation and Configuration in Conditioning of the Rabbits Nictitating Membrane Response to Compound Stimuli. J. Exptl. Psychology, 12, 186-195.

KERLINGER, F.N. (1978). Grundlagen der Sozialwissenschaften. Beltz, Weinheim.

KESCHNER, M; BENDER, M.B.; STRAUS, I. (1937). Mental Symptoms in Cases of Subtentorial Tumor. Arch. Neurol. Psychiatry, 37, 1-18.

KIELHOLZ, P. (1986). Treatment for Therapyresistant Depression. Psychopathology, Supp 2, 194-200.

KIMURA, D.; (1963). Right Temporal Lobe Damage. Arch. Neurology, 8, 264pp.

KISH, ST. J.; EL-AWAR, m.; SCHUT, L.; LEACH, L.; OSCAR-BERMAN, M.; FREEDMAN, M. (1988). Cognitive Deficits in Olivopontocerebellar Atrophy: Implications for the Cholinergic Hypothesis of Alzheimers Dementia. Ann. Neurology, 24, 200-206.

KLOCKGETHER, T.; SCHROTH, G.; DIENER, H.C,; DICHGANS, J. (1990). Idiopathic Cerebellar Ataxia of Late Onset: Natural History and MRI Morphology. J. Neurol. Neurosurg. Psychiatry, 53, 297-305.

LARSON, S.J.; SANCES, A.; HEMMY, D.C.; MILLAR, E.A.; WALSH, P.R. (1977). Physiological and Histological Effects of Cerebellar Stimulation. Appl. Neurophysiology, 40, 160pp.

LAVOND, D.G.; LINCOLN, J.S.; McCORMICK, D.A.; THOMPSON,R.F. (1984). Effect of Bilateral Lesions of the Dentate and Interpositus Cerebellar Nuclei on Conditioning of Heart Rate and Nictitating Membrane/Eyelid Responses in the Rabbit. Brain Research, 305, 323-330.

LAVOND, D.G.; LOGAN, C.G.; SOHN; J.H.; GARNER, W.D.A.; KANZA-WA, S.A. (1990). Lesions of the Cerebellar Interpositus Nucleus Abolish Both Nictitating Membrane and Eyelid EMG Conditioned Responses. Brain Research, 514, 238-248.

LECHTENBERG, R.; GILMAN S. (1978). Localization of Function in the Cerebellum. Neurology, 3, 285pp.

LEHRL, S. (1993). Manual zum MWT-B. Perimed Verlag, Erlangen.

LEINER, H.C.L; LEINER, A.L.: DOW, R.S. (1986). Does the Cerebellum Contribute to Mental Skills. Behav. Neuroscience, 100(4), 443-454.
LEINER, H.C.; LEINER, A.L.; DOW, R. (1991). The Human Cerebro-Cerebellar System: its Computing, Cognitive and Language Skills. Behav. Brain Reserach, 44, 113-128.
LEINER, H.C.; LEINER, A.L.; DOW, R.S. (1987). Cerebro-cerebellar Learning Loops in Apes and Humans. Ital. J. Neurol. Sciences, 8, 425-36.
LEINER, H.C.; LEINER, A.L; DOW, R. S. (1989). Reappraising the Cerebellum: What does the Hindbrain Contribute to the Forebrain. Behav. Neuroscience, 103, 998-1008.
LEVINSON, H.N. (1988). The Cerebellar-Vestibular Basis of Learning Disabilities in Children, Adolescents and Adults: Hypothesis and Study. Perceptual and Motor Skills, 67, 983-1006.
LEVINSON, H.N. (1989). A Cerebellar-Vestibular Explanation for Fears/"-Phobias: Hypothesis and Study. Perceptual and Motor Skills, 68, 67-84.
LEVINSON, H.N. (1989). Abnormal Optokinetic and Perceptual Span Parameters in Cerebellar-Vestibular Dysfunction and Learning Disabilities or Dyslexia. Perceptual and Motor Skills, 68, 35-54.
LEVINSON, H.N. (1989). Abnormal Optokinetic and Perceptual Span Parameters in Cerebellar-Vestibular Dysfunction and Related Anxiety Disorders. Perceptual and Motor Skills, 68, 471-484.
LEVINSON, H.N. (1989). The Cerebellar-Vestibular Predisposition to Anxiety Disorders. Perceptual and Motor Skills, 68, 323-338.
LEVINSON, H.N. (1990). The Diagnostic Value of Cerebellar-Vestibular Tests in Detecting Learning Disabilities, Dyslexia, and Attention Deficit Disorder. Perceptual and Motor Skills, 71, 67-82.
LEVINSON, H.N. (1991). Dramatic Favorable Responses of Children with Learning Disabilities or Dyslexia and Attention Deficit Disorder to Antimotion Sickness Medications: Four Case Reports. Perceptual and Motor Skills, 73, 723-738.
LIENERT, G.A. (1986). Verteilungsfreie Methoden in der Biostatistik. Anton Hain, Königstein.
LIPPMANN, ST.; MANSHADI, M.; BALDWIN, H.; DRASIN, G.; RICE, N.; ALRAJEH, S.M. (1982). Cerebellar Vermis Dimensions on Computerized Tomographic Scans on Schizophrenic and Bipolar Patients. Am. J. Psychiatry, 139(5), 667-670.
LLINAS, R. (1981). Cerebellar Modelling. Nature, 291, 279-280.
LLINAS, R.; HILLMAN, D.E. (1969). Physiological and Morphological Organisation of the Cerebellar Circuits in various Vertebrates. In: LLINAS, R.

(Ed.), Neurobiology of Cerebellar Evolution and Developement, Chicago, American Medical Association, 43-73.

LOHR, J.B.; JESTE, D.V. (1986). Cerebellar Pathology in Schizophrenia ? A Neurometric Study. Biol.Psychiatry, 21, 865-875.

LUNDY-EKMAN, L.; IVRY, R.; KEELE, S.; WOOLLACOTT, M. (1991). Timing and Force Control Deficits in Clumsy Children. J. Cog. Neuroscience, 3 (4), 367-376.

LYE, R. H.; O'BOYLE, J. RAMSDEN, R.T.; SCHADY, W. (1988). Effects of unilateral Cerebellar Lesion on the Aquisition of Eyeblink Conditioning in Man. J. Physiology, 403, 58pp.

MALMO, H.P. (1974). On Frontal Lobe Functions: Psychiatric Patient Controls. Cortex, 10, 231-237.

MARGRAF, J. SCHNEIDER, S. (1990). Panik. Angstanfälle und ihre Behandlung. Springer, Berlin.

MARR, D. (1969). A Theory of the Cerebellar Cortex. J. Physiology, 202, 437-470.

MAURER, K.; HILLIG, A.; FREYBERGER, H.J.; VELTHAUS, S. (1991). Erfahrungen mit den - Schedules for Clinical Assessment in Neuropsychiatry - (SCAN) im Rahmen einer multizentrischen Feldstudie. Schweiz. Arch. Neurol. Psychiatrie, 142, 235-245.

MELAMED, N.; SATYA-MURTI, S. (1984). Cerebellar Haemorrhage. Arch. Neurology, 41, 425-428.

MILNER, B. (1963). Effects of Different Brain Lesions on Card Sorting. Arch. Neurology, 9, 90-100.

MILNER, B. (1971). Interhemispheric Differences in the Localisation of Psychological Processes in Man. Brit. Med. Bulletin, 27, 272-277.

MODESTIN, J.; FOGLIA, A. (1988). Lithiumintoxikation mit persistierenden neurologischen Störungen. Schweizer medizinische Wochenschrift, 118 (5), 173-176.

MORUZZI, G.; MAGOUN, H.W. (1949). Brain Site, Reticular Formation and Activation of th EEG. Electroencephalogr. Clin Neurophysiology, 1, 455-473.

MUMMENTHALER, M. (1982). Neurologie. Thieme Stuttgart.

MUNSON, J.B.; SNIDER, R.S. (1965). Cerebral Modulation of Auditory and Visual Input to the Cerebellum. Federation Proceedings, 24, 206 pp.

MURAKAMI, J.W.; COURCHESNE, E.; PRESS, G.A.; YEUNG-COURCHESNE, R.; HESSELINK, J.R. (1989). Reduced Cerebellar Hemisphere Size and Its Relationship to Vermal Hypoplasia in Autism. Arch. Neurology, 46, 689-694.

MURRAY, R.M; LEWIS, S.W. (1987). Is Schizophrenia a Neurodevelopemental Disorder. Br. J. Medicine, 295, 681-682.

MUSALEK, M.; PODREKA, H.; WALTER, H. (1989). Regional Brain Function in Hallucinations: A Study of Regional Cerebral Blood Flow with 99m-Tc-HMPAO-SPECT in Patients with Auditory Hallucinations, Tactile Hallucinations and Normal Controls. Compr. Psychiatry, 30, 99-108.

MYERS, R.R.; BURCHIEL, K.J.; STOCKARD, J.J.; BICKFORD, R.G. (1975). Effects of Acute and Chronic Paleocerebellar Stimulation on Experimental Models of Epilepsy in the Cat: Studies with Enflurane, Pentylenetetrazol, Penicillin, and Chloralose. Epilepsia, 16, 257-267.

NASHOLD, B.S.; SLAUGHTER, D.G. (1969). Effects of Stimulating and Destroying the Deep Cerebellar Regions in Man. J. Neurosurgery, 31, 172-186.

NASRALLAH, H.A.; JACOBY, CH.G.; McCALLEY-WHITTERS, M. (1981). Cerebellar Atrophy in Schizophrenia and Mania. Lancet, 16, 1102.

NASRALLAH, H.A.; JACOBY, CH. G.; CHAPMAN, S.; Mc-CALLEY-WHITTERS, M. (1985). Third Ventricular Enlargement on CT Scans in Schizophrenia: Association with Cerebellar Atrophy. Biol. Psychiatry, 20, 443-450.

NASRALLAH,H.A.; MCCALLEY-WHITTERS, M.; JACOBY, CH.G. (1982). Cortical Atrophy in Schizophrenia and Mania: A Comparative CT Study. J. Clin. Psychiatry, 41(11), 439-441.

NAUTA, W.J.K (1971). The Problem of the Frontal Lobe: A Reinterpretation. J. Psychiatric Research, 8, 167-187.

OSGOOD, C.; SUCI, G.; TANNENBAUM, P. (1957). The Measurement of Meaning. University of Illinois Press, Urbana.

PAPEZ, J.W. (1937). A Proposed Mechanism of Emotion. Arch. Neurol. Psychiatry, 38, 725-743.

PASSINGHAM, R.E. (1975). Changes in Size and Organisation of the Brain in Man and his Ancestors. Brain Beha. Evolution, 11, 73-90.

PAUL, S.M.; HEATH, R.G.; ELLISON, J.P. (1973). Histochemical Demonstration of a Direct Pathway from the Fastigial Nucleus to the Septal Region. Experimental Neurology, 40, 798-805.

PEARLSON, G.D.; VEROFF, A.E. (1981). Computerised Tomographic Scan Changes in Manic-depressive Illness. Lancet, 29, 470.

PENFIELD, W. (1958). Functional Localization in Temporal and deep Sylvan Areas. Res. Publ. Assoc. Nerv. Ment. Diseases, 36, 210-227.

PETERSEN, S.E.; FOX, P.T.; POSNER, M.I.; MINTUM, M.A.; RAICHLE, M.E. (1988). Positron Emision Tomographic Studies of the Cortical Anatomy of Single-word Processing. Nature, 331, 585-589.

PIVIK, R.T.; BYLSMA, F.W.; COOPER, P.M. (1988). Dark Condition Normalization of Smooth Pursuit Tracking: Evidence of Cerebellar Dysfunction in Psychosis. Eur. Arch. Psychiatr. Neurol. Science, 237, 334-342.

POSNER, M.I.; PETERSEN, S.E.; FOX, P.T.; RAICHLE, M.E. (1988). Localization of Cognitive Operations in the Human Brain. Science, 240, 1627-1631.

POST, R.M.; KOPANDA, R.T.; (1976). Cocaine, Kindling and Psychosis. Am. J. Psychiatry, 133, 627-634.

POWELL, G.E. (1979). The Relationship between Intelligence and Verbal and Spatial Memory. J. Clin. Psychology, 35, 336-340.

PRESCOTT, J.W. (1970). Early Somatosensory Deprivation as an Ontogenic Process in the Abnormal Development of the Brain and Behavior. In: GOLDSMITH, E.I.; MOOR-JANKOWSKI, J. (Eds.), Medical Primatology 1970, Karger Basel.

REINECKER, H. (1987). Grundlagen der Verhaltenstherapie. Psychologische Verlagsunion, Weinheim.

RENTZ, R. (1982). Die Legasthenie im Lichte neuerer medizinischer Forschungsergebnisse. Z. Kinder-Jugendpsychiatrie, 10, 50-66.

REY, E.-R.;OLDIGS, J. (1982). Ergebnisse einer experimentellen zweijährigen Verlaufsuntersuchung zu Störungen der Informationsverarbeitung Schizophrener. In: HUBER, G. (Ed.), Endogene Psychosen: Diagnostik, Basissymptome und biologische Parameter, Schattauer, Stuttgart, 209-246.

RIEDER, R.O.; MANN, L.S.; WEINBERGER, D.R.; VAN KAMMEN, D.P.; POST, R.M. (1983). Computed Tomographic Scans in Patients with Schizophrenia, Schizoaffective, and Bipolar Affective Disorder. Archives of General Psychiatry, 40, 735-739.

RIEKE,K.;KRIEGER,D.ADAMS, H.-P.;ASCHOFF, A.; MEYDING-"-LAMADE, U.;HACKE, W.; (1993). Therapeutic Strategies in Space-Occupying Cerebellar Infarction based on Clinical, Neuroradiological and Neurophysiological Data. Cerebrovascular Disease, 3, 45-55.

RIKLAN, M.; MARISAK, K.; COOPER, I.S. (1978). Psychological Studies of Chronic Cerebellar Stimulation in Man. In: COOPER, I.S.; AMIN, I.; RIKLAN, M. (1976) The Cerebellum, Epilepsy and Behaviour. Plenum Press, New York, 285-342.

RISPAL-PADEL, L.; CICRATA, F.; PONS, C. (1982). Cerebellar Nuclear Topography of Simple and Synergistic Movements in the Alert Baboon (Papio papio). Experimental Brain Research, 47, 365-380.

RISPAL-PADEL, L.; CICRATA, F.; PONS, C. (1983). Neocerebellar Synergies. In: MASSION, J.; PAILARD, J.; SCHULTZ, W.; WIESENDANGER,

M. (Eds.):Neural Coding of Motor Performance. Heidelberg, Springer (Exp. Brain Res. Supp 7), 213-223.
ROBINSON, A.L.; HEATON, R.K.; LEHMAN, R.A.W.; STILSON, D.W. (1980). The Utility of the Wisconsin Card Sorting Test in Detecting and Localizing Frontal Lobe Lesions. J. Consul. Clin. Psychology, 48, 605-614.
ROSENBLATT, F. (1961). Principles of Neurodynamics: Perceptrons and the Theory of Brain Mechanisms. Spartan Books, Washington.
RUMSAY, J.M.; DUARE, R.; GRADY, C. (1985). Brain Metabolism in Autism. Arch. Gen. Psychiatry, 42, 448-455.
SALKIND, N.J. (1986). The Developement of Norms for the Matching Familiar Figures Test. Manuskript.
SANDYK, R.; KAY, S.R. (1991). Atrophy of the Cerebellar Vermis: Relevance to the Symptoms of Schizophrenia. Intern. J. Neuroscience, 57, 205-212.
SCHALLER, S. (1973). Versuch einer Standardisierung und Validierung von Personenwahrnehmungsindizes. Diplomarbeit, Saarbrücken.
SCHEPANK, H. (1987). Epidemiology of Psychogenic Disorders. Springer Verlag, Heidelberg.
SCHMAJUK, N.A.; DICARLO, J.J. (1992). Stimulus Configuration, Classical Conditioning, and Hippocampal Function. Psychol. Review, 99 (2), 268-305.
SCHMIDTKE, A.; GROFFMANN, K.; SCHALLER, S. (1978). Selbst- und Idealbild von Studenten. Psychologie in Erziehung und Unterricht, 25, 90-100.
SCHUT, J.W. (1950). Hereditary Ataxia. Arch. Neurol. Psychiatry, 63, 535-568.
SERBAN, G.; GEORGE, A.; SIEGEL, S.; DELEON, M.; GAFFNEY, M. (1990). Computed Tomography Scans and Negative Symptoms in Schizophrenia: Chronic Schizophrenics with Negative Symptoms and Nonenlarged Lateral Ventricles. Acta Psychiatr. Scandinavica, 81, 441-447.
SHERINGTON, C.S. (1897). Double (antidrome) Conduction in the Central Nervous System. Proc. S. Soc. London, 61, 243-246.
SIEGFRIED, J.; ESSLEN, E.; GRETENER, U.; KETZ, E.; PERRET, E. (1970). Functional Anatomy of the Dentate Nucleus in the Light of Stereotaxic Operations. Confin. Neurologia, 32, 1-10.
SJÖGREN, T. (1943). Klinische und erbbiologische Untersuchungen über die Heredoataxien. Acta. Psychiatr. Neurologica, 27, 1-200.
SNIDER, R.S. (1974). Cerebellar Modifications of Abnormal Discharges in Cerebral Sensory and Motor Areas. In: COOPER, I.S.; RIKLAN, M.; SNIDER, R.S.: The Cerebellum. New York, Plenum Press.

SNIDER, R.S. (1967). Functional Alterations of Cerebral Sensory Areas by the Cerebellum. In: FOX, C.A.; SNIDER, R.S. (1967). The Cerebellum. Progress in Brain Research, 25, 322-333.

SNIDER, R.S.; MAITI, A. (1976). Cerebellar Contributions to the Papez Circuit. J. Neurosc. Research, 2, 133-146.

SNIDER, R.S.; WETZEL, N. (1965). Electroencephalographic Changes Induced by Stimulation of the Cerebellum in Man. Electroencepha. Clin. Neurophysiology, 18, 176-183.

SNIDER, ST.R.; SNIDER, R.S. (1977). Alterations in Forebrain Catecholamine Metabolism Produced by Cerebellar Lesions in the Rat. J. Neural. Transmission, 40, 115-128.

SNIDER, S.R. (1982). Cerebellar Pathology in Schizophrenia - Cause or Consequence ?. Neurosci. & Biobehav. Reviews, 6, 47-53.

SOBOTTA, J. (1982). Atlas der Anatomie des Menschen. In: FERNER, H.; STAUBESAND, J. (HRSG), Urban & Schwarzenberg, München.

SPITZER, R.L.; WILLIAMS, J.B.W. (1984). Structured Interview for DSM-III. New York State Psychiatric Institute, New York.

SPREEN, O. (1963). MMPI SAARBRÜCKEN HANDBUCH. Hans Huber, Bern.

STARKSTEIN, S.E.; BOSTON, J.D.; ROBINSON, R.G. (1988). Mechanisms of Mania after Brain Injury. 12 Cases Reports and Review of the Literature. J. Nerv. Ment. Diseases, 176(2), 87-100.

STERN, K. (1942). Thalamo-frontal Projection in Man. J. Anatomy, 76, 302-307.

STEVENS, J.R. (1982). Neuropathology of Schizophrenia. Arch. Gen. Psychiatry, 39, 1131-1139.

SUMMERFIELD, D.A. (1987). Psychiatric Vulnerability and Cerebellar Haemangioblastoma. Brit. J. Psychiatry, 150, 858-860.

TAYLOR, M.A. (1991). The Role of the Cerebellum in the Pathogenesis of Schizophrenia. Neuropsychiatr. Neuropsychol. Beha. Neurology, 4, 251-280.

THOMPSON, R.F. (1991). Are Memory Traces Localized or Distributed?. Neuropsychologia, 29 (6), 571-582.

THOMPSON, R.; CLARK, G.; DONEGAN, N.; LAVOND, D.; MADDEN, J.; MAMOUNAS, L.; MAUK, M.; McCORMICK, D. (1984). Neuronal Substrates of Basic Associative learning. In: SQUIRE, L. & BUTTERS, N. (Eds.): Neuropsychology of Memory. Guildford Press, New York, pp. 424-442.

TOWNSEND, J. (1992). Abnormalities of Brain Structure and Function underlying the Distribution of Visual Attention in Autism. Dissertation, San Diego.

TRONICK, E.Z. (1982). Affective and Sharing. In: TRONICK, E.Z. (Ed.), Social interchange in Infancy: Affect, Cognition and Communication, University Park Press, Baltimore.

UEMATSU, M.; KAIYA, H. (1988). Cerebellar Vermal Size Predicts Drug Response in Schizophrenic Patients : a Magnetic Resonance Imaging (MRI) Study. Prog. Neuro-, Psychopharmacol. & Biol. Psychiatry, 12, 837-848.

VINOGRADOVA, O.S. (1975). Functional Organisation of the Limbic System in the Process of Registration of Information: Facts and Hypotheses. In: ISAACSON, R.L.; PRIBRAM, K.H. (Eds.), The Hippocampus, Neurophysiologiy and Behaviour, Plenum Press, New York.

VISOTSKY, H.M.; HAMBURG, D.A.; GASS, M.E.; LEBOVITS, B.Z. (1961). Coping Behavior under Extreme Stress - Observations of Patients with Severe Poliomyelitis. Arch. Gen. Psychiatry, 5, 423-448.

WAGNER, R. (1861). Recherches critiques et experimentales sur les fonctions du cerveau. J. Physiol. Homme.

WALLESCH, C.W.; HORN, A. (1990). Long-Term Effects of Cerebellar Pathology on Cognitive Functions. Brain and Cognition, 14, 19-25.

WATSON, P.J. (1978). Nonmotor Functions of the Cerebellum. Psychological Bulletin, 85(5), 944-967.

WEBB, J.T.; McNAMARA, K.M.; RODGERS, D.A. (1981). Configural Interpretation of the MMPI und CPI. Ohio Psychology Publishing, Columbus.

WECHSLER, D. (1981). Wechlser Adult Intelligence Scale - Revised. New York, Psychological Corporation.

WEINBERGER, D.R. (1988). Premorbid Neuropathology in Schizophrenia. Lancet, 445.

WEINBERGER, D.R.; TORREY, E.F.; WYATT, R.J. (1979). Cerebellar Atrophy in Chronic Schizophrenia. Lancet, 31, 718.

WESSEL, K.; DIENER, H.C. (1993). Degenerative Kleinhirnerkrankungen. In: BRANDT, TH.; DICHGANS, J.; DIENER, H.C. (1993). Therapie und Verlauf neurologischer Erkrankungen. Verlag W.Kohlhammer, Stuttgart, 685-696.

WHITESIDE, T.S.; SNIDER, R.S. (1953). Relations of the Cerebellum to upper Brain Stem. J. Neurophysiology, 16, 397-413.

WILLIAMS, R.S.; HAUSER, S.L.; PURPURA, D.P.; DELONG, R.; SWISHER, C.N. (1980). Autism and Mental Retardation: Neuropathological Stu-

dies Performed in Four Retarded Persons with Autistic Behavior. Arch. Neurology, 37, 749-753.
WING, J.K.; BABOR, T.; BRUGHA, T.; BURKE, J.; COOPER, J.E.; GIEL, R.; JABLENSKI, A.; REGIER, D.; SARTORIUS, N. (1990). SCAN: Schedules for Clinical Assessment in Neuropsychiatry. Arch. Gen. Psychiatry, 47, 589-593.
WING, J.K.; COPPER,J.E.; SARTORIUS, N. (1974). Measurement and Classification of Psychiatric Symptoms. Cambridge University Press, London.
WITTCHEN, H.U. (1987). SCID - Strukturiertes klinisches Interview für DSM-III-R. Beltz, Weinheim.
WOLFE, J.W. (1972). Response of the Cerebellar Auditory Area to Pure Tone Stimuli. Exptl. Neurology, 36, 296-309.
WRIGHT, G.D.S; McLELLAN, D.L.; F. RENOUF (1981). Calibration of Clinical Cerebellar and Deep Brain Stimulation Systems. J. Neurol. Neurosurg. Psychiatry, 44, 392-396.
YADALAM, K.G.; JAIN, A.K.; SIMPSON, G.M. (1985). Mania in Two Sisters with Similar Cerebellar Disturbance. Am. J. Psychiatry, 142, 1067-1069.
YATES, W.R.; JACOBY, CH.G.; ANDREASEN, N.C. (1987). Cerebellar Atrophy in Schizophrenia and Affective Disorder. Am. J. Psychiatry, 144(4), 465-476.
YEO, C.H.; HARDIMAN, M.J.; GLICKSTEIN, M. (1984). Discrete Lesions of the Cerebellar Cortex Abolish the Classical Conditioned Nictigating Membrane Response of the Rabbit. Behav. Brain Research, 13, 261-266.
ZUBIN, J.; STEINHAUER, S. (1981). How to break the Logjam in Schizophrenia. J. Nerv. Ment. Diseases, 169, 477-492.

7 Verzeichnisse

7.1 Verzeichnis der Abbildungen

Abbildung 1: Neuronale Verschaltungen möglicher Neurotransmitter im Cerebellum 17
Abbildung 2: Schema der afferenten und efferenten Bahnenverbindungen des Kleinhirns 20
Abbildung 3: Klassisches Perzeptron 25
Abbildung 4: N -> 100N Expansions-Rekoder-Perzeptron 27
Abbildung 5: Verbindungsschemata im Kleinhirn 32
Abbildung 6: Klassisches Konditionierungsparadigma beim Tier 34
Abbildung 7: Effekte der Abtragung des linken lateralen Kleinhirns auf das Erlernen der Nickhäutchen- (und Augenlid-) reaktion 35
Abbildung 8: Das Schmajuk-DiCarlo-Modell I 37
Abbildung 9: Das Schmajuk-DiCarlo Modell II 38
Abbildung 10: Übertragung des Netzwerkes in ein schematisches Diagramm kortikaler, hippochampaler und cerebellärer Verbindungen. ... 41
Abbildung 11: Gehirnwachstum beim Mensch (obere Kurve) und beim Schimpansen (untere Kurve) 46
Abbildung 12: Gehirngröße und -organisation 47
Abbildung 13: Input in das Cerebellelum vom cerebralen Kortex 49
Abbildung 14: Output aus dem Cerebellum zum cerebralen Kortex 50
Abbildung 15: Wichtige cerebro-cerebelläre Schleifen im menschlichen Gehirn 51
Abbildung 16: Hypothetische Verbindungen zwischen verschiedenen Kerngebieten 53
Abbildung 17: Semidiagrammatische Repräsentation des Hirnstammes und des Kleinhirns bei einem Buschbaby in der parasagitalen Ebene .. 55
Abbildung 18: Orte und Richtungen des Informationsumsatzes im Psychose-Struktur-Modell 90
Abbildung 19: Veränderung der ICD 8 Diagnosen von LE zu PS für die Gesamtgruppe 94
Abbildung 20: Veränderung der ICD 8 Diagnosen von LE zu PS für die Kleinhirnpatienten 94

Abbildung 21: Veränderung der ICD 8 Diagnosen von LE zu PS für die Orthopädiepatienten. ... 95
Abbildung 22: Veränderung der ICD 8 Diagnosen von LE zu PS für die Gefäßerkrankten. ... 95
Abbildung 23: EWL-K-Profil. ... 99
Abbildung 24: Realkonzept. ... 102
Abbildung 25: Idealkonzept. ... 103
Abbildung 26: Negativkonzept. ... 104
Abbildung 27: Umweltkonzept. ... 105
Abbildung 28: Familienkonzept ... 106
Abbildung 29: MMPI-Profil. ... 108
Abbildung 30: Lernkurve RCW ... 116
Abbildung 31: Lernkruve RCF ... 117
Abbildung 32: Veränderungsmaße im Wechsler-Intelligenztest für Erwachsene ... 132
Abbildung 33: Zeitliche Beziehung der psychiatrischen und neurologischen Eigenheiten in den drei beschriebenen Fällen. ... 142
Abbildung 34: Diagrammatischer Mittellinienschnitt durch Kleinhirnvermis und Hirnstamm im menschlichen Gehirn ... 156
Abbildung 35: Vergleich der Daten aus vier unterschiedlichen MRI-Studien über die Vermis bei Autismus ... 159
Abbildung 36: Graph des midsagittalen Gebietes der vermalen Lobuli VI und VII gegenüber dem IQ bei autistischen Patienten ... 161
Abbildung 37: Zeitbezogenes Shiftdefizit bei autistischen und cerebellären Patienten ... 163
Abbildung 38: Shift-Fokus-Differenzwellen für normale Kinder, Erwachsene und drei Kinder mit kortikalen Läsionen ... 164
Abbildung 39: Blick auf das isolierte Kleinhirn von unten ... 223
Abbildung 40: Schematische Darstellung der Kleinhirnoberfläche ... 224
Abbildung 41: Schema der Lage von Neuronen und Faserverbindungen im Cortex cerebelli ... 225
Abbildung 42: Synapsenbildung von Moosfasern mit Golgi- und Körner-Zellen ... 226
Abbildung 43: Schnitt durch das Kleinhirn in Richtung der Pedunculi cerebellares mit den Kleinhirnkernen ... 227
Abbildung 44: A1 Infarktlokalisation und Therapie. ... 228

7.2 Verzeichnis der Tabellen

Tabelle 1: Simulationen der neuralen Aktivität entsprechend dem S-D Model verglichen mit experimentellen Resultaten bei der Klassischen Konditionierung... 43
Tabelle 2: Simulationen von Läsions-Effekten entsprechend dem S-D Model verglichen mit experimentellen Resultaten bei der Klassischen Konditionierung... 44
Tabelle 3: Klinisches Spektrum der Kleinhirninfarkte........................ 63
Tabelle 4: Degenerative Kleinhirnerkrankungen................................ 65
Tabelle 5: Beschreibung der Untersuchungsstichprobe Teil I, Soziodemographische Variablen... 68
Tabelle 6: Beschreibung der Untersuchungsstichprobe Teil II, Ausbildung... 68
Tabelle 7: Beschreibung der Untersuchungsstichprobe Teil III, Krankheitsdaten... 69
Tabelle 8: Symptomatik der Kleinhirnpatienten Teil I........................ 70
Tabelle 9: Instrumente und Struktur des SCAN................................ 75
Tabelle 10: Bereiche und Itemzahl im PSE10................................... 76
Tabelle 11: Einzelskalen der EWL-N... 78
Tabelle 12: Einzelskalen der EWL-K... 79
Tabelle 13: Die fünf FWIT-Variablen und die in ihnen enthaltenen Leistungsfaktoren (Speedleistungen) (aus BÄUMLER, 1985)............... 84
Tabelle 14: Vorgenommene Alpha-Adjustierung................................. 92
Tabelle 15: Häufigkeiten ICD8-Diagnosen für "Lifetime Ever (LE)"....... 93
Tabelle 16: Häufigkeiten ICD8-Diagnosen für "Lifetime Ever (LE)"....... 93
Tabelle 17: Signifikante Symptomübergänge im Scan Lifetime Ever (LE) zu Presentstate (PS)... 96
Tabelle 18: Signifikante Symptomübergänge im Scan........................ 97
Tabelle 19: Gruppenunterschiede Eigenschaftswörterliste................. 98
Tabelle 20: Gruppenunterschiede in den einzelnen Konzepten des semantischen Differentials... 101
Tabelle 21: Gruppenunterschiede im MMPI....................................... 109
Tabelle 22: Gruppenunterschiede MFF-Test...................................... 111
Tabelle 23: Häufigkeitsverteilung der MFF-Variablen "Latenz" und Fehler" für Kleinhirn-Patienten... 112
Tabelle 24: Häufigkeitsverteilung der MFF-Variablen "Latenz" und Fehler" für A V K - Patienten... 112

Tabelle 25: Häufigkeitsverteilung der MFF-Variablen "Latenz" und Fehler" für Orthopädie-Patienten 112
Tabelle 26: Gruppenunterschiede in der Häufigkeitsverteilung der MFF-Variablen "Latenz" 113
Tabelle 27: Gruppenunterschiede in der Häufigkeitsverteilung der MFF-Variablen "Fehler 113
Tabelle 28: Gruppenunterschiede Farb-Wort Interferenztest (FWIT)......... 114
Tabelle 29: Gruppenunterschiede Wisconsin Card Sorting Test (WCST).. 115
Tabelle 30: Gruppenunterschiede im Recurring Words/Figures Test (RCW/RFT).................. 118
Tabelle 31: Gruppenunterschiede im Corsi Block Test (CBT) 118
Tabelle 32: Gruppenunterschiede im Zahlennachsprechen (DIGISPAN).. 119
Tabelle 33: Gruppenunterschiede im Aufmerksamkeitsbelastungstest D2   111
Tabelle 34: Gruppenunterschiede im Reduzierter Wechsler-Intelligenztest (WIP) 120
Tabelle 35: Symptome fokaler cerebellärer Läsionen bei 162 Patienten 136
Tabelle 36 Subjektive Symptome bei Kleinhirnerkrankungen 138
Tabelle 37: Autopsie- und quantitative MR-Studien des Kleinhirns bei Autismus 155
Tabelle 38: Kleinhirnläsionen bei Autismus 157
Tabelle 39: Mittelwerte einer Gruppe mit cerebellären Läsionen und einer Kontrollgruppe bei einer Reihe neuropsychologischer Tests 179
Tabelle 40: Klinische Symptome bei Patienten mit isolierter Kleinhirnschädigung und bei Patienten mit Kleinhirn- und Hirnstammschädigung 181
Tabelle 41: Mittelwerte und Standardabweichungen für Hintergrundvariable 182
Tabelle 42: Mittelwerte beim Wisconsin Card Sorting Test und den visuell-räumlichen Gedächtnistests 182
Tabelle 43: FWIT-Testleistungen (nach Altersnormen) bei Personengruppen mit und ohne Erkrankungen 184
Tabelle 44: FWIT-Leistungen bei Untergruppen psychopathologischer Krankheitsklassen 185
Tabelle 45: Gruppenmittelwerte und Standardabweichungen für demographische, neuropsychologische und WCST Variablen 187

7.3 Abkürzungen

5-HT	5 Hydroxytryptophan
AChE	Acetylcholinesterase
AIAC	Arteria inferior anterior cerebelli
AIPC	Arteria inferior posterior cerebelli
ANOVA	Varianzanalyse
APA	American Psychiatric Association
ARAS	Aufsteigendes retikuläres aktivierendes System
ASC	Arteria superior cerebelli
AVK	Patientenstichprobe mit peripheren Durchblutungsstörungen (Arteriovenöse claudicatio)
AW	WIP/HAWIE Subtest "Allgemeines Wissen"
BPRS	Brief Psychiatric Rating Scale
CATEGO	Computerprogramm zur Diagnosenerstellung, keine offizielle Abkürzung, obwohl immer so verwendet
CBT	Corsi Block Tapping Test
CFF	Critical Flicker Fusion
CR	bedingte Reaktion
CS	bedingter Stimulus
CT	Computertomographie
D	MMPI-Skala "Depression"
d2	Aufmerksamkeitsbelastungstest d2
DA	Dopamin
DS, DIGISPAN	Digit Span, "Zahlen nachsprechen"
DSM	Diagnostic and Statistical Manual
EO	Error-Signal des Output
EWL-K	Eigenschaftwörterliste Kurzform
EWL-N	Eigenschaftswörterliste Normalform
F	F-Validierungsskala des MMPI
FSB	FWIT Testteil "Farbstriche benennen"
FWIT	Farb-Wort-Interferenz Test
FWL	FWIT Testteil "Farbworte lesen"
GABA	Gammaaminobuttersäure
GF	HAWIE/WIP Subtest "Gemeinsamkeiten finden"
HAWIE	Hamburg Wechsler Intelligenztest für Erwachsene
Hd	MMPI-Skala "Hypochondrie"
HRP	Meerrettichperoxidase
Hy	MMPI-Skala "Hysterie"

ICD	International Classification of Diseases
INT	FWIT Testteil "Interferenz"
IP	Interpedunkuläre Kerne
IRAOS	Interview zur Einschätzung des Erkrankungsbeginns bei Schizophrenie
K	K-Validierungsskala des MMPI
KA	Post hoc Vergleich zwischen Kleinhirn- und AVK-Patienten
KLEINHIRN	Patientenstichprobe mit Kleinhirnerkrankungen
KO	Posthoc-Vergleich zwischen Kleinhirn- und Orthopädie-Patienten
L	L-Validierungsskala des MMPI
LE	SCAN Interviewzeitpunkt "Lifetime ever"
Ma	MMPI-Skala "Manie"
Mf	MMPI-Skala "Männlich/weibliche Interessenrichtungen"
MFF	Matching Familiar Figures Test
MMPI	Minnesota Multiphasic Personality Inventory
MSA	Multiple Systematrophie
MSE	Modality-Shift Effekt
MT	HAWIE/WIP Subtest "Mosaik Test"
MWT	Mehrfach-Wahl-Wortschatz-Test zur Erfassung der prämorbiden Intelligenz
NA	Noradrenalin
NMR	Nuclear Magnetic Resonance
NOM	FWIT Faktor "Nomination"
OA	Posthoc-Vergleich zwischen Orthopädie- und AVK-Patienten
OPCA	Olivopontocerebelläre Atrophie
OR	Orientierungsreaktion
ORTHO	Patientenstichprobe mit orthopädischen Erkrankungen
Pa	MMPI-Skala "Paranoia"
PET	Positronenemissionstomographie
Pp	MMPI-Skala "Psychopathie"
PS	SCAN Interviewzeitpunkt "Present State"
PSE	Present State Examination
Pt	MMPI-Skala "Psychasthenie"
rCBF	Regional Cortical Bloodflow
RCF	Recurring Figures Test
RWF	Recurring Words Test
RDC	Research Diagnostic Criteria
Sc	MMPI-Skala "Schizoidie"

SCAN	Schedule For Clinical Asessment In Neuropsychiatry
SCID	Strukturiertes klinisches Interview zur Erhebung des psychopathologischen Befundes
BE	HAWIE/WIP Subtest "Bilder ergänzen"
SEL	FWIT Faktor "Selektion"
Si	MMPI-Skala "Soziale Introversion"
SPEM	Smooth Pursuit Eye Movements
SPSS	Statistical Package for the Social Sciences
TEP	Wechsel einer Totalendoprothese
UR	Unbedingte Reaktion
US	Unbedingter Stimulus
VTA	Ventrales tegmentales Gebiet
WCST	Wisconsin Card Sorting Test
WIP	Reduzierter Wechsler Intelligenztest für Erwachsene
WMS	Wechsler Memory Scale

8 Abbildungen

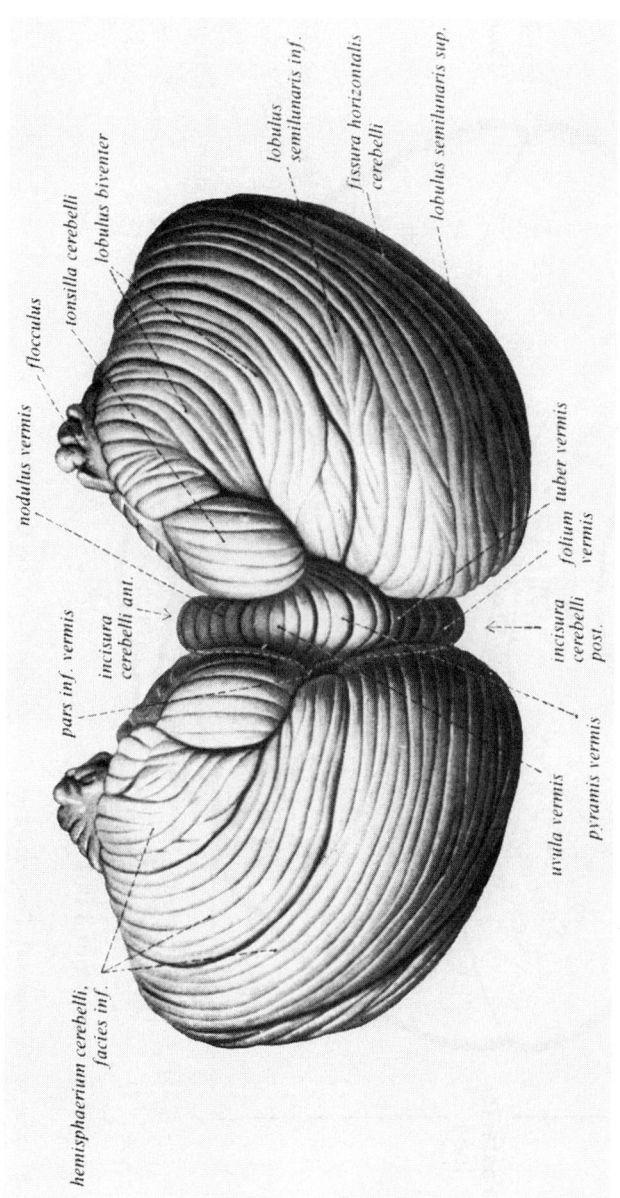

Abbildung 39: Blick auf das isolierte Kleinhirn von unten (aus SOBOTTA I, 1988).

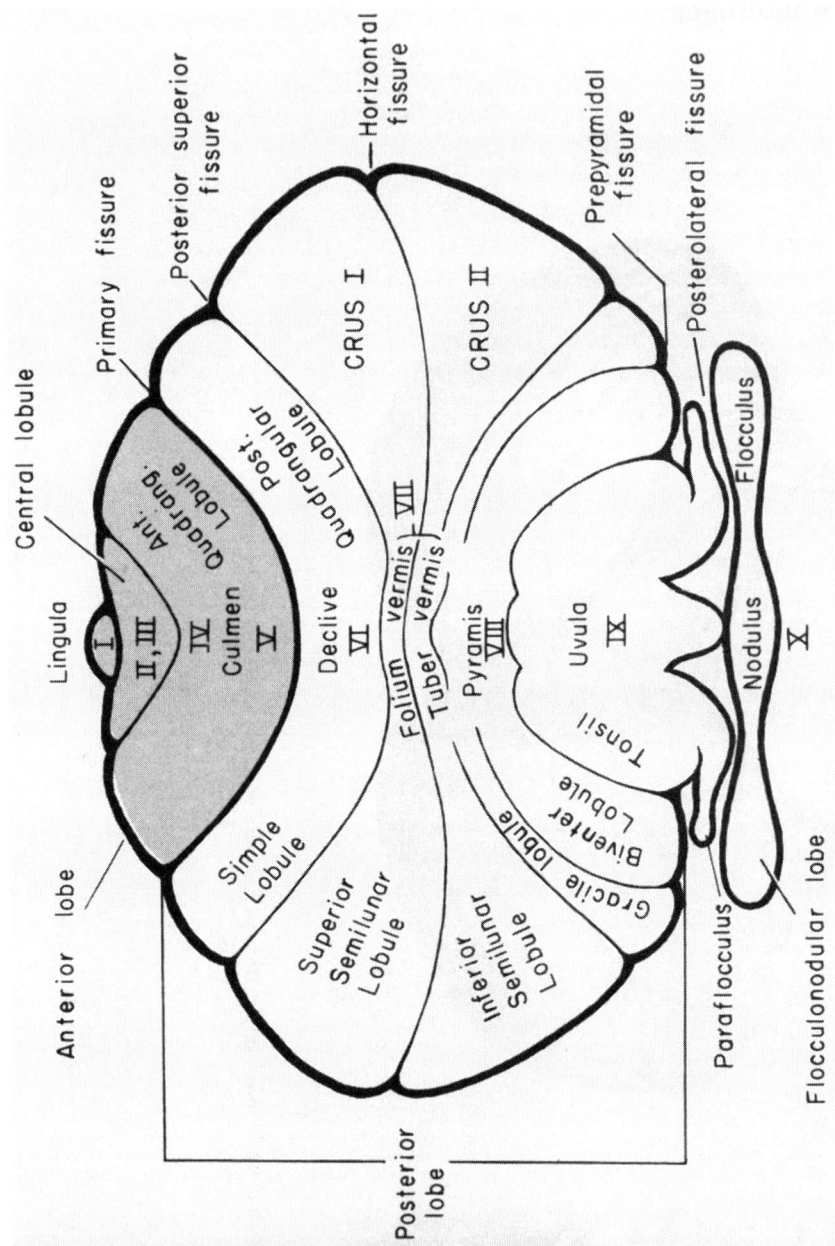

Abbildung 40: Schematische Darstellung der Kleinhirnoberfläche (aus CARPENTER, 1983).

Abbildung 41: Schema der Lage von Neuronen und Faserverbindungen im Cortex cerebelli (aus CARPENTER, 1983).

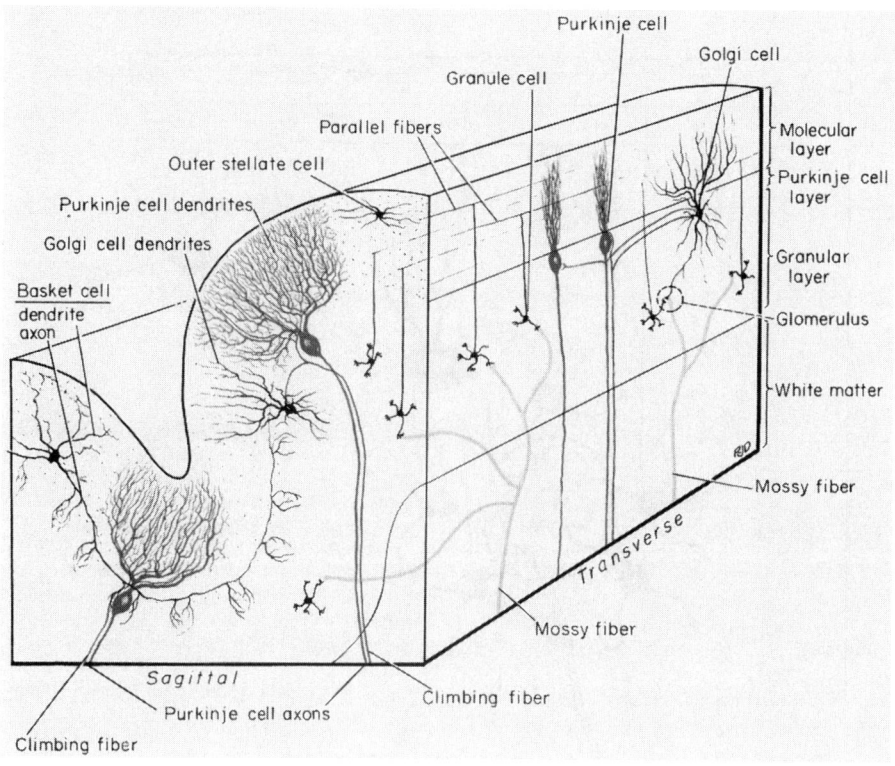

Abbildung 42 Synapsenbildung von Moosfasern mit Golgi- und Körner-Zellen (aus CARPENTER, 1983).

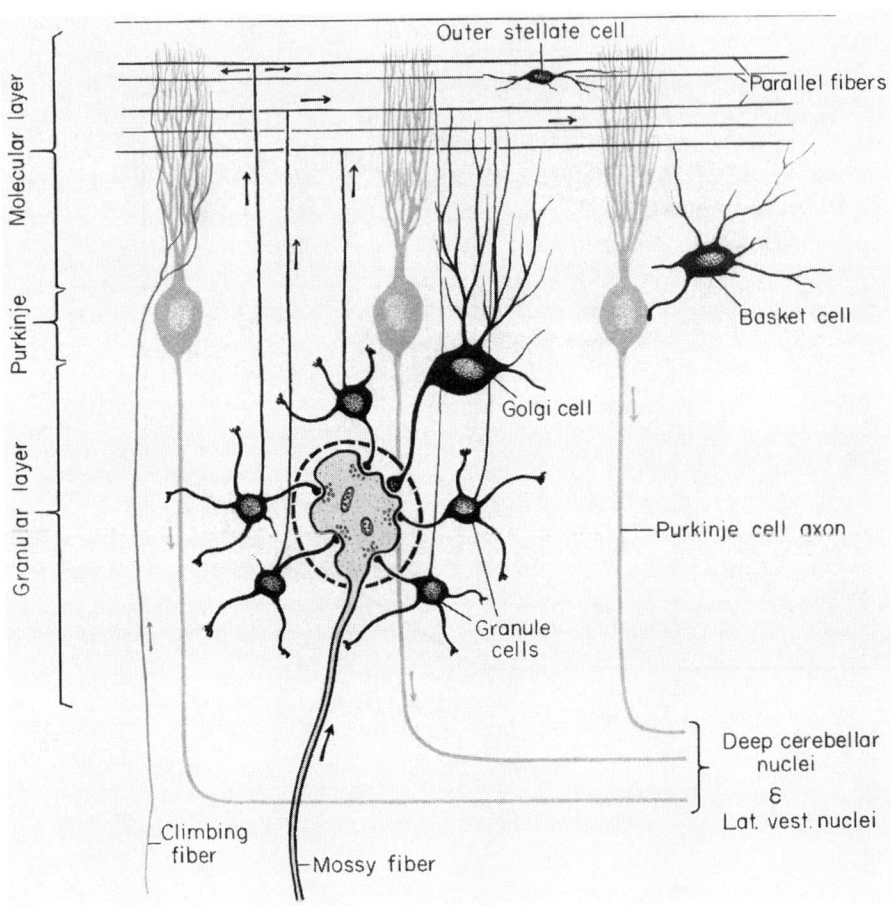

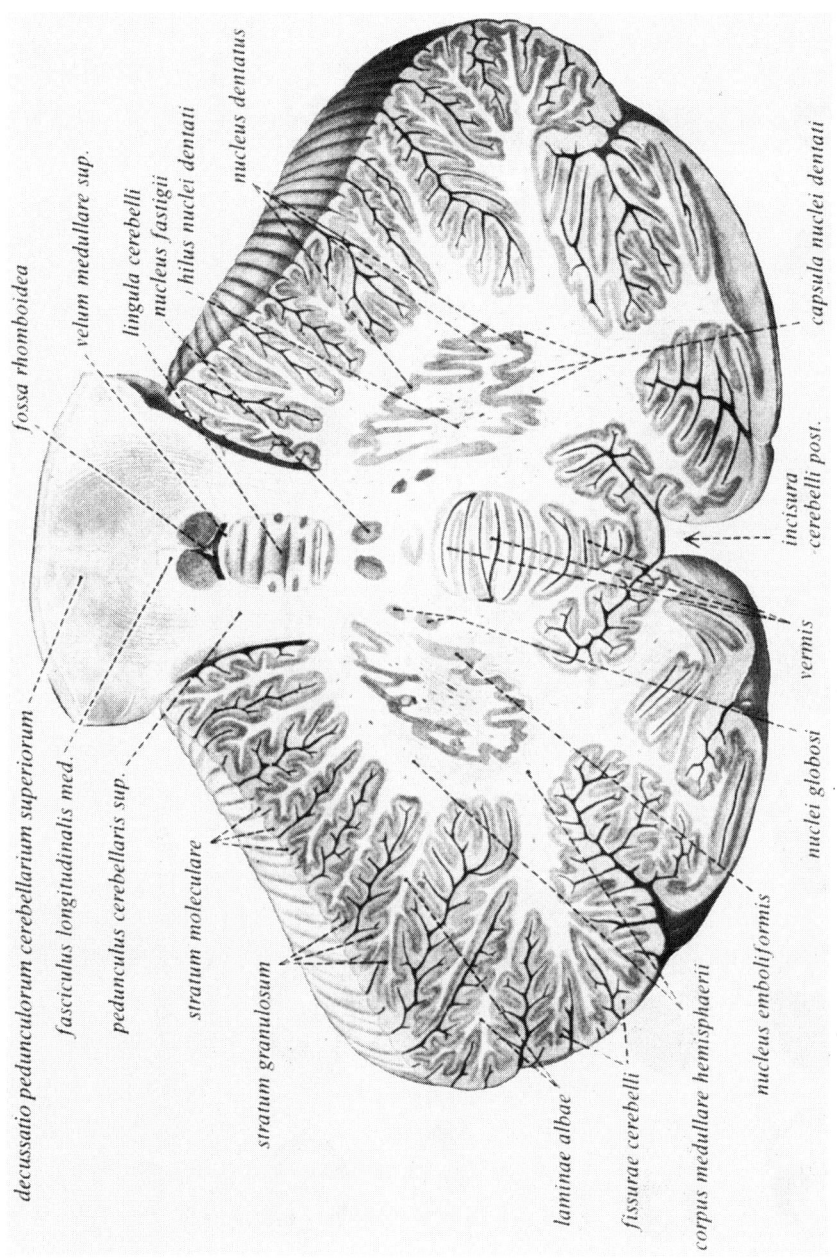

Abbildung 43: Schnitt durch das Kleinhirn in Richtung der Pedunculi cerebellares mit den Kleinhirnkernen (aus SOBOTTA, 1988).

227

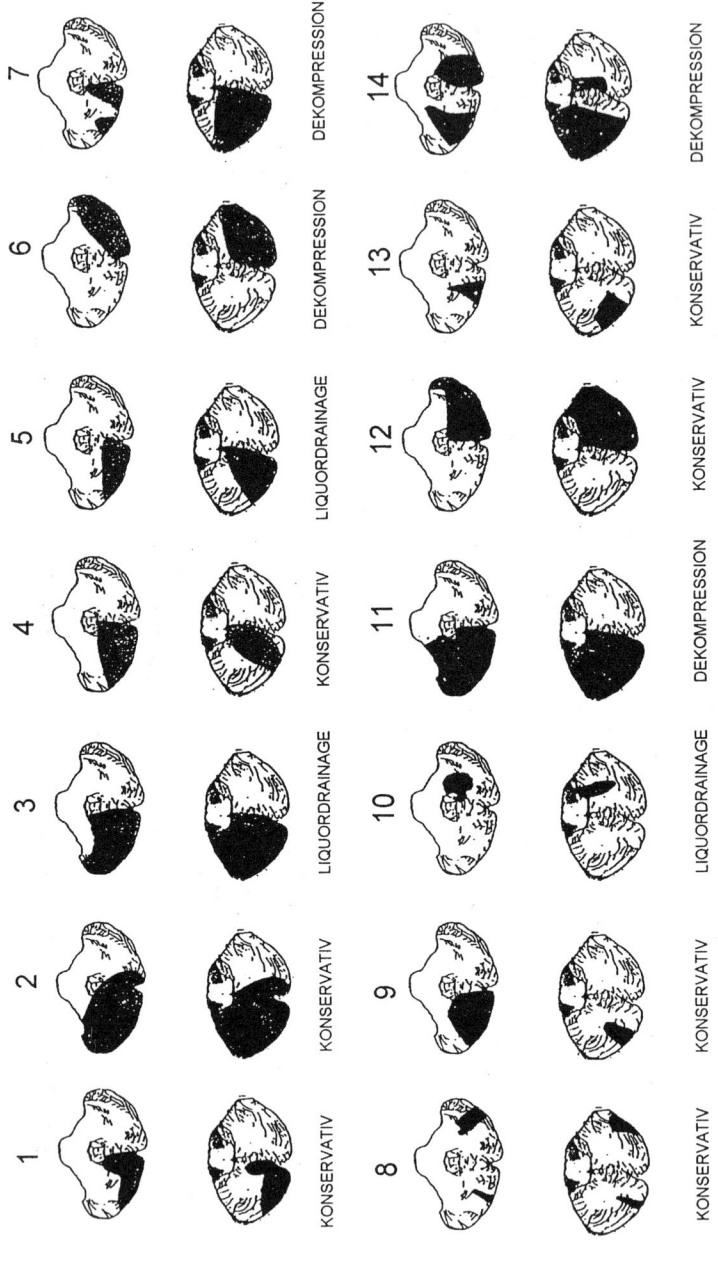

Abbildung 44: A1 Infarktlokalisation und Therapie.